AF738704

Zur inneren Erfahrung finden

C. G. Jung

Zur inneren Erfahrung finden

Grundfragen der praktischen Psychologie

EDITION C. G. JUNG

VERLAGSGRUPPE PATMOS

PATMOS
ESCHBACH
GRÜNEWALD
THORBECKE
SCHWABEN
VER SACRUM

Die Verlagsgruppe
mit Sinn für das Leben

MIX
Papier aus verantwortungsvollen Quellen
FSC® C014496
FSC www.fsc.org

Klimaneutral
Druckprodukt
ClimatePartner.com/14549-2003-1001

Die Verlagsgruppe Patmos ist sich ihrer Verantwortung gegenüber unserer Umwelt bewusst. Wir folgen dem Prinzip der Nachhaltigkeit und streben den Einklang von wirtschaftlicher Entwicklung, sozialer Sicherheit und Erhaltung unserer natürlichen Lebensgrundlagen an. Näheres zur Nachhaltigkeitsstrategie der Verlagsgruppe Patmos auf unserer Website www.verlagsgruppe-patmos.de/nachhaltig-gut-leben

Bibliografische Information der Deutschen Nationalbibliothek
Die Deutsche Nationalbibliothek verzeichnet diese Publikation in der Deutschen Nationalbibliografie; detaillierte bibliografische Daten sind im Internet über http://dnb.d-nb.de abrufbar.

Alle Rechte vorbehalten
© 2022 Patmos Verlag
Verlagsgruppe Patmos in der Schwabenverlag AG, Ostfildern
www.verlagsgruppe-patmos.de
Dieser Band erschien erstmals 1931 in einer erweiterten Fassung unter dem Titel »Seelenprobleme der Gegenwart« im Rascher Verlag, Zürich. Zuletzt veröffentlicht wurde er – um eine Schrift gekürzt – 2001 im Deutschen Taschenbuch Verlag, München, als Band 10 der elfbändigen, von Lorenz Jung herausgegebenen Taschenbuchausgabe mit ausgewählten Schriften aus den Gesammelten Werken (GW 1–20) von C. G. Jung. Für die vorliegende Ausgabe mit geänderter Titelformulierung wurde er um zwei weitere Schriften gekürzt. Die Texte wurden auf die reformierte neue deutsche Rechtschreibung umgestellt.

Umschlaggestaltung: Finken & Bumiller, Stuttgart
Umschlagabbildung: Patientenbild von C. G. Jung, ohne Titel, Text auf Rückseite, 22.1.1928, Gouache auf Papier, 29 × 23 cm, Bildarchiv C. G. Jung-Institut Zürich, Küsnacht, 039 BMAL. © C. G. Jung-Institut Zürich, Küsnacht. Foto: Ulrich Peters.
Gestaltung, Satz und Repro: Schwabenverlag AG, Ostfildern
Druck: GGP Media GmbH, Pößneck
Hergestellt in Deutschland
ISBN 978-3-8436-1425-2

EDITION C. G. JUNG im Patmos Verlag

Inhalt

Vorwort zur ersten Auflage (1931)[1]

Die in diesem Bande veröffentlichten Vorträge und Aufsätze verdanken ihre Entstehung im wesentlichen Fragen, die das Publikum an mich gestellt hat. Die Fragestellungen geben an sich schon ein gewisses Bild der psychologischen Problematik unserer Zeit. Und ähnlich wie die Fragen, so sind auch die Antworten aus meiner persönlichen und professionellen Erfahrung des seelischen Lebens unserer so merkwürdigen Zeit hervorgegangen. Es besteht der Grundirrtum im Publikum, dass es bestimmte Antworten, »Lösungen« oder Anschauungen gebe, die einer nur sagen müsse, um das nötige Licht zu verbreiten. Die schönste Wahrheit nützt aber nichts – wie die Geschichte tausendfältig zeigt –, wenn sie nicht zur ureigenen inneren Erfahrung des Einzelnen geworden ist. Jede eindeutige, sogenannte »klare« Antwort bleibt aber stets im Kopfe stecken und dringt nur in den allerseltensten Fällen bis zum Herzen vor. Nicht die Wahrheit zu *wissen* tut uns not, sondern sie zu *erfahren.* Nicht eine intellektuelle Anschauung zu haben, sondern den Weg zur inneren, vielleicht wortlosen, irrationalen Erfahrung zu finden, das ist das große Problem. Nichts ist fruchtloser, als davon zu reden, wie es sein müsste oder sollte, und nichts ist wichtiger, als den Weg zu finden, der zu diesen fernen Zielen führt. Wohl die meisten wissen, wie es sein sollte, aber wer zeigt den Weg, auf dem man dahin gelangen könnte?

---

1 Die Vorwörter zur ersten und zweiten Auflage beziehen sich auf den von C. G. Jung selbst zusammengestellten Sammelband *Seelenprobleme der Gegenwart* (Psychologische Abhandlungen 3), Rascher, Zürich 1931, der zusätzlich C. G. Jungs Schriften »Seele und Erde« (1927), »Der archaische Mensch« (1930) sowie den Beitrag »Komplex und Mythos« (1931) von W. M. Kranefeldt umfasst, die im vorliegenden Band nicht enthalten sind.

Wie schon der Titel dieses Buches anzeigt, handelt es sich um Probleme, nicht um Lösungen. Die seelische Bemühung unserer Zeit steckt noch im Problematischen; wir suchen noch die wesentliche Fragestellung, welche, wenn gefunden, schon die Hälfte der Lösung bedeuten würde. So geben denn diese Aufsätze dem aufmerksamen Leser Kunde vom Streben und Mühen um das gewaltige Problem »Seele«, das den heutigen Menschen in vielleicht noch viel höherem Maße quält, als es seine nahen und fernen Ahnen beschäftigt hat.

Küsnacht-Zürich, im Dezember 1930
C. G. Jung

Vorwort zur zweiten Auflage (1933)

Da seit dem Erscheinen der ersten Auflage bloß eineinhalb Jahre verflossen sind, so lagen keine Gründe vor zu wesentlichen Änderungen im Text. Die Sammlung meiner Aufsätze erscheint daher in unveränderter Form. Da mir auch keine prinzipiellen Einwände oder Missverständnisse, die mir Anlass zu einer erläuternden Antwort gegeben hätten, bekannt geworden sind, so liegt auch kein Grund zu einem längeren Vorwort vor. Jedenfalls wäre der mir schon öfters gemachte Vorwurf des Psychologismus keine Veranlassung zu einem längeren Exkurs, denn kein Billigdenkender wird von mir erwarten, dass ich meinem eigenen Arbeitsgebiete gegenüber die Einstellung des Metaphysikers oder des Theologen vorziehe. Ich werde nie verfehlen, alle beobachtbaren seelischen Erscheinungen psychologisch zu betrachten und zu beurteilen. Dass damit noch keine letzthinnige und endgültige Wahrheit ausgesprochen ist, weiß jeder vernünftige Mensch. Absolute Feststellungen fallen in den Bereich des Glaubens – oder der Unbescheidenheit.

Küsnacht-Zürich, im Juli 1932
C. G. Jung

Die Probleme der modernen Psychotherapie (1929)

Psychotherapie, nämlich Behandlung der Seele und seelische Behandlung, ist für die populäre Auffassung heutzutage identisch mit Psychoanalyse.

Das Wort »Psychoanalyse« ist dermaßen Gemeingut geworden, dass jedermann, der dieses Wort gebraucht, auch zu verstehen scheint, was damit gemeint ist. Was dieses Wort aber eigentlich bezeichnet, ist dem Laien meist unbekannt: Es benennt – nach dem Willen seines Schöpfers – passenderweise nur die von Freud inaugurierte Methode, seelische Symptomkomplexe auf gewisse verdrängte Triebvorgänge zu reduzieren; und insofern diese Prozedur ohne entsprechende Auffassungen nicht möglich ist, schließt der Begriff der Psychoanalyse auch gewisse theoretische Voraussetzungen, nämlich die Freud'sche Sexualtheorie ein, wie dies von ihrem Autor selber ausdrücklich gefordert worden ist. Demgegenüber aber gebraucht der Laie den Begriff der Psychoanalyse schlechthin für alle jene modernen Versuche, der Seele auf wissenschaftlich-methodischem Wege näher zu kommen. So muss es sich auch die Adler'sche Schule gefallen lassen, unter der Marke »Psychoanalyse« rubriziert zu werden, obgleich die Adler'sche Ansicht und Methode der Freud'schen scheinbar unversöhnlich gegenübersteht. Infolgedessen bezeichnet auch Adler selbst seine Psychologie nicht als »Psychoanalyse«, sondern als »Individualpsychologie«, während ich für meine Auffassung den Ausdruck »Analytische Psychologie« bevorzuge und damit etwas wie einen Allgemeinbegriff meine, der »Psychoanalyse«, »Individualpsychologie« und andere Bestrebungen im Gebiete der *komplexen Psychologie* in sich fasst.

Da es doch nur eine menschliche Seele gibt, so gibt es wohl auch nur eine Psychologie, will es dem Laien scheinen, weshalb er die Unterscheidungen entweder für subjektive Spitzfindigkeiten oder für jene bekannten Versuche der kleinen Leute, sich selbst ein Thrönchen aufzurichten, hält. Ich könnte die Liste der »Psychologien« leicht verlängern, wenn ich auch noch andere Bemühungen, die nicht unter »analytischer Psychologie« begriffen werden, erwähnte. Es gibt tatsächlich viele verschiedene Methoden, Standpunkte, Ansichten und Überzeugungen, die sich gegenseitig bekämpfen, hauptsächlich darum, weil sie sich gegenseitig nicht verstehen und darum einander nicht gelten lassen wollen. Die Vielseitigkeit und Verschiedenheit der psychologischen Meinungen unserer Zeit ist tatsächlich erstaunlich und für den Laien unüberblickbar und verwirrend.

Wenn man in einem Lehrbuch der Pathologie findet, dass für eine Krankheit zahlreiche Heilmittel verschiedenster Natur angegeben sind, so kann man daraus den Schluss ziehen, dass keines dieser Heilmittel besonders wirksam ist. Und wenn also viele verschiedene Wege gewiesen werden, die uns zur Seele führen sollen, so darf man ruhig annehmen, dass keiner dieser vielen Wege so absolut sicher sein Ziel erreicht, wohl am wenigsten derjenige, der sich mit Fanatismus anpreist. Tatsächlich ist die Vielheit zeitgenössischer Psychologien ein Ausdruck der Verlegenheit. Der Zugang zur Seele und gar die Seele selbst stellt sich allmählich als eine große Schwierigkeit heraus, als »ein Problem mit Hörnern«, um den Ausdruck Nietzsches zu gebrauchen – kein Wunder daher, dass sich die Versuche häufen, dem unangreifbaren Rätsel von anderen und immer wieder anderen Seiten beizukommen. Notwendigerweise ergibt sich daraus die widerspruchsvolle Vielheit der Standpunkte und Meinungen.

Man wird wohl mit mir einig gehen, dass, wenn wir von »Psychoanalyse« reden, wir uns nicht auf ihre engere Definition beschränken, sondern im Allgemeinen von den Erfolgen und Misserfolgen aller jener Bemühungen handeln, die heutzutage um der Lösung des Seelenproblems willen unternommen werden und die wir unter dem Begriff der Analytischen Psychologie zusammenfassen.

Übrigens – warum ist die menschliche Seele als Erfahrungstatsache heute plötzlich so interessant geworden? Sie war es ja während Jahrtausenden nicht. Ich will diese anscheinend unzugehörige Zwischenfrage nur aufwerfen, nicht aber sie beantworten. Sie gehört nämlich hierher, denn die letzten Absichten des heutigen psychologischen Interesses sind mit dieser Frage irgendwie unterirdisch verbunden.

Alles, was heute unter dem Laienbegriff »Psychoanalyse« geht, hat seinen Ursprung in der ärztlichen Praxis, weshalb das meiste daran medizinische Psychologie ist. Das Konsultationszimmer des Arztes hat dieser Psychologie seinen unverkennbaren Stempel aufgedrückt, das zeigt sich nicht nur in der Terminologie, sondern auch in der theoretischen Auffassungsbildung. Überall begegnen wir zunächst der naturwissenschaftlich-biologischen Voraussetzung des Arztes. Daraus entstand zum großen Teil die Entfremdung zwischen den akademischen Geisteswissenschaften und der modernen Psychologie, denn diese erklärt im Grunde aus irrationaler Natur, jene dagegen gründen sich auf den Geist. Dieser sowieso schwer zu überbrückende Abstand zwischen Natur und Geist wird noch vergrößert durch eine medizinisch-biologische Nomenklatur, welche oft recht handwerksmäßig anmutet und öfters einen allzu großen Anspruch auf wohlwollendes Verständnis erhebt.

Indem ich der Meinung Ausdruck verleihe, dass die vorausgeschickten allgemeinen Bemerkungen angesichts der Begriffsverwirrungen auf diesem Gebiete nicht unangebracht seien, möchte ich mich aber jetzt unserer eigentlichen Aufgabe zuwenden, nämlich die Leistungen der Analytischen Psychologie ins Auge zu fassen.

Bei der außerordentlichen Verschiedenartigkeit der Bestrebungen unserer Psychologie ist es nur mit größter Anstrengung möglich, zusammenfassende Gesichtspunkte aufzustellen. Wenn ich daher die Absichten und Leistungen in Klassen oder – besser gesagt – Stufen einzuteilen versuche, so geschieht dies mit dem ausdrücklichen Vorbehalt eines vorläufigen Unternehmens, welchem vielleicht dieselbe Willkürlichkeit vorgeworfen werden kann wie dem über ein Land ausgebreiteten trigonometrischen Netz. Auf alle Fälle möchte ich es wagen, das Gesamtergebnis unter dem Gesichtswinkel von vier Stufen zu betrachten, nämlich *Bekenntnis, Aufklärung, Erziehung* und *Verwandlung*. Ich will diese vielleicht etwas fremdartigen Bezeichnungen im Folgenden erörtern.

Der Uranfang aller analytischen seelischen Behandlung liegt im Vorbild des Beichtbekenntnisses. Da dieser Ursprung aber keine ursächliche Verbindung, sondern ein irrationaler, psychischer Wurzelzusammenhang ist, so ist es dem Fernstehenden nicht ohne weiteres möglich, die Grundlagen der Psychoanalyse mit der religiösen Institution der Beichte in Zusammenhang zu bringen.

Sobald es dem menschlichen Geiste gelungen war, die Idee der Sünde zu erfinden, entstand das psychisch Verborgene, in analytischer Sprache: das Verdrängte. Das Verborgene ist Geheimnis. Der Besitz an Geheimnissen wirkt wie ein seelisches Gift, das den Träger des Geheimnisses der Gemeinschaft entfremdet. Dieses Gift in kleiner Dosis zwar kann ein unschätzbares Heilmittel sein, sogar eine unerlässliche Vorbedingung für alle individuelle Differenzierung, so sehr, dass der Mensch schon auf primitiver Stufe das unabwendbare Bedürfnis empfindet, Geheimnisse sogar zu erfinden, um durch deren Besitz sich vor dem Verfließen im Unbewusstsein bloßer Gemeinschaft als vor einer tödlichen Gefährdung der Seele zu schützen. Diesem Differenzierungsinstinkt dienen bekanntlich die weitverbreiteten und uralten Einweihungen mit ihren kultischen Geheimnissen. Selbst die christlichen Sakramente galten noch in der Urkirche als Mysteria und wurden, wie die Taufe, in abgesonderten Räumen gefeiert und nur in allegorisch andeutender Sprache erwähnt.

So fördernd ein mit mehreren geteiltes Geheimnis ist, so zerstörend wirkt ein nur persönliches Geheimnis. Es wirkt wie eine

Schuld, die den unglücklichen Besitzer von der Gemeinschaft mit anderen Menschen abschneidet. Ist man sich dessen bewusst, was man verbirgt, so ist die Schädigung entschieden geringer, als wenn man nicht weiß, dass und was man verdrängt. In diesem Fall wird der verborgene Inhalt nicht mehr bewusst geheim gehalten, sondern man verhehlt ihn sogar vor sich selbst; er spaltet sich als selbstständiger Komplex vom Bewusstsein ab und führt im Gebiet der unbewussten Seele eine Art von Sonderdasein, unbelästigt von bewusster Einmischung und Korrektur. Der Komplex bildet sozusagen eine kleine eingeschlossene Psyche, die, wie die Erfahrung gezeigt hat, für sich eine eigentümliche Phantasietätigkeit entwickelt. Phantasie ist ja überhaupt die Selbsttätigkeit der Seele, die überall da durchbricht, wo die Hemmung durch das Bewusstsein nachlässt oder überhaupt aufhört, wie im Schlaf. Im Schlaf erscheint die Phantasie als Traum. Aber auch im Wachen träumen wir unter der Bewusstseinsschwelle weiter, und dies ganz besonders vermöge verdrängter oder sonstwie unbewusster Komplexe. Beiläufig gesagt, bestehen die unbewussten Inhalte beileibe nicht nur aus ehemals bewussten und nachträglich durch Verdrängung unbewusst gewordenen Komplexen, sondern das Unbewusste hat auch ihm eigentümliche Inhalte, die aus unbekannten Tiefen heraufwachsen, um allmählich das Bewusstsein zu erreichen. Man darf sich also die unbewusste Psyche keineswegs als einen bloßen Behälter für Inhalte, die vom Bewusstsein abgeschoben werden, vorstellen.

Alle unbewussten Inhalte, die sich der Bewusstseinsschwelle entweder von unten annähern oder nur wenig darunter gesunken sind, pflegen auf das Bewusstsein zu wirken. Diese Wirkungen sind – weil der Inhalt nicht als solcher im Bewusstsein erscheint – notwendigerweise mittelbare. Die meisten sogenannten *Fehlleistungen* des Bewusstseins gehen auf solche Störungen zurück, ebenso alle sogenannten *neurotischen Symptome,* die insgesamt – wie sich die Medizin ausdrückt – psychogener Natur sind. (Ausnahmen sind sogenannte Schockwirkungen, wie durch Granatexplosionen usw.) Die mildesten Neurosenformen sind die Fehlleistungen des Bewusstseins – zum Beispiel das Versprechen, das plötzliche Entfallen von Namen und Daten, unerwartete Ungeschicklichkeit, die zu Verletzungen und Ähnlichem führen, Missverständnisse und sogenannte Erinnerungshalluzinationen – man meint, man habe so gesagt oder getan –, unrichtige Auffassungen von Gehörtem und Gelesenem und so fort.

In allen diesen Fällen kann durch gründliche Nachforschung die Existenz eines Inhaltes nachgewiesen werden, der auf mittelbare und unbewusste Weise die Leistung des Bewusstseins störend verändert hat.

Im Allgemeinen sind daher die Schädigungen durch ein unbewusstes Geheimnis größer als durch ein bewusstes. Ich habe viele Patienten gesehen, die infolge schwieriger Lebensumstände, in denen schwächere Naturen sich des Selbstmorddranges wohl nur schwer hätten erwehren können, eine Selbstmordneigung entwickelten, diese dann aber durch Vernünftigkeit am Bewusstwerden verhinderten und auf diese Weise einen unbewussten Selbstmordkomplex erzeugten. Der unbewusste Selbstmorddrang verursachte nun seinerseits allerhand gefährliche Zufälle, zum Beispiel einen plötzlichen Schwindelanfall an exponierter Stelle, ein Zögern vor einem Automobil, ein Vergreifen zwischen der Hustenmixtur und dem Sublimat, eine plötzliche Lust zu gefährlicher Akrobatik und dergleichen mehr. Gelang es in diesen Fällen, den Selbstmorddrang bewusstzumachen, so konnte die bewusste Vernünftigkeit hemmend und dadurch helfend eingreifen, indem die bewusste Wahl die Selbstmordmöglichkeiten erkannte und vermied.

Alles persönliche Geheimnis wirkt wie Sünde und Schuld, ob es nun solche ist oder nicht, gesehen vom Standpunkt allgemein geglaubter Moral.

Eine andere Form des Verbergens ist das Zurückhalten. Was gewöhnlich zurückgehalten wird, sind *Affekte*. Auch hier muss zunächst hervorgehoben werden, dass Zurückhaltung eine nützliche und heilsame Tugend ist, weshalb wir die Selbstdisziplin als eine der frühesten moralischen Künste schon bei primitiven Völkern finden, wo sie Teil des Einweihungsrituals ist, hauptsächlich in der Form des stoischen Ertragens von Schmerz und Angst und der asketischen Enthaltsamkeit. Aber hier wird die Zurückhaltung geübt innerhalb des Geheimbundes, als ein mit anderen geteiltes Unternehmen. Ist die Zurückhaltung aber nur persönlich – und ohne den Zusammenhang mit einer religiösen Anschauung –, so kann sie, wie das persönliche Geheimnis, schädigend werden. Daher stammen die bekannten schlechten Launen und die Reizbarkeit der allzu Tugendhaften. Der zurückgehaltene Affekt ist ebenfalls etwas, das man verbirgt, das man auch vor sich selbst verheimlichen kann, eine Kunst, in der sich hauptsächlich Männer hervortun, während die Frauen, bis auf wenige Ausnahmen, eine natürliche Scheu davor haben, einen Affekt durch Zurückhaltung zu kränken. Der zurückgehaltene Affekt wirkt ebenso isolierend und ist ebenso störend wie das unbewusste Geheimnis – und ebenso schuldhaft. Gleichwie die Natur es uns gewissermaßen übelnimmt, wenn wir der Menschheit ein Geheimnis voraushaben, so verargt sie es uns auch, wenn wir unsere Emotion den Mitmenschen vorenthalten. Die Natur hat in dieser Hinsicht einen ausgesprochenen Horror vacui, darum ist nichts auf die Dauer unerträglicher als laue Harmonie auf Grundlage zurückgehaltener Affekte. Die verdrängten Emotionen sind oft ein und dasselbe mit dem Geheimnis. Öfters aber besteht kein nennenswertes Geheimnis, sondern bloß unbewusst gehaltene Affekte, die ihren Ursprung an einer durchaus bewussten Situation genommen haben.

Das jeweilige Vorwiegen von Geheimnis oder von Affekt bedingt wahrscheinlich verschiedene Neurosenformen. Jedenfalls ist die mit Affekten sehr freigebige Hysterie in der Hauptsache auf das Geheimnis gegründet, während der verstockte Psychastheniker an gestörter Affektverdauung leidet.

Geheimnis und Zurückhaltung sind Schädigungen, auf welche die Natur zuletzt mit Krankheit reagiert – wohlverstanden nur an Schädigungen, wenn Geheimnis und Zurückhaltung ausschließlich persönlich sind. Werden sie aber in Gemeinschaft mit anderen ausgeübt, so gibt sich die Natur zufrieden, ja sie können dann sogar nützliche Tugenden sein. Unzuträglich ist nur die persönliche Vorenthaltung. Es ist, wie wenn die Menschheit ein unauslöschliches Anrecht auf das Dunkle, Unvollkommene, Dumme und Schuldhafte des Mitmenschen hätte, denn solcherart sind ja die Dinge, die zum Selbstschutz geheim gehalten werden. Es scheint eine natürliche Sünde zu sein, seinen Minderwert zu verbergen, ebenso sehr wie seine Minderwertigkeit ausschließlich zu leben. Es scheint eine Art von Menschheitsgewissen zu geben, das jeden empfindlich bestraft, der nicht irgendwo und irgendwann den Tugendstolz seiner Selbstbehaltung und Selbstbehauptung aufgibt und das Bekenntnis seiner fehlbaren Menschlichkeit ablegt. Ohne dieses trennt ihn eine undurchdringliche Mauer vom lebendigen Gefühl, Mensch unter Menschen zu sein.

Daraus erklärt sich die ungemeine Bedeutung der wahrhaften und nicht verklausulierten Beichte, eine Wahrheit, die wohl allen Initiationen und Mysterienkulten des Altertums bekannt war, wie der antike Mysterienspruch beweist: »Lass los von dir, was du hast, dann wirst du empfangen.«

Diesen Spruch nun können wir leicht als Motto der ersten Stufe der psychotherapeutischen Problematik beigeben. Die Anfänge der Psychoanalyse nämlich sind im Grunde nichts anderes als die wissenschaftliche Wiederentdeckung einer alten Wahrheit; selbst der Name, der der ersten Methode gegeben wurde, nämlich *Katharsis* = Reinigung, ist ein geläufiger Begriff der antiken Einweihungen. Die ursprüngliche kathartische Methode besteht im Wesentlichen darin, dass der Kranke möglichst in den Hintergrund seines Bewusstseins versetzt wird, mit und ohne hypnotische Paraphernalia, also in einen Zustand, der in den östlichen Yogasystemen als Meditations- oder Kontemplationszustand gilt. Zum Unterschied mit dem Yoga aber ist der Gegenstand der Betrachtung das sporadische Auftauchen dämmerhafter Vorstellungsspuren, seien es Bilder, seien es Gefühle, die sich im dunklen

Hintergrund von der Unsichtbarkeit des Unbewussten loslösen, um dem einwärts gekehrten Blick wenigstens schattenhaft zu erscheinen. Auf diese Weise kommt Verdrängtes und Verlorenes wieder zurück. Schon das ist ein Gewinn – wenn auch gelegentlich ein peinlicher –, denn das Minderwertige und selbst das Verwerfliche gehört zu mir und gibt mir Wesenheit und Körper, es ist mein *Schatten.* Wie kann ich wesenhaft sein, ohne einen Schatten zu werfen? Auch das Dunkle gehört zu meiner Ganzheit, und indem ich mir meines Schattens bewusst werde, erlange ich auch die Erinnerung wieder, dass ich ein Mensch bin wie alle anderen. Auf alle Fälle ist mit dieser zunächst schweigenden Wiederentdeckung der eigenen Ganzheit der frühere Zustand, aus welchem die Neurose, das heißt der abgespaltene Komplex hervorging, wiederhergestellt. Durch Verschweigen kann die Isolierung verlängert werden mit einer nur teilweisen Besserung der Schäden. Durch das Bekenntnis aber werfe ich mich der Menschheit wieder in die Arme, befreit von der Last des moralischen Exils. Die kathartische Methode bezweckt das *völlige Bekenntnis,* und zwar nicht nur die intellektuelle Feststellung eines Tatbestandes durch den Kopf, sondern auch die Auslösung der zurückgehaltenen Affekte, die Feststellung des Tatbestandes durch das Herz.

Groß ist die Wirkung solchen Bekenntnisses auf das naive Gemüt, wie man sich wohl denken kann, erstaunlich oft der Heilerfolg. Doch nicht darin nur, dass einige Kranke geheilt werden, möchte ich die Hauptleistung unserer Psychologie auf dieser Stufe erblicken, sondern vielmehr in der systematischen Hervorhebung der Bedeutung des Bekenntnisses. Dieses nämlich geht uns alle an. Alle sind von allen durch Geheimhaltung irgendwie getrennt, und die Abgründe zwischen den Menschen sind überspannt von den trügerischen Brücken der Meinungen und Illusionen als leichtfertigem Ersatz für die standhafte Brücke des Bekenntnisses.

Damit möchte ich um alles in der Welt keine Forderung ausdrücken. Man kann sich ja gar nicht ausdenken, wie geschmacklos ein allgemeines gegenseitiges Sündenbekenntnis wäre. Die

Psychologie stellt nur fest, dass hier ein wunder Punkt erster Ordnung liegt. Dieser Punkt kann nicht unmittelbar in Behandlung genommen werden, denn er ist an sich wieder ein Problem mit ganz besonders spitzigen Hörnern, wie uns die nächste Stufe, nämlich die der *Aufklärung*, klarmachen wird.

Es ist ohne weiteres einleuchtend, dass die neue Psychologie auf der Bekenntnisstufe stehen geblieben wäre, wenn die Katharsis sich als Allheilmittel bewährt hätte. Erstens und vor allem gelingt es nicht immer, die Patienten so weit dem Unbewussten anzunähern, dass sie den Schatten wahrzunehmen vermögen. Vielmehr sind viele – und dies besonders komplizierte, bewusstseinsstarke Naturen – so sehr im Bewusstsein verankert, dass nichts sie davon loszureißen vermag. Sie können die heftigsten Widerstände gegen jeden Versuch der Zurückdrängung des Bewusstseins entwickeln, sie wollen mit dem Arzt bewusst reden und ihre Schwierigkeiten verstandesmäßig darstellen und erörtern. Zu bekennen haben sie genug, dafür müssen sie sich nicht an das Unbewusste wenden. Solche Patienten verlangen eine ganze Technik der Annäherung an das Unbewusste.

Dies ist die eine Tatsache, welche die kathartische Methode in ihrer Anwendung von vornherein bedeutend beschränkt. Die andere Beschränkung kommt nachträglich und führt gleich in die Problematik der zweiten Stufe, der Aufklärung, hinein. Nehmen wir an, dass in einem bestimmten Fall das kathartische Bekenntnis stattgefunden hat, die Neurose ist verschwunden, das heißt die Symptome sind unsichtbar geworden. Der Patient könnte als geheilt entlassen werden. Er – oder sie besonders – kann aber nicht weg. Der Patient ist anscheinend durch das Bekenntnis an den Arzt gebunden. Wird diese anscheinend unsinnige Bindung gewaltsam abgeschnitten, so gibt es einen bösartigen Rückfall. Bezeichnender- und sozusagen auch merkwürdigerweise kann in gewissen Fällen auch keine Bindung eintreten, der Patient geht scheinbar geheilt von dannen und ist nun dermaßen fasziniert von seinem Seelenhintergrund, dass er fortfährt, Katharsis mit sich selber zu treiben auf Kosten seiner Lebensanpassung. Er ist an das Unbewusste gebunden, an sich selber und nicht an den Arzt. Diesen Patienten ist es offenbar so gegangen wie weiland dem Theseus und seinem Gefährten Peirithoos, die in den Hades hinunterstiegen, um die Göttin der Unterwelt heraufzuholen; und wie sie sich dort, vom Abstieg ermüdet, für eine Weile hinsetzten, konnten sie nicht mehr aufstehen, weil sie am Felsen festgewachsen waren.

Diese merkwürdigen und unvorhergesehenen Zufälle erfordern ebenso sehr Aufklärung wie die ersterwähnten Fälle, die sich für die guten Absichten der Katharsis als unzugänglich erwiesen. Obschon die beiden Kategorien von Patienten anscheinend gänzlich verschieden sind, setzt die Aufklärung für beide am gleichen Punkt ein, nämlich bei den Fixierungen, wie Freud richtig erkannt hat. Unmittelbar deutlich wird diese Tatsache bei der letzten Kategorie und besonders bei den Fällen, die nach erfolgter Katharsis an den Arzt gebunden sind. Ähnliches hat man schon als unangenehme Folge der hypnotischen Behandlung beobachtet, ohne aber zu verstehen, was die inneren Mechanismen einer solchen Bindung sind. Es hat sich nun herausgestellt, dass die fragliche Bindung in ihrem Wesen etwa der Beziehung zwischen Vater und Kind entspricht. Der Patient gerät in eine Art kindlicher Abhängigkeit, deren er sich auch mit seiner vernünftigen Einsicht nicht erwehren kann. Die Fixierung kann sogar eine ganz außerordentliche Kraft haben, dermaßen erstaunlich, dass man dahinter schon ganz ungewöhnliche Motive vermuten dürfte. Da nun die Bindung ein Vorgang ist, der außerhalb des Bewusstseins verläuft, so kann das Bewusstsein des Patienten nichts darüber aussagen; darum erhob sich die Frage, wie man dieser neuen Schwierigkeit beikommen könne. Offenbar handelt es sich um eine neurotische Bildung, um ein neues Symptom, das geradezu durch die Behandlung veranlasst wurde. Das unverkennbare äußere Kennzeichen der Lage ist, dass das gefühlsbetonte Erinnerungsbild des Vaters auf den Arzt übertragen wurde, wodurch der

Arzt nolens volens als Vater erscheint und als solcher den Patienten gewissermaßen zum Kind macht. Natürlich ist die Kindlichkeit des Patienten nicht erst jetzt entstanden, sondern sie war immer vorhanden, aber sie war zuvor verdrängt. Jetzt tritt sie an die Oberfläche und will die kindlich-familiäre Situation wiederherstellen, da man nun den längst vermissten Vater wiedergefunden hat. Freud nannte dieses Symptom passenderweise *Übertragung*. Dass eine gewisse Abhängigkeit vom hilfreichen Arzt eintritt, ist zunächst eine ganz normale und menschlich verstehbare Erscheinung. Das Abnorme und Unerwartete daran ist nur ihre ungemeine Zähigkeit und Unzugänglichkeit für die bewusste Korrektur.

Es ist eine der Hauptleistungen Freuds, die Natur dieser Bindung in ihren biologischen Aspekten wenigstens aufgeklärt und damit einen bedeutsamen Fortschritt der psychologischen Erkenntnis überhaupt ermöglicht zu haben. Es ist heute unzweifelhaft nachgewiesen, dass die Bindung durch die Existenz unbewusster Phantasien verursacht wird. Diese Phantasien haben in der Hauptsache einen sogenannten *inzestuösen* Charakter. Damit ist die Tatsache, dass die Phantasien unbewusst bleiben, anscheinend hinlänglich erklärt, denn man kann auch vom skrupulösesten Bekenntnis nicht erwarten, dass es solche Phantasien, die kaum irgendwie bewusst waren, beichten sollte. Obschon Freud von den Inzestphantasien immer so spricht, als ob sie verdrängt wären, so hat vermehrte Erfahrung doch ergeben, dass sie in sehr vielen Fällen entweder gar nie Inhalt des Bewusstseins oder doch wenigstens nur in den schattenhaftesten Andeutungen bewusst waren, infolgedessen sie auch nicht von bewusster Absicht verdrängt werden konnten. Nach dem Stand der neueren Forschung ist es daher wahrscheinlicher, dass die Inzestphantasien in der Hauptsache stets unbewusst waren und blieben, bis sie durch die analytische Methode ans Tageslicht recht eigentlich gezerrt wurden. Damit soll aber nicht gesagt sein, dass das Heraufholen von Unbewusstem ein verwerflicher Eingriff in die Natur sei. Es ist natürlich etwas wie eine seelenchirurgische Operation, die aber unbedingt nötig ist, indem die Inzestphantasien den Symptomkomplex der Übertragung veranlassen. Diese ist zwar anscheinend ein Kunstprodukt, hat aber nichtsdestoweniger einen abnormen Aspekt.

Während die kathartische Methode im Wesentlichen bewusstseinsfähige Inhalte, die normalerweise Bewusstseinsteile sein sollten, dem Ich wieder zurückbringt, holt die Aufklärung der Übertragung Inhalte herauf, die in solcher Form kaum je bewusstseinsfähig waren. Das ist der prinzipielle Unterschied zwischen der Bekenntnis- und der Aufklärungsstufe.

Wir sprachen vorhin von zwei Kategorien von Fällen, von solchen, die sich für Katharsis unzugänglich erweisen, und von solchen, die nach erfolgter Katharsis der Fixierung verfallen. Von jenen, die Fixierung respektive Übertragung entwickeln, handelten wir bereits. Neben diesen gibt es aber, wie schon erwähnt, solche, die keine Bindung an den Arzt, sondern vielmehr an ihr eigenes Unbewusstes hervorbringen und sich darin einspinnen. In diesen Fällen wird das Elternbild nicht auf ein menschliches Objekt übertragen, sondern bleibt eine Phantasievorstellung, die aber die gleiche Anziehungskraft ausübt und die gleiche Bindung bewirkt wie die Übertragung. Die erste Kategorie, die sich der Katharsis nicht bedingungslos ergeben kann, erklärt sich im Licht der Freud'schen Forschung durch die Tatsache, dass die betreffenden Patienten, noch bevor sie in die Behandlung eintreten, in einem Identitätsverhältnis zu den Eltern stehen, welches ihnen jene Autorität, Unabhängigkeit und Kritik verschafft, vermöge deren sie sich der Katharsis erfolgreich widersetzen. Es sind dies hauptsächlich gebildete, differenzierte Persönlichkeiten, die nicht wie die anderen der unbewussten Tätigkeit der Elternimago hilflos zum Opfer fielen, sondern sich dieser Aktivität dadurch bemächtigten, dass sie sich unbewusst mit den Eltern identisch setzten.

Dem Übertragungsphänomen gegenüber versagt das bloße Bekenntnis, weshalb Freud sich auch zu wesentlichen Änderungen der ursprünglichen kathartischen Methode von Breuer veranlasst sah. Was er nunmehr tat, nannte er »Deutungsmethode«.

Diese Fortentwicklung ist durchaus logisch, denn das Übertragungsverhältnis im Besonderen verlangt nach Aufklärung. Wie sehr es dies tut, davon kann sich der Laie wohl kaum Rechenschaft geben, umso mehr aber der Arzt, der sich plötzlich in einem Gewebe unverständlicher, phantastischer Auffassungen eingesponnen findet. Was der Patient auf den Arzt überträgt, muss gedeutet, das heißt aufgeklärt werden. Da nun der Kranke selber gar nicht weiß, was er überträgt, so ist der Arzt genötigt, die erhältlichen Phantasiebruchstücke des Patienten der deutenden Analyse zu unterziehen. Die nächsten und wichtigsten Produkte dieser Art sind die *Träume*. Freud hat das Traumgebiet deshalb zunächst ausschließlich auf den Gehalt an verdrängten, weil unvereinbaren Wünschen untersucht und bei dieser Arbeit jene inzestuösen Inhalte entdeckt, von denen ich vorhin sprach. Natürlich ergaben sich bei dieser Nachforschung nicht bloß inzestuöse Materialien im engeren Sinne, sondern überhaupt alle erdenklichen Schmutzigkeiten, deren die menschliche Natur fähig ist. Und diese Liste ist bekanntlich sehr lang. Es bedarf schon einer ganzen Lebensarbeit, um sie auch nur einigermaßen zu erschöpfen.

Das Ergebnis der Freud'schen Aufklärungsmethode ist eine minuziöse Ausarbeitung der menschlichen Schattenseite, wie sie keine Zeit vor uns je kannte. Es ist das denkbar wirksamste Gegengift gegen alle idealistischen Illusionen über das Wesen des Menschen. Man darf sich daher nicht wundern, dass sich überall der gewaltigste Widerstand gegen Freud und seine Schule erhob. Von den prinzipiellen Illusionisten will ich nicht sprechen, sondern ich möchte bloß hervorheben, dass unter den Gegnern der Aufklärungsmethode auch nicht wenige sind, die keine Illusion über den menschlichen Schatten haben und doch den Einwand erheben, dass man den Menschen nicht einseitig von seiner Schattenseite her erklären darf. Schließlich ist ja nicht der Schatten das Wesentliche, sondern der Körper, der den Schatten erzeugt.

Freuds Deutungsmethode ist eine rückführende, sogenannte *reduktive* Erklärung und zerstörerisch, wenn übertrieben und einseitig. Der hohe Gewinn aber, den die psychologische Einsicht aus der Freud'schen Aufklärungsarbeit gezogen hat, ist die Tatsache, dass die menschliche Natur auch eine dunkle Seite hat, und nicht nur der Mensch, sondern auch seine Werke, seine Institutionen und Überzeugungen. Selbst unsere allerreinsten und heiligsten Anschauungen ruhen auf tiefen dunkeln Grundlagen, und man kann schließlich ein Haus nicht bloß vom Dachfirst herunter, sondern auch vom Keller herauf erklären, wobei diese Erklärung erst noch den Vorzug hat, genetisch richtiger zu sein, indem die Häuser nicht vom Dach, sondern von den Fundamenten her gebaut werden, und überdies alles, was wird, beim Einfachen und Rohen beginnt. Kein denkender Mensch kann es leugnen, dass Salomon Reinachs Anwendung primitiver totemistischer Anschauungen auf das Abendmahl sinnvoll sei. Er wird daher ebenso wenig die Anwendung der Inzesthypothese auf die griechischen Göttermythen ablehnen. Gewiss ist es schmerzhaft für das Gefühl, hell leuchtende Dinge von der Schattenseite her zu deuten und sie damit gewissermaßen in den traurigen Schmutz der Anfänge hinunterzuversetzen. Aber ich halte es auch für eine Schwäche der schönen Dinge und für eine Schwächlichkeit des Menschen, wenn sich irgendetwas dieser Art von einer Schattenerklärung zerstören lässt. Das Entsetzen über die Freud'schen Deutungen entstammt ausschließlich unserer barbarischen oder kindlichen Naivität, die es noch nicht weiß, dass Hoch immer auf Tief steht und dass »les extrêmes se touchent« wirklich zu den endgültigen Wahrheiten gehört. Unrichtig ist nur, wenn wir der Meinung sind, dass das Lichte, weil es von der Schattenseite her erklärt ist, nun nicht mehr bestehe. Das ist ein bedauerlicher Irrtum, dem Freud selber verfallen ist. Zum Licht gehört der Schatten, zum Guten gehört das Böse und umgekehrt. Deshalb kann ich die Erschütterung, welche die Aufklärung unseren abendländischen Illusionen und Beschränktheiten beigebracht hat, nicht beklagen, sondern ich begrüße sie als eine notwendige, historische Richtigstellung von fast unabsehbarer Bedeutung; denn mit ihr dringt ein philosophischer Relativismus ein, der sich im zeitgenössischen Einstein mathematisch-physisch verkörpert hat; im Grunde eine ferne östliche Wahrheit, von der vorderhand nicht abzusehen ist, wie sie noch wirken wird.

Nichts ist unwirksamer als intellektuelle Ideen. Wenn aber eine Idee eine *seelische Tatsache* ist, die sich auf ganz verschiedenen Gebieten, anscheinend ohne historischen Kausalzusammenhang, einschleicht, dann gilt es aufzumerken. Denn Ideen, die seelische Tatsachen sind, stellen logisch und moralisch unwiderlegliche und unangreifbare Kräfte dar, die stärker sind als der Mensch und sein Kopf. Er glaubt zwar, diese Ideen zu machen, aber in Wirklichkeit machen sie ihn, so dass er unbewusst zu ihrem bloßen Sprachrohr wird.

Um wieder zu unserem Problem der Fixierung zurückzukehren, möchte ich nunmehr die Frage behandeln, welche Wirkung die Aufklärung hat. Die Rückführung der Fixierung auf ihre dunklen Hintergründe entwertet die Position des Patienten; er kann nicht umhin, die untaugliche Kindlichkeit seines Anspruchs zu sehen, wodurch er im einen Fall von dem erhöhten Standpunkt willkürlicher Autorität auf das bescheidenere Niveau einer gewissen, vielleicht heilsamen Unsicherheit hinuntersteigt, im anderen Fall wird er die Notwendigkeit erkennen, dass Ansprüche-an-andere-Machen eine infantile Bequemlichkeit ist, die durch größere eigene Verantwortlichkeit ersetzt werden muss.

Wem die Einsicht etwas sagt, der wird daraus seine moralischen Schlüsse ziehen und, gewappnet mit der Überzeugung seiner Unzulänglichkeit, sich in den Daseinskampf stürzen, um in fortschreitendem Arbeiten und Erleben jene Kräfte und Sehnsüchte aufzuzehren, die ihn bisher veranlasst hatten, entweder am Kindheitsparadies hartnäckig festzuhalten oder wenigstens danach zurückzuschielen. Normale Anpassung und Duldsamkeit mit der eigenen Untauglichkeit werden seine leitenden moralischen Ideen sein, bei möglichster Sentiment- und Illusionslosigkeit. Abwendung vom Unbewussten als von dem Ort der Schwächung und Verführung, als dem Feld der moralischen und sozialen Niederlage, ist die notwendige Folge.

Das Problem, das sich dem Patienten nunmehr stellt, ist das der *Erziehung zum sozialen Menschen.* Damit erreichen wir die dritte Stufe. Die bloße Einsicht, die für viele moralisch empfindsame Naturen genügende Motivkraft besitzt, versagt aber bei Menschen mit geringerer moralischer Phantasie. Wenn bei solchen nicht eine äußere, dringende Notlage die Peitsche erhebt, so genügt die Einsicht nicht, auch wenn man von ihrer Wahrheit aufs tiefste überzeugt ist; nicht zu sprechen von all jenen, die zwar die einleuchtende Deutung verstanden haben, aber im Grunde doch daran zweifeln. Und es sind gerade wieder geistig differenziertere Menschen, die zwar die Wahrheit einer reduktiven Erklärung einsehen, sich aber mit einer bloßen Entwertung ihrer Erwartungen und Ideale nicht begnügen können. Auch in diesen Fällen wird die Kraft der Einsicht versagen. Die Aufklärungsmethode setzt eben immer empfindsame Naturen voraus, welche aus Einsichten selbstständig moralische Schlüsse ziehen können. Allerdings reicht die Aufklärung weiter als das bloße, ungedeutete Bekenntnis, denn sie bildet wenigstens den Geist und erweckt damit vielleicht schlafende Kräfte, welche mithelfend eingreifen können. Aber Tatsache bleibt doch, dass in vielen Fällen auch die Aufklärung ein zwar einsichtiges, aber nichtsdestoweniger untaugliches Kind hinterlässt. Zudem ist das hauptsächliche Freud'sche Erklärungsprinzip der *Lust* und deren Befriedigung, wie die weitere Entwicklung gezeigt hat, einseitig und darum ungenügend. Nicht alle Menschen sind aus dieser Ecke zu erklären. Zweifellos haben alle diese Ecke, aber sie ist nicht überall die Hauptsache. Man schenke einem Hungrigen ein schönes Gemälde, er möchte lieber Brot. Man ernenne einen Liebenden zum Präsidenten der Vereinigten Staaten, er zöge es bei weitem vor, seine Geliebte in die Arme zu schließen. Durchschnittlich sind alle jene Menschen, die mit sozialer Anpassung und sozialer Stellung keine Schwierigkeiten haben, eher aus der Ecke der Lust zu erklären, als jene, die unterhalb der Anpassung stehen, das heißt mit anderen Worten, wegen sozialen Ungenügens ein Geltungs- und Machtbedürfnis haben. Der ältere Bruder, der in die Fußstapfen des Vaters tritt und zu sozialer Macht gelangt, wird von seinen Lüsten geplagt sein, der jüngere Bruder dagegen, der sich vom Vater und vom älteren Bruder unterdrückt und benachteiligt vorkommt, wird von Ehrgeiz und Geltungsbedürfnis gestachelt sein, und er wird alles andere dieser Leidenschaft unterordnen, so dass jenes kein Problem, wenigstens kein lebenswichtiges, für ihn darstellt.

Hier ist im Aufklärungssystem eine fühlbare Lücke, in die Freuds ehemaliger Schüler Adler getreten ist. Er hat überzeugend nachgewiesen, dass zahlreiche Neurosenfälle viel besser und befriedigender aus dem *Machttrieb* erklärt werden können, als aus dem Lustprinzip. Die Absicht seiner Deutung ist daher, dem Patienten zu zeigen, wie er zur Erreichung einer fiktiven Geltung Symptome »arrangiert« und seine Neurose ausnützt. Wie selbst auch seine Übertragung und seine sonstigen Fixierungen der Machtabsicht dienen und insofern einen »männlichen Protest« gegen eingebildete Unterdrückungen darstellen. Was Adler im Auge hat, ist offenbar die Psychologie des Unterdrückten oder sozial Erfolglosen, dessen einzige Leidenschaft das Geltungsbedürfnis ist. Neurotisch sind diese Fälle darum, weil sie sich immer noch im unterdrückten Zustand wähnen und mit Fiktionen einen Kampf gegen Windmühlen aufführen, wobei sie gerade das Ziel, das sie am meisten begehren, aufs wirksamste verunmöglichen.

Adler setzt im Wesentlichen auf der Stufe der Aufklärung ein, und zwar der Aufklärung in dem eben angedeuteten Sinne, und insofern appelliert er wiederum an die Einsicht. Es ist nun aber das Kennzeichen für Adler, dass er von der bloßen Einsicht nicht zu viel erwartet, sondern darüber hinausgehend die Notwendigkeit der sozialen Erziehung klar erkannt hat. Während Freud der Forscher und Deuter ist, ist Adler hauptsächlich der Erzieher. Er tritt somit das negative Erbe Freuds an, indem er das Kind im

Kranken mit seiner zwar wertvollen Einsicht nicht hilflos stehen lässt, sondern versucht, es mit allen Mitteln der Erziehung zum normal angepassten Menschen zu machen. Dies geschieht offenbar auf der Grundlage der Überzeugung, dass die soziale Anpassung und Normalisierung das erstrebenswerte Ziel, das unbedingt Nötige und die wünschenswerte Erfüllung menschlichen Wesens sei. Aus dieser Grundhaltung der Adler'schen Schule geht ihre ausgebreitete soziale Wirksamkeit hervor und ebenso ihre Abwendung vom Unbewussten, die sich gelegentlich, wie es scheint, bis zu dessen Leugnung steigert. Die Schwenkung gegenüber der Freud'schen Hervorhebung des Unbewussten ist eine wohl unvermeidliche Reaktion, die, wie ich schon vorher erwähnte, der natürlichen Abwendung jedes nach Anpassung und Heilung strebenden Kranken entspricht. Denn, wenn das Unbewusste wirklich nichts anderes sein sollte als ein bloßes Behältnis aller üblen Schattenseiten menschlicher Natur, einschließlich prähistorischer Schlammablagerungen, so sieht man wirklich nicht ein, warum man länger als nötig bei diesem Sumpfe, in den man einstmals gefallen war, verweilen sollte. Für den Forscher kann die Pfütze eine Welt voller Wunder bedeuten, für den gewöhnlichen Menschen aber ist sie ein Ding, das man besser im Rücken lässt. Wie der Urbuddhismus keine Götter hat, weil er sich vom Hintergrund eines Pantheons von annähernd zwei Millionen Göttern loslösen musste, so muss auch die Weiterentwicklung der Psychologie notwendigerweise Abstand nehmen von einem so wesentlich negativen Ding wie dem Freud'schen Unbewussten. Die erzieherischen Absichten der Adler'schen Richtung setzen genau da ein, wo Freud aufhört, und beantworten damit das verstehbare Bedürfnis des Kranken, nunmehr, nach gewonnener Einsicht, auch den Weg zum normalen Leben zu finden. Ihm genügt es selbstverständlich nicht, zu wissen, wie und woher seine Krankheit kam, denn noch selten hat die Einsicht in die Ursachen auch die Behebung des Übels ohne weiteres mit sich gebracht. Es ist nämlich nicht außer Acht zu lassen, dass die falschen neurotischen

Wege zu ebenso vielen hartnäckigen Gewohnheiten werden, die trotz aller Einsicht so lange nicht verschwinden, als sie nicht durch andere Gewohnheiten, die nur durch Einübung erzielt werden können, ersetzt sind. Diese Arbeit kann nur durch eigentliche Erziehung geleistet werden. Der Patient muss in des Wortes vollster Bedeutung in andere Bahnen »gezogen« werden, was nur durch einen erzieherischen Willen geleistet werden kann. Es ist darum begreiflich, warum gerade unter Lehrern und Geistlichen die Adler'sche Richtung den meisten Anklang findet, während die Freud'sche Richtung hauptsächlich den Ärzten und den Intellektuellen gefällt, die samt und sonders schlechte Krankenwärter und Erzieher sind.

Jede Stufe der Entwicklung unserer Psychologie hat etwas eigentümlich Endgültiges an sich. Die *Katharsis* mit ihrer gründlichen Ausschüttung lässt einen glauben: Jetzt ist es da, es ist alles heraus, alles bekannt, jede Angst erlebt und jede Träne vergossen, jetzt muss es ja gehen. Die *Aufklärung* sagt ebenso überzeugend: Jetzt wissen wir, woher die Neurose kam, die frühesten Erinnerungen sind ausgegraben, die letzten Wurzeln ausgezogen, und die Übertragung war nichts anderes als eine wunscherfüllende Phantasie vom Kindheitsparadies oder ein Rückfall in den Familienroman; der Weg zum desillusionierten Leben, das heißt zur Normalität, ist frei. Die *Erziehung* kommt zuletzt und weist darauf hin, dass der schief gewachsene Baum durch kein Bekenntnis und durch keine Aufklärung sich geradestrecken, sondern nur durch die Kunst des Gärtners am Normalspalier geradegezogen werden kann. Jetzt erst ist die normale Anpassung erreicht.

Diese merkwürdige Endgültigkeit, die gefühlsmäßig jeder Stufe innewohnt, hat es mit sich gebracht, dass es heute Kathartiker gibt, die anscheinend nichts von Traumdeutung gehört haben, Freudianer, die von Adler kein Wort verstehen, und Adlerianer, welche vom Unbewussten nichts wissen wollen. Jeder ist von der eigentümlichen Endgültigkeit seiner Stufe gefangen, und daher kommt jene Konfusion von Meinungen und Auffassungen, welche die Orientierung in diesem Gebiet so überaus schwierig macht.

Woher aber rührt wohl das Gefühl der Endgültigkeit, das so viel autoritäre Hartnäckigkeit auf allen Seiten verursacht?

Ich kann es mir nicht anders erklären, als dass jeder Stufe eben auch eine endgültige Wahrheit zugrunde liegt und dass es daher immer wieder Fälle gibt, welche die besondere Wahrheit aufs Schlagendste beweisen. Eine Wahrheit ist in unserer an Täuschungen überreichen Welt etwas so Kostbares, dass niemand sie fahren lassen will wegen der paar sogenannten Ausnahmen, die nicht damit stimmen wollen. Und wer die Wahrheit anzweifelt, wird unvermeidlicherweise als ein treuloser Schädling empfunden, daher sich überall eine Note von Fanatismus und Unduldsamkeit in die Diskussion mischt.

Und doch trägt jeder die Leuchte der Erkenntnis nur eine Strecke weit, bis sie ihm ein anderer abnimmt. Könnte man diesen Vorgang anders als persönlich verstehen, könnte man zum Beispiel annehmen, dass wir nicht die persönlichen Schöpfer unserer Wahrheit sind, sondern ihre Exponenten, bloße Aussprecher zeitgenössischer seelischer Notwendigkeiten, so wäre wohl vieles an Gift und Bitterkeit vermieden und unser Blick wäre frei, die tiefen und überpersönlichen Zusammenhänge der Menschheitsseele zu sehen.

Man gibt sich im Allgemeinen keine Rechenschaft darüber, dass der praktische Kathartiker nicht bloß eine abstrakte Idee ist, die automatisch nichts anderes hervorbringen kann als Katharsis. Auch der Kathartiker ist ein Mensch, der zwar in seiner Sphäre beschränkt denkt, aber in seinem Handeln als ganzer Mensch wirkt. Ohne es so zu nennen und ohne sich dessen klar bewusst zu sein, tut er unwillkürlich ein ganzes Stück an Aufklärung und Erziehung, wie auch die anderen an Katharsis, ohne solches prinzipiell zu betonen.

Alles Lebendige ist lebendige Geschichte, sogar der Kaltblüter lebt noch als sous-entendu in uns fort. So sind auch die drei bis jetzt behandelten Stufen der Analytischen Psychologie keineswegs Wahrheiten, von denen die letzte die beiden früheren aufgefressen und ersetzt hätte, sondern es sind vielmehr prinzipielle Aspekte eines und desselben Problems und widersprechen sich innerlich in keiner Weise, so wenig wie die Absolution der Beichte widerspricht.

Und dasselbe gilt von der vierten Stufe, der *Verwandlung*. Auch sie soll keinen Anspruch darauf erheben, die nunmehr erreichte und allein gültige Wahrheit zu sein. Gewiss tritt auch sie in eine Lücke, welche von den früheren Stufen hinterlassen wurde, sie erfüllt aber bloß noch ein weiteres Bedürfnis, das über das bisherige hinausreicht.

Um klarzumachen, was die Stufe der Verwandlung bezweckt und was überhaupt die vielleicht etwas seltsam anmutende Bezeichnung »Verwandlung« bedeutet, müssen wir uns zuerst Rechenschaft darüber geben, welches Bedürfnis der menschlichen Seele durch die früheren Stufen nicht wahrgenommen wurde, mit anderen Worten, welcher Anspruch könnte weiter und höher gehen, als ein normal angepasstes, soziales Wesen zu sein? Normalmensch zu sein, ist das Nützlichste und Zweckmäßigste, was man sich wohl denken kann. Aber im Begriff »Normalmensch« schon, wie im Begriff der »Anpassung«, liegt eine Beschränkung auf das Durchschnittliche, die nur dem als eine wünschenswerte Verbesserung vorkommt, der sowieso schon Mühe hat, mit der gewöhnlichen Welt fertig zu werden, der zum Beispiel infolge seiner Neurose unfähig ist, eine normale Existenz zu gründen. Der »Normalmensch« ist das ideale Ziel für die Erfolglosen, für alle die, die noch unterhalb des allgemeinen Anpassungsniveaus stehen. Für Menschen aber, die weit mehr können als der Durchschnittsmensch, Menschen, denen es nie schwer fiel, Erfolge zu erreichen und mehr als genügende Leistungen hervorzubringen, für solche ist die Idee oder der moralische Zwang, nichts als normal sein zu müssen, der Inbegriff eines Prokrustesbettes, einer unerträglichen, tödlichen Langeweile, einer sterilen, hoffnungslosen Hölle. Und es gibt dementsprechend ebenso viele Neurotiker, die erkranken, weil sie bloß normal sind, wie es solche gibt, die krank sind, weil sie nicht normal werden können. Der Gedanke, dass jemand darauf verfallen könnte, jene zur Normalität erziehen zu wollen, bedeutet für diese Menschen so viel wie ein böser Traum, denn ihre tiefste Notwendigkeit liegt in Wirklichkeit darin, ein abnormes Leben führen zu können.

Der Mensch kann ja immer nur Befriedigung und Erfüllung in dem finden, was er noch nicht hat, wie man sich auch nicht an dem sättigen kann, von dem man bereits übergenug hat. Ein soziales und angepasstes Wesen zu sein, hat keinen Reiz für den, dem ein solches Streben leicht wie ein Kinderspiel fällt. Das Rechttun wird dem Rechttuer auf die Dauer immer langweilig, während dem ewig Unrichtigen das Richtigsein fernes Ziel geheimer Sehnsucht ist.

Die Bedürfnisse und Notwendigkeiten der Menschen sind verschieden. Was für den einen erlösend ist, ist dem anderen Gefängnis. So geht es auch mit der Normalität und der Anpassung. Wenn schon ein biologischer Lehrsatz sagt: Der Mensch ist ein Herdentier und erreicht darum seine völligste Gesundung nur in seinem sozialen Wesen, so stellt schon vielleicht der nächste Fall diesen Satz auf den Kopf und beweist uns, dass er völlig gesund nur dann ist, wenn er abnorm und unsozial lebt. Es ist eine Sache zum Verzweifeln, dass es in der wirklichen Psychologie keine allgemein gültigen Rezepte oder Normen gibt. Es gibt nur individuelle Fälle mit den allerverschiedensten Bedürfnissen und Ansprüchen, dermaßen verschieden, dass man im Grunde genommen nie vorher wissen kann, welchen Weg ein Fall einschlagen wird, weshalb der Arzt am besten tut, auf alle vorgefassten Meinungen zu verzichten. Das heißt aber nicht, sie über Bord werfen, sondern sie sind als Hypothesen möglicher Erklärung auf den Fall anzuwenden. Und dies nicht, um zu belehren oder zu überzeugen, sondern mehr um dem Kranken zu zeigen, wie der Arzt auf seinen besonderen Fall reagiert. Denn, wie man es auch drehen und wenden mag, die Beziehung zwischen Arzt und Patient ist eine persönliche Beziehung innerhalb des unpersönlichen Rahmens der ärztlichen Behandlung. Es ist mit keinem Kunstgriff zu vermeiden, dass die Behandlung das Produkt einer gegenseitigen Beeinflussung ist, an welcher das ganze Wesen des Patienten sowohl wie das des Arztes teilhat. In der Behandlung findet die Begegnung zweier irrationaler Gegebenheiten, nämlich zweier Menschen statt, die nicht abgegrenzte, bestimmbare Größen sind, sondern neben ihrem vielleicht bestimmten Bewusstsein eine unbestimmbar ausgedehnte Sphäre von Unbewusstheit mitbringen. Darum ist auch für das Resultat einer seelischen Behandlung die Persönlichkeit des Arztes (sowie des Patienten) oft so unendlich viel wichtiger als das, was der Arzt sagt und meint, obschon dieses mit ein nicht zu unterschätzender Störungs- oder Heilfaktor sein kann. Das Zusammentreffen von zwei Persönlichkeiten ist wie die Mischung zweier verschiedener chemischer Körper: Tritt eine Verbindung überhaupt ein, so sind beide gewandelt. Wie wir in jeder wirklichen seelischen Behandlung erwarten dürfen, hat der Arzt einen Einfluss auf den Patienten. Dieser Einfluss kann aber nur stattfinden, wenn auch er vom Patienten affiziert ist. Einfluss haben ist synonym mit Affiziertsein. Es nützt dem Arzt gar nichts, sich dem Einfluss des Patienten zu verbergen und sich mit der Dunstwolke väterlich-professioneller Autorität zu umgeben. Damit versagt er sich nur die Benützung eines höchst wesentlichen Erkenntnisorgans. Unbewusst beeinflusst ihn der Patient ja doch und bewirkt Veränderungen im Unbewussten des Arztes; jene wohl vielen Psychotherapeuten bekannten, recht eigentlichen professionellen, seelischen Störungen oder geradezu Schädigungen, welche den sozusagen chemischen Einfluss des Patienten aufs Schlagendste dartun. Eine der bekanntesten Erscheinungen dieser Art ist die durch die Übertragung bewirkte *Gegenübertragung*. Aber häufig sind die Wirkungen viel subtilerer Natur, die man wohl nicht anders formulieren kann als durch die alte Idee der Übertragung einer Krankheit auf einen Gesunden, der dann mit seiner Gesundheit den Krankheitsdämon bezwingen muss, und dies nicht ohne negativen Einfluss auf das eigene Wohlbefinden.

Zwischen Arzt und Patient bestehen irrationale Beziehungsfaktoren, welche gegenseitige *Wandlung* bewirken. Dabei wird die stabilere, stärkere Persönlichkeit den endgültigen Ausschlag geben. Es sind mir aber schon viele Fälle vor Augen gekommen, wo der Patient den Arzt assimiliert hat, aller Theorie und professionellen Absicht zum Trotz, und meist, aber nicht immer, zum Nachteil des Arztes.

Die Stufe der Verwandlung gründet sich auf diese Tatsachen, zu deren klarer Erkenntnis mehr als ein Vierteljahrhundert umfassender praktischer Erfahrung vorangehen musste. In Anerkennung dieser Tatsachen hat selbst Freud meine Forderung, dass der Arzt selber analysiert sein müsse, aufgenommen.

Was heißt nun diese Forderung? Sie bedeutet nichts anderes, als dass der Arzt ebenso sehr »in der Analyse ist« wie der Patient. Er ist ebenso sehr Bestandteil des seelischen Vorgangs der Behandlung wie dieser und darum ebenso sehr den verwandelnden Einflüssen ausgesetzt wie jener. Ja, in dem Maße, als sich der Arzt diesem Einfluss gegenüber unzugänglich erweist, ist er auch des Einflusses auf den Patienten beraubt, und insofern er nur unbewusst beeinflusst ist, entsteht in seinem Bewusstseinsfeld eine Lücke, die es ihm verunmöglicht, den Patienten richtig zu sehen. In beiden Fällen ist das Resultat der Behandlung beeinträchtigt.

Der Arzt ist also mit derselben Aufgabe belastet, mit der er den Patienten belasten möchte, nämlich zum Beispiel ein sozial angepasstes Wesen oder im anderen Fall richtig unangepasst zu sein. Die therapeutische Forderung kann natürlich in tausend verschiedene Formeln gekleidet werden, je nach Observanz. Der eine glaubt an die Überwindung des Infantilismus, er muss also seinen eigenen Infantilismus überwunden haben. Ein anderer glaubt an das Abreagieren aller Affekte, also muss er alle seine eigenen Affekte abreagiert haben. Ein Dritter glaubt an völlige Bewusstheit, also muss er selber Bewusstheit seiner selbst erlangt haben oder wenigstens beständig danach streben, seine therapeutische Forderung zu erfüllen, wenn er sich des richtigen Einflusses auf seine

Patienten versichern will. Alle diese therapeutischen Leitideen bedeuten beträchtliche ethische Forderungen, die alle zusammen in der einen Wahrheit gipfeln: *Du musst der sein, als der du wirken willst.* Das bloße Reden hat von jeher als hohl gegolten, und es gibt schlechterdings keinen noch so siebengescheiten Kunstgriff, der um diese einfache Wahrheit auf die Dauer herumbetrügen könnte. Nicht *wovon* man überzeugt ist, sondern *dass* man überzeugt ist, hat zu allen Zeiten gewirkt.

Die vierte Stufe der Analytischen Psychologie verlangt also Rückanwendung des jeweilig geglaubten Systems auf den Arzt selber, und zwar mit derselben Schonungslosigkeit, Konsequenz und Ausdauer, die der Arzt dem Patienten gegenüber an den Tag legt.

Wenn man bedenkt, mit welcher Aufmerksamkeit und Kritik der Seelenarzt seinem Patienten folgen muss, um alle seine falschen Wege, seine Fehlschlüsse, seine infantilen Heimlichkeiten aufzudecken, so bedeutet es für ihn wahrlich keine geringe Leistung, dasselbe auch für sich zu tun. Man ist sich selber ja meistens nicht interessant genug, auch bezahlt uns niemand für introspektive Bemühungen. Und überdies ist die Missachtung der wirklichen menschlichen Seele noch überall dermaßen groß, dass Selbstbeobachtung und Beschäftigung mit sich selber schon beinahe als krankhaft gilt. Man wittert offenbar keine Gesundheit in der eigenen Seele, weshalb schon die Beschäftigung mit ihr nach Krankenzimmer riecht. Diese Widerstände hat der Arzt bei sich selber zu überwinden, denn wie kann einer erziehen, wenn er nicht selber erzogen ist, wie aufklären, wenn er über sich selbst im Dunkeln ist, und wie reinigen, wenn er selber noch unrein ist?

Der Schritt von der Erziehung zur *Selbsterziehung* ist ein logischer Fortschritt, der alle früheren Stufen ergänzt. Die Forderung der Stufe der Verwandlung, nämlich dass sich der Arzt wandle, damit er fähig werde, auch den Kranken zu wandeln, ist eine, wie man leicht begreift, eher unpopuläre Forderung: erstens, weil sie unpraktisch zu sein scheint, zweitens, weil Beschäftigung mit sich selbst einem unangenehmen Vorurteil unterliegt, und drittens, weil es doch bisweilen sehr schmerzhaft ist, selber alle jene Erwartungen zu erfüllen, die man gegebenenfalls an seine Patienten richtet. Der letzte Punkt namentlich trägt viel zur Unpopularität dieser Forderung bei, denn wer sich selbst erziehen und behandeln will, wird bald entdecken, dass es in seinem Wesen Dinge gibt, die sich der Normalisierung endgültig widersetzen, oder die trotz anhaltender Aufklärung und gründlichen Abreagierens doch immer noch in störendster Weise herumspuken. Was wird er mit diesen Dingen tun? Er weiß zwar stets – er ist ja dazu professionell verpflichtet –, was der Patient damit tun sollte. Aber was wird er selber damit tun, und zwar aus tiefster Überzeugung, wenn es an ihn selber kommt? Oder vielleicht an seine allernächsten Angehörigen? Er wird bei seinen Nachforschungen eine Minderwertigkeit in sich entdecken, die ihn seinen Patienten bedenklich annähert und vielleicht sogar seine Autorität ankränkelt. Wie wird er mit diesem peinlichen Fund umgehen? Diese gewissermaßen »neurotische« Frage wird ihn selber aufs tiefste angehen, unbekümmert darum, wie normal er sich vorkommen mag. Er wird auch entdecken, dass die letzten Fragen, die ihn so gut wie seine Patienten bedrücken, durch keine Behandlung gelöst werden können, dass Lösung durch andere immer noch kindlich ist und kindlich erhält, und dass, wenn keine Lösung gefunden werden kann, die Frage nur wieder verdrängt werden muss.

Ich will die durch die Selbsterforschung aufgeworfene Problemreihe nicht weiter verfolgen, denn sie hätte heute bei der großen Unbekanntheit der Seele noch ein viel zu geringes Interesse.

Ich möchte dagegen viel lieber hervorheben, dass die neueste Entwicklung der Analytischen Psychologie an die große Frage der irrationalen Faktoren der menschlichen Persönlichkeit heranführt und die Persönlichkeit des Arztes selber als Heilfaktor oder dessen Gegenteil in den Vordergrund stellt, womit seine eigene Wandlung, nämlich die *Selbsterziehung des Erziehers* gefordert ist. Damit erhebt sich nun alles, was in der Geschichte unserer Psychologie sich objektiv ereignete, das Bekenntnis, die Aufklärung und die

Erziehung auf die Subjektstufe, mit anderen Worten, was am Patienten geschah, soll am Arzt geschehen, damit dessen Persönlichkeit nicht ungünstig auf den Patienten zurückwirke. Der Arzt darf seiner eigenen Schwierigkeit nicht dadurch zu entgehen suchen, dass er die Schwierigkeiten anderer behandelt, wie wenn er selber keine Probleme hätte.

Wie sich früher die Freud'sche Schule dank der weitreichenden Entdeckung der unbewussten Schattenseite plötzlich in der Lage fand, sich sogar mit religionspsychologischen Fragen auseinandersetzen zu müssen, so führt die neueste Wendung dazu, dass die ethische Einstellung des Arztes zum unvermeidlichen Problem wird. Die mit dieser Frage unlösbar verknüpfte Selbstkritik und Selbsterforschung wird eine ganz andere Auffassung der Seele als die bisherige, bloß biologische, nötig machen, denn die Seele des Menschen ist schlechterdings nicht nur ein Objekt der naturwissenschaftlich orientierten Medizin, sie ist nicht nur der Kranke, sondern auch der Arzt, nicht nur das Objekt, sondern auch das Subjekt, nicht nur eine Gehirnfunktion, sondern die absolute Bedingung unserer Bewusstheit.

Hier wird, was früher medizinische Behandlungsmethode war, Methode der Selbsterziehung, und damit weitet sich der Horizont unserer Psychologie plötzlich ins Ungeahnte. Den Ausschlag gibt nicht mehr das ärztliche Diplom, sondern die menschliche Qualität. Diese Wendung ist bedeutsam, denn sie stellt das gesamte Rüstzeug der seelenärztlichen Kunst, das sich in beständiger Übung am Kranken entwickelt, verfeinert und systematisiert hat, in den Dienst der Selbsterziehung, der Selbstvervollkommnung, und damit zersprengt die Analytische Psychologie die Fesseln, welche sie bisher an das Konsultationszimmer des Arztes verhafteten. Sie schreitet über sich selbst hinaus und tritt in jene große Lücke, welche bisher der seelische Nachteil der abendländischen gegenüber den östlichen Kulturen war. Wir kannten nur seelische Unterwerfung und Bändigung, aber keine methodische Entwicklung der Seele und ihrer Funktionen. Unsere Kultur ist ja noch jung, und junge Kulturen bedürfen aller Tierbändigerkünste, um das widerstrebende Barbarische und Wilde wenigstens einigermaßen in Form zu bringen. Auf höherer Kulturstufe aber muss und wird Entwicklung den Zwang ersetzen. Dazu bedarf es eines Weges, einer Methode, die uns, wie gesagt, bislang fehlte. Es scheint mir, als ob die Erkenntnisse und Erfahrungen der Analytischen Psychologie mindestens die Grundlagen dafür liefern könnten, denn mit dem Augenblick, wo eine ursprünglich ärztliche Psychologie den Arzt selber zum Gegenstand nimmt, hört sie auf, bloße Behandlungsmethode für Kranke zu sein. Sie behandelt jetzt Gesunde oder wenigstens solche, die den moralischen Anspruch auf seelische Gesundheit erheben, deren Krankheit daher höchstens das Leiden sein kann, das alle quält. Deshalb erhebt diese Psychologie Anspruch darauf, Allgemeingut zu werden, und zwar in noch höherem Maße als die vorangegangenen Stufen, die jede für sich schon Träger einer allgemeinen Wahrheit sind. Aber zwischen diesem Anspruch und der heutigen Wirklichkeit liegt noch ein Abgrund, über den keine Brücke führt. Sie muss noch Stein für Stein gebaut werden.

Über die Beziehungen der Analytischen Psychologie zum dichterischen Kunstwerk (1922)

Die Aufgabe, über die Beziehungen der Analytischen Psychologie zum dichterischen Kunstwerk zu sprechen, ist mir, trotz ihrer Schwierigkeit, eine willkommene Gelegenheit, meinen Standpunkt in der vielumstrittenen Frage des Verhältnisses von Psychologie und Kunst klarzulegen. Zweifellos haben beide Gebiete trotz ihrer Inkommensurabilität nächste Beziehungen zueinander, die zu einer Auseinandersetzung unmittelbar auffordern. Diese Beziehungen beruhen auf der Tatsache, dass die Kunst in ihrer Ausübung eine psychologische Tätigkeit ist, und insofern sie eine solche ist, kann und soll sie auch einer psychologischen Betrachtungsweise unterworfen werden; denn unter diesem Gesichtswinkel ist sie, wie jede aus psychischen Motiven hervorgegangene menschliche Tätigkeit, ein Objekt der Psychologie. Mit dieser Feststellung ist aber auch eine sehr deutliche Beschränkung der Anwendung des psychologischen Gesichtspunktes gegeben: *Nur der Teil der Kunst, welcher im Prozess der künstlerischen Gestaltung besteht, kann Gegenstand der Psychologie sein, nicht aber jener, der das eigentliche Wesen der Kunst ausmacht. Dieser zweite Teil kann, als die Frage, was Kunst in sich selbst sei, nie Gegenstand einer psychologischen, sondern nur einer ästhetisch-künstlerischen Betrachtungsweise sein.*

Eine ähnliche Unterscheidung müssen wir ja auch durchführen auf dem Gebiete der Religion: Dort ebenfalls kann eine psychologische Betrachtung nur in Hinsicht der emotionalen und symbolischen *Phänomene* einer Religion stattfinden, wodurch aber das Wesen der Religion keineswegs berührt wird noch berührt werden kann. Wäre Letzteres möglich, so könnte nicht nur die Religion, sondern auch die Kunst als ein Unterabschnitt der Psychologie behandelt werden. Damit soll allerdings keineswegs in Abrede gestellt werden, dass solche Übergriffe tatsächlich stattfinden. Wer sie aber begeht, der vergisst offenbar, dass es der Psychologie leicht ebenso gehen könnte, indem man ihren spezifischen Wert und ihre eigentliche Wesenheit dadurch zunichtemachte, dass sie als bloße Gehirntätigkeit neben anderen Drüsentätigkeiten in einem Unterabschnitt der Physiologie abgehandelt würde. Auch das ist, wie allgemein bekannt, schon vorgekommen.

Kunst ist ihrem Wesen nach keine Wissenschaft, und Wissenschaft ist ihrem Wesen nach keine Kunst; deshalb haben beide Geistesgebiete ein Reservat, das nur ihnen eigentümlich ist und sich nur aus sich selbst erklären kann. Wenn wir daher vom Verhältnis der Psychologie zur Kunst sprechen, so handeln wir nur von jenem Teile der Kunst, der überhaupt einer psychologischen Betrachtungsweise ohne Übergriff unterworfen werden kann. Was immer die Psychologie über die Kunst ausmachen kann, wird sich auf den psychischen Prozess der künstlerischen Tätigkeit beschränken und niemals das innerste Wesen der Kunst selber betreffen. Dies kann ebenso wenig der Fall sein, wie der Intellekt das Wesen des Gefühls darstellen oder gar erfassen könnte. Ja, diese beiden Dinge würden als getrennte Wesenheiten überhaupt gar nicht existieren, wenn sich ihre prinzipielle Verschiedenheit nicht schon längst der Einsicht aufgedrängt hätte. Die Tatsache, dass beim kleinen Kinde der »Streit der Fakultäten« noch nicht ausgebrochen ist, sondern künstlerische, wissenschaftliche und religiöse Möglichkeiten noch ruhig nebeneinander schlummern, oder die andere Tatsache, dass beim Primitiven die Ansätze zur Kunst, zur Wissenschaft und Religion noch ungetrennt im Chaos der magischen Mentalität beisammen liegen, oder endlich jene dritte Tatsache, dass beim Tiere vom »Geiste« überhaupt noch nichts zu merken ist, sondern bloß von »Naturinstinkt« – alle diese Tatsachen beweisen nichts für eine prinzipielle Einheit des Wesens von

Kunst und Wissenschaft, die allein eine gegenseitige Subsumption, beziehungsweise eine Reduktion des einen auf das andere berechtigen würde. Denn, wenn wir im geistigen Entwicklungszustand so weit zurückgehen, bis die prinzipiellen Unterschiede der einzelnen Geistesgebiete überhaupt unsichtbar geworden sind, so sind wir damit nicht zur Erkenntnis eines tieferen Prinzips ihrer Einheit gelangt, sondern bloß zu einem entwicklungsgeschichtlich früheren Zustand der Undifferenziertheit, in welchem weder das eine noch das andere existierte. Dieser elementare Zustand ist aber kein Prinzip, aus dem wir einen Schluss auf das Wesen späterer und höher entwickelter Zustände ableiten könnten, auch wenn diese direkt, wie dies ja stets der Fall ist, daraus hervorgehen. Eine wissenschaftliche Einstellung wird natürlich stets die Neigung haben, zugunsten einer kausalen Ableitung das Wesen einer Differenzierung zu übersehen, und danach trachten, diese einem zwar allgemeinen, aber auch elementareren Begriffe unterzuordnen.

Diese Überlegungen scheinen mir heute gerade sehr am Platze zu sein, denn wir haben es in neuerer Zeit vielfach erlebt, dass besonders dichterische Kunstwerke in einer Art gedeutet worden sind, welche eben gerade dieser Zurückführung auf elementarere Zustände entspricht. Man kann wohl die Bedingungen des künstlerischen Schaffens, den Stoff und dessen individuelle Behandlung zum Beispiel auf das persönliche Verhältnis des Dichters zu seinen Eltern zurückführen, wobei aber für das Verständnis seiner Kunst nichts gewonnen ist. Man kann nämlich dieselbe Zurückführung in allen möglichen anderen Fällen und nicht zuletzt auch bei krankhaften Störungen machen. Auch Neurosen und Psychosen sind auf das Verhältnis des Kindes zu den Eltern zu reduzieren, so gut wie gute und schlechte Gewohnheiten, Überzeugungen, Eigenarten, Leidenschaften, besondere Interessen usw. Man kann aber nicht wohl annehmen, dass alle diese sehr verschiedenartigen Dinge sozusagen eine und dieselbe Erklärung hätten, sonst käme man ja zum Schlusse, dass sie auch eine und dieselbe

Sache wären. Wenn also ein Kunstwerk genauso erklärt wird wie eine Neurose, so ist entweder das Kunstwerk eine Neurose oder die Neurose ein Kunstwerk. Als ein paradoxes Wortspiel könnte man eine solche façon de parler gelten lassen, aber der gesunde Menschenverstand sträubt sich dagegen, Kunstwerk und Neurose auf einer Linie zu sehen. Eine Neurose wird höchstens ein analysierender Arzt durch die Brille eines professionellen Vorurteils als Kunstwerk ansehen können, aber dem denkenden Laien wird es nie einfallen, ein krankhaftes Phänomen mit Kunst zu verwechseln, wennschon auch er die Tatsache nicht leugnen kann, dass das Zustandekommen eines Kunstwerkes unter ähnlichen psychischen Vorbedingungen steht wie eine Neurose. Dem ist aber natürlicherweise so, weil gewisse psychische Vorbedingungen überall vorhanden sind, und zwar sind es – wegen der relativen Gleichheit der menschlichen Lebensbedingungen – immer wieder dieselben, handle es sich nun um einen nervösen Gelehrten, um einen Dichter oder um einen Normalmenschen. Alle haben wohl Eltern gehabt, alle haben einen sogenannten Vater- und Mutterkomplex, alle haben Sexualität und damit gewisse typische, allgemein menschliche Schwierigkeiten. Dass dieser Dichter mehr von seinem Verhältnis zum Vater, jener aber mehr von seiner Mutterbindung beeinflusst ist, ein dritter endlich in seinen Werken unverkennbare Spuren von Sexualverdrängung aufweist, all das lässt sich auch von allen Neurotikern und überdies von allen normalen Menschen sagen. Und darum ist für die Beurteilung des Kunstwerkes damit nichts Spezifisches gewonnen. Bestenfalls wird dadurch die Kenntnis der historischen Vorbedingungen erweitert und vertieft.

Tatsächlich hat die von Freud inaugurierte Richtung der medizinischen Psychologie für den Literarhistoriker manche neue Anregung gegeben, gewisse Eigenarten des individuellen Kunstwerkes in Zusammenhang mit persönlichen, intimen Erlebnissen des Dichters zu bringen. Damit soll nicht gesagt sein, dass die wissenschaftliche Behandlung des dichterischen Kunstwerkes nicht schon längst gewisse Fäden aufgedeckt hätte, welche das persönliche, intime Erleben des Dichters seinem Werke – absichtlich oder unabsichtlich – eingewoben hat. Die Arbeiten von Freud ermöglichen aber eine unter Umständen tiefergreifende und mehr erschöpfende Aufzeigung der Einflüsse der bis in die früheste Kindheit zurückreichenden Erlebnisse auf das künstlerische Schaffen. Mit Maß und Geschmack angewendet, ergibt sich ein oft reizvolles Gesamtbild von der Art, wie die künstlerische Schöpfung in das persönliche Leben des Künstlers einerseits verwoben ist, anderseits wieder aus dieser Verflechtung hervortritt. Insoweit unterscheidet sich die sogenannte *Psychoanalyse* des Kunstwerkes im Prinzip keineswegs von einer weitgehenden und geschickt nuancierten literarisch-psychologischen Analyse. Der Unterschied ist höchstens ein gradueller, aber gelegentlich überraschend durch indiskrete Schlüsse und Nachweise, die einem etwas delikateren Zufassen schon aus Taktgefühl leicht entgehen. Dieser Mangel an Scheu vor dem Menschlich-Allzumenschlichen ist eben die professionelle Eigentümlichkeit einer medizinischen Psychologie, die, wie schon Mephistopheles richtig erkannt hat, gerne »zum Willkomm« »nach allen Siebensachen tappt«, »um die ein andrer viele Jahre streicht« – aber leider nicht immer zu ihrem eigenen Vorteil. Die Möglichkeit kühner Schlüsse verführt leicht zu Gewaltstreichen. Ein klein bisschen Chronique scandaleuse ist oft das Salz einer Biographie, aber ein bisschen mehr ist unreinliche Schnüffelei, eine Katastrophe des guten Geschmackes unter dem Deckmantel der Wissenschaft. Unversehens wendet sich dabei das Interesse vom Kunstwerk ab und verliert sich im labyrinthisch verschlungenen Gewirre psychischer Vorbedingungen, und der Dichter wird zum klinischen Fall, eventuell zum soundsovielten Beispiel der Psychopathia sexualis. Damit hat aber auch die Psychoanalyse des Kunstwerkes sich aus ihrem Objekt heraus entfernt und die Diskussion auf ein Gebiet verlegt, das ganz allgemein menschlich und für den Künstler nicht im geringsten spezifisch und namentlich für seine Kunst sehr unwesentlich ist.

Diese Art Analyse führt *vor* das Kunstwerk, in die Sphäre allgemein menschlicher Psychologie, aus der neben dem Kunstwerk auch noch alles andere entstehen kann. Eine hieraus auf das Kunstwerk bezogene Erklärung ist demgemäß eine Flachheit, wie etwa der Satz: »Jeder Künstler ist ein Narziss.« Jeder, der seine eigene Linie so viel wie möglich durchführt, ist ein »Narziss«, wenn es überhaupt gestattet ist, einen so speziell geprägten Begriff der Neurosenpathologie in so weiter Anwendung zu gebrauchen; und darum sagt ein solcher Satz auch nichts, sondern er ist bloß überraschend in der Art eines Bonmot. Weil sich diese Art Analyse gar nicht mit dem Kunstwerk selbst befasst, sondern danach trachtet, sobald wie möglich in die Hinter- und Untergründe maulwurfähnlich sich einzugraben, so gelangt sie stets in dieselbe allgemeine Erde, welche alle Menschheit trägt, und darum sind ihre Erklärungen von erschütternder Monotonie – dasselbe, was man auch in der ärztlichen Sprechstunde hört.

Die reduktive Methode Freuds ist eben eine medizinische Behandlungsmethode, welche eine krankhafte und uneigentliche Bindung zum Objekt hat. Diese krankhafte Bindung steht an Stelle einer normalen Leistung und muss daher zerstört werden, damit der Weg für die gesunde Anpassung frei wird. In diesem Falle ist die Zurückführung auf eine allgemein menschliche Basis durchaus am Platze. Auf das Kunstwerk verwendet, führt diese Methode zu den eben geschilderten Resultaten: sie schält aus dem schimmernden Gewande des Kunstwerkes die nackte Alltäglichkeit des elementaren Homo sapiens heraus, zu welcher Spezies auch der Dichter zählt. Der goldene Schein höchsten Schaffens, von dem man sich zu sprechen anschickte, erlischt, weil er derselben Ätzmethode ausgesetzt wurde wie die trügerische Phantastik einer Hysterie. Eine solche Sektion ist gewiss sehr interessant und vielleicht von ebenso viel wissenschaftlichem Wert wie die Obduktion des Gehirns von Nietzsche, die nur zeigen könnte, an welcher atypischen Form von Paralyse er gestorben ist. Hat dies aber mit *»Zarathustra«* etwas zu tun? Was immer seine Hinter-

und Untergründe gewesen sein mögen, ist er nicht ganz und *eine* Welt, jenseits von menschlicher, allzu menschlicher Unzulänglichkeit, jenseits von Migräne und Gehirnzellenatrophie?

Ich sprach bisher von der reduktiven Methode Freuds, ohne mit Einzelheiten zu sagen, worin die Methode besteht. Es handelt sich um eine medizinisch-psychologische Technik der psychischen Krankenuntersuchung, welche sich ausschließlich mit den Wegen und Mitteln befasst, wie man den bewussten Vordergrund umgehen oder durchschauen kann, um zum psychischen Hintergrund, zum sogenannten Unbewussten, zu gelangen. Diese Technik beruht auf der Voraussetzung, dass der neurotisch Kranke gewisse psychische Inhalte aus dem Bewusstsein verdränge, infolge deren Inkompatibilität (Unvereinbarkeit) mit dem Bewusstsein. Diese Unvereinbarkeit ist als eine moralische gedacht; demgemäß müssen die verdrängten Inhalte einen entsprechend negativen Charakter tragen, nämlich einen infantil-sexuellen, obszönen bis kriminellen, der sie dem Bewusstsein als unannehmbar erscheinen lässt. Da kein Mensch vollkommen ist, so besitzt jeder einen solchen Hintergrund, ob er das nun zugeben kann oder nicht. Deshalb kann man ihn auch überall entdecken, wenn man nur die von Freud ausgearbeitete Deutungstechnik anwendet.

Im Rahmen dieses zeitlich beschränkten Vortrages ist es mir natürlich unmöglich, auf die Einzelheiten der Deutungstechnik einzutreten. Ich muss mich daher mit einigen Andeutungen begnügen. Die unbewussten Hintergründe bleiben nicht inaktiv, sondern sie verraten sich durch charakteristische Beeinflussungen der Bewusstseinsinhalte. Sie erzeugen zum Beispiel Phantasieprodukte von eigentümlicher Beschaffenheit, die manchmal leicht auf gewisse sexuelle Hintergrundsvorstellungen zurückzuführen sind. Oder sie bewirken gewisse charakteristische Störungen der bewussten Abläufe, die ebenfalls auf verdrängte Inhalte reduzierbar sind. Eine ganz wichtige Quelle für die Kenntnis der unbewussten Inhalte sind die Träume, welche direkte Produkte der Tätigkeit des Unbewussten sind. Das Wesentliche der reduktiven

Methode Freuds besteht darin, dass sie alle Indizien unbewusster Unter- und Hintergründe sammelt und durch Analyse und Deutung derselben die elementaren unbewussten Triebvorgänge rekonstruiert. Diejenigen Bewusstseinsinhalte, welche unbewusste Hintergründe ahnen lassen, nennt Freud unrichtigerweise *Symbole*, während sie in seiner Lehre nur die Rolle von *Zeichen* oder *Symptomen* von Hintergrundsvorgängen spielen und keineswegs diejenige des eigentlichen Symboles, welches als ein Ausdruck verstanden werden muss für eine noch nicht anders oder besser zu fassende Anschauung. Wenn zum Beispiel Platon das ganze erkenntnistheoretische Problem im Gleichnis von der Höhle ausdrückt oder wenn Christus den Begriff des Gottesreiches in seinen Gleichnissen ausspricht, so sind dies echte und rechte Symbole, nämlich Versuche, eine Sache auszudrücken, für die noch kein Wortbegriff existiert. Wenn wir Platons Gleichnis nach Freud deuten würden, so kämen wir natürlicherweise auf den Uterus, und wir hätten erwiesen, dass selbst Platons Geist noch tief im Ursprünglichen steckte, ja selbst im Infantil-Sexuellen. Damit hätten wir aber auch gründlich übersehen, was Platon aus den primitiven Vorbedingungen seiner philosophischen Anschauung schöpferisch gestaltet hat; ja, wir wären achtlos gerade an seinem Wesentlichsten vorübergegangen und hätten bloß entdeckt, dass er infantil-sexuelle Phantasien hatte wie alle anderen gewöhnlichen Sterblichen. Eine solche Feststellung hätte nur Wert für den, der Platon für ein übermenschliches Wesen hielte und nun mit Genugtuung feststellen kann, dass selbst Platon ein Mensch ist. Wer aber könnte Platon für einen Gott halten? Doch wohl nur einer, der unter der Herrschaft infantiler Phantasien steht, also eine neurotische Mentalität besitzt. Einer solchen ist Reduktion auf allgemein menschliche Wahrheiten zuträglich aus medizinischen Gründen. Mit dem Sinne des Platon'schen Gleichnisses hätte dies aber nicht das Geringste zu tun.

Ich habe mich mit Absicht längere Zeit bei dem Verhältnis der ärztlichen Psychoanalyse zum Kunstwerk aufgehalten, und zwar darum, weil diese Art von Psychoanalyse auch zugleich die Freud'sche Doktrin ist. Freud selber hat durch seinen starren Dogmatismus dafür gesorgt, dass die beiden, im Grunde genommen sehr verschiedenen Dinge vom Publikum für identisch gehalten werden. Man kann aber diese Technik für gewisse medizinische Fälle mit Vorteil verwenden, ohne sie zugleich auch zu einer Doktrin zu erheben. Und gegen diese Doktrin muss man energische Einwände erheben. Sie beruht auf willkürlichen Voraussetzungen: Die Neurosen zum Beispiel beruhen keineswegs ausschließlich auf Sexualverdrängung, ebenso wenig die Psychosen. Die Träume enthalten keineswegs bloß unvereinbare, verdrängte Wünsche, welche durch eine hypothetische Traumzensur verhüllt werden. Die Freud'sche Deutungstechnik, soweit sie unter dem Einfluss seiner einseitigen und deshalb schiefen Hypothesen steht, ist von handgreiflicher Willkürlichkeit.

Um dem Kunstwerk gerecht zu werden, muss die Analytische Psychologie das medizinische Vorurteil gänzlich abstreifen, denn das Kunstwerk ist keine Krankheit und verlangt daher eine ganz andere Orientierung als eine ärztliche. Wenn der Arzt natürlicherweise den Ursachen einer Krankheit nachforschen muss, um sie womöglich mit den Wurzeln auszurotten, so muss der Psychologe ebenso natürlicherweise dem Kunstwerk gegenüber eine entgegengesetzte Einstellung annehmen. Er wird nicht die für das Kunstwerk überflüssige Frage nach den ihm unzweifelhaft vorangegangenen allgemein menschlichen Bedingungen aufwerfen, sondern er wird nach dem Sinn des Werkes fragen, und dessen Vorbedingungen werden ihn nur insoweit interessieren, als sie für das Verständnis des Sinnes in Betracht kommen. Die persönliche Kausalität hat mit dem Kunstwerk so viel und so wenig zu tun wie der Boden mit der Pflanze, die aus ihm wächst. Gewiss werden wir einige Besonderheiten der Pflanze verstehen lernen, wenn wir die Beschaffenheit ihres Standortes kennen. Für den Botaniker ist dies sogar eine wichtige Komponente seiner Erkenntnis. Aber niemand wird behaupten wollen, dass damit alles Wesentliche an der Pflanze erkannt sei. Die Einstellung aufs Persönliche, welche durch die Frage nach der persönlichen Kausalität veranlasst wird, ist dem Kunstwerk gegenüber insofern ganz inadäquat, als das Kunstwerk kein Mensch, sondern überpersönlich ist. Es ist eine Sache, die keine Persönlichkeit hat und für die das Persönliche daher kein Kriterium ist. Das echte Kunstwerk hat sogar seinen besonderen Sinn darin, dass es ihm gelingt, sich aus den Beengungen und Sackgassen des Persönlichen zu befreien und all die Vergänglichkeit und Kurzatmigkeit des Nur-Persönlichen weit unter sich zu lassen.

Ich muss aus persönlicher Erfahrung gestehen, dass es für den Arzt keine leichte Sache ist, dem Kunstwerk gegenüber die professionelle Brille abzulegen und damit auch die landläufige biologische Kausalität von seiner Anschauung abzustreifen. Ich habe aber einsehen gelernt, dass eine bloß biologisch orientierte Psychologie zwar auf Menschen mit einem gewissen Maß von Berechtigung angewendet werden kann, nicht aber dem Kunstwerk und daher auch nicht dem Menschen als Schöpfer gegenüber. Eine rein kausalistische Psychologie kann gar nicht anders, als jedes menschliche Individuum zu einem Glied der Spezies Homo sapiens zu reduzieren, denn für sie gibt es nur Hergekommenes und Abgestammtes. Das Kunstwerk aber ist nicht nur Hergekommenes und Abgeleitetes, sondern es ist eine schöpferische Neugestaltung eben jener Bedingungen, aus denen eine kausalistische Psychologie es gültig ableiten wollte. Die Pflanze ist nicht ein bloßes Produkt des Bodens, sondern ein in sich selbst ruhender, lebendiger, schöpferischer Prozess, dessen Wesenheit mit der Beschaffenheit des Bodens nichts zu tun hat. So will das Kunstwerk betrachtet sein als eine alle Vorbedingungen frei ergreifende, schöpferische Gestaltung. Sein Sinn und seine ihm eigentümliche Art ruhen in ihm selber und nicht in seinen äußeren Vorbedingungen; ja, man könnte fast sagen, es sei ein Wesen, das den Menschen und seine persönlichen Dispositionen nur als Nährboden benützt, über dessen Kräfte nach eigenen Gesetzen verfügt und sich selbst zu dem gestaltet, was es aus sich selber werden will.

Doch damit greife ich vor, indem ich eine besondere Gattung von Kunstwerk antizipiere, eine Gattung, die ich erst noch einzuführen habe. Denn nicht jedes Kunstwerk wird unter diesem Aspekt geschaffen. Es gibt Werke, Dichtungen sowohl wie Prosaschriften, welche ganz aus der Absicht und dem Entschluss des Autors, diese oder jene Wirkung zu erzielen, entstehen. In diesem Fall unterwirft der Autor seinen Stoff einer bestimmt gerichteten, absichtsvollen Behandlung, indem er dazu tut und davon nimmt, diesen Effekt unterstreicht, jenen mildert, diese Farbe hier aufträgt, jene dort unter sorgsamster Abwägung der möglichen Wirkungen und unter steter Beobachtung der Gesetze der schönen Form und des Stiles. Der Autor verwendet bei dieser Arbeit sein schärfstes Urteil und wählt seinen Ausdruck nach völliger Freiheit. Sein Stoff ist ihm nur Stoff, seiner künstlerischen Absicht unterworfen: Er will *dieses* darstellen und nichts anderes. In dieser Tätigkeit ist der Dichter schlechthin identisch mit dem schöpferischen Prozess, gleichviel, ob er sich freiwillig an die Spitze der schöpferischen Bewegung gestellt hat oder ob diese ihn als Werkzeug so gänzlich ergriffen hat, dass ihm jegliches Bewusstsein dieser Tatsache entschwunden ist. Er ist die schöpferische Gestaltung selbst und steht völlig und von ihr ununterschieden darin, mit all seinen Absichten und seinem ganzen Können. Ich brauche wohl hierfür keine Beispiele aus der Geschichte der Literatur, beziehungsweise aus den eigenen Geständnissen der Dichter, beizubringen.

Unzweifelhaft sage ich auch nichts Neues, wenn ich von der anderen Gattung von Kunstwerken spreche, die mehr oder weniger als Ganzes und Fertiges dem Autor in die Feder fließen, die voll gerüstet, wie Pallas Athene dem Haupte des Zeus entsprang, das Licht der Welt erblicken. Diese Werke drängen sich dem Autor förmlich auf, seine Hand ist gewissermaßen ergriffen, seine Feder schreibt Dinge, deren sein Geist mit Erstaunen gewahr wird. Das Werk bringt seine Form mit; was er dazu tun möchte, wird abgelehnt, was er nicht annehmen will, wird ihm aufgezwungen. Während sein Bewusstsein fassungslos und leer vor dem Phänomen steht, wird er überschüttet mit einer Flut von Gedanken und Bildern, die seine Absicht nie geschaffen hat und die sein Wille niemals hätte hervorbringen wollen. Selbst widerwillig, muss er doch erkennen, dass in all dem sein Selbst aus ihm spricht, dass seine innerste Natur sich selbst offenbart und laut verkündet, was er seiner Zunge nie anvertraut hätte. Er kann nur gehorchen und dem anscheinend fremden Impulse folgen, fühlend, dass sein Werk größer ist als er und darum eine Gewalt über ihn hat, der er nichts vorschreiben kann. Er ist nicht identisch mit dem Prozess der schöpferischen Gestaltung; er ist sich dessen bewusst, dass er unterhalb seines Werkes steht oder zum mindesten daneben, gleichsam wie eine zweite Person, die in den Bannkreis eines fremden Willens geraten ist.

Wenn wir von der Psychologie des Kunstwerkes sprechen, so müssen wir vor allen Dingen diese zwei gänzlich verschiedenen Möglichkeiten der Entstehung eines Werkes im Auge behalten, denn vieles, was für die psychologische Beurteilung von größtem Belang ist, hängt von dieser Unterscheidung ab. Dieser Gegensatz wurde schon von Schiller empfunden; er versuchte, wie bekannt, ihn unter dem Begriff des *Sentimentalischen* und *Naiven* zu fassen. Die Wahl seines Ausdruckes rührt wohl von der Tatsache her, dass er hauptsächlich die poetische Tätigkeit im Auge hatte. Psychologisch bezeichnen wir erstere Art als *introvertiert* und letztere als *extravertiert*. Die introvertierte Einstellung ist charakterisiert durch die Behauptung des Subjekts und seiner bewussten Absichten und Zwecke gegenüber den Anforderungen des Objektes, die extravertierte Einstellung dagegen ist gekennzeichnet durch eine Unterordnung des Subjekts unter die Ansprüche des Objektes. Schillers Dramen geben meines Erachtens einen guten Begriff der introvertierten Einstellung zum Stoff, ebenso die meisten seiner Gedichte. Der Stoff ist bewältigt durch die Absicht des Dichters. Zu der entgegengesetzten Einstellung gibt uns »Faust«, 2. Teil, eine gute Illustration. Hier zeichnet sich der Stoff durch hartnäckige Widersetzlichkeit aus. Ein noch treffenderes Beispiel hingegen dürfte Nietzsches »Zarathustra« sein, wo der Autor selber es ausgesprochen hat, dass »Eins zu Zwei« wurde.

Man wird vielleicht schon aus meiner Darstellungsweise empfunden haben, was für eine Verschiebung des psychologischen Standpunktes stattgefunden hat, als ich mich anschickte, nicht mehr vom Dichter als Person, sondern vom schöpferischen Prozess zu reden. Der Akzent des Interesses hat sich auf Letzteren verlegt, während Ersterer gewissermaßen nur noch als reagierendes Objekt in Betracht kommt. Wo das Bewusstsein des Autors nicht mehr identisch ist mit dem schöpferischen Prozess, ist dies ohne weiteres klar; im zuerst besprochenen Falle aber scheint zunächst das Gegenteil der Fall zu sein: Der Autor ist scheinbar der Schöpfer selbst, aus freien Stücken und ohne den geringsten Zwang. Er ist vielleicht selber von seiner Freiheit überzeugt und wird es auch nicht zugeben wollen, dass seine Schöpfung nicht zugleich auch sein Wille sei, ausschließlich aus diesem und seinem Können abstammend.

Hier stoßen wir nun auf eine Frage, die wir aus dem, was uns die Dichter selber über die Art ihres Schaffens sagen, wohl nicht beantworten können; denn dies ist ein Problem wissenschaftlicher Natur, auf das uns einzig die Psychologie antworten kann. Es könnte nämlich, wie ich übrigens bereits leise angedeutet habe, der Fall sein, dass auch derjenige Dichter, der scheinbar bewusst und mit freier Verfügung aus sich selber schafft und das erschafft, was er will: dass dieser Dichter trotz seiner Bewusstheit doch dermaßen vom schöpferischen Impuls ergriffen ist, dass er sich eines Anderswollens überhaupt nicht mehr entsinnen kann; so wenig wie der andere Typus seinen eigenen Willen in der anscheinend fremden Inspiration unmittelbar fühlen kann, obschon darin sein Selbst vernehmlich zu ihm spricht. Damit wäre seine Überzeugung von der unbedingten Freiheit seines Schöpfens eine Illusion seines Bewusstseins: Er glaubt zu schwimmen, während eine unsichtbare Strömung ihn vorwärtsträgt.

Dieser Zweifel ist nun keineswegs aus der Luft gegriffen, sondern er entspringt den Erfahrungen der Analytischen Psychologie, deren Erforschung des Unbewussten eine Menge von Möglichkeiten aufgedeckt hat, wie das Bewusstsein vom Unbewussten nicht nur beeinflusst, sondern sogar geführt werden kann. Der Zweifel ist daher berechtigt. Doch woher beziehen wir die Beweise für die mögliche Annahme, dass auch ein bewusster Dichter von seinem Werk gefangen genommen sein kann? Die Beweise können direkter oder indirekter Natur sein. Direkte Beweise wären Fälle, wo der Dichter in dem, was er zu sagen vermeint, mehr oder weniger offenkundig mehr sagt, als er selber merkt. Diese Fälle sind nicht allzu selten. Indirekte Beweise wären Fälle, wo hinter der scheinbaren Freiwilligkeit der Produktion ein höheres »Muss« steht, das sofort seine Forderung gebieterisch kundtäte, wenn ein willkürlicher Verzicht auf die schöpferische Tätigkeit stattfände, oder wo unmittelbar schwere psychische Komplikationen eintreten, wenn eine unwillkürliche Unterbrechung der Produktion sich ereignete.

Die praktische Analyse von Künstlern zeigt immer wieder aufs Neue, wie stark der aus dem Unbewussten quellende Trieb künstlerischen Schaffens ist, und ebenso, wie launisch und eigenmächtig er ist. Wie viele Biographien großer Künstler haben es nicht schon längst bewiesen, dass ihr Schöpferdrang so groß war, dass er sogar alles Menschliche an sich riss und in den Dienst des Werkes stellte, selbst auf Kosten der Gesundheit und des gewöhnlichen Menschenglückes! Das ungeborene Werk in der Seele des Künstlers ist eine Naturkraft, die entweder mit tyrannischer Gewalt oder mit jener subtilen List des Naturzweckes sich durchsetzt, unbekümmert um das persönliche Wohl und Wehe des Menschen, welcher der Träger des Schöpferischen ist. Das Schöpferische lebt und wächst im Menschen wie ein Baum im Boden, dem er seine Nahrung abzwingt. Wir tun daher gut daran, den schöpferischen Gestaltungsprozess wie ein lebendiges Wesen anzusehen, das der Seele des Menschen eingepflanzt ist. Die Analytische Psychologie nennt dies einen *autonomen Komplex*, der als abgetrennte Teilseele ein selbstständiges, der Hierarchie des Bewusstseins entzogenes psychisches Leben führt und entsprechend seinem energetischen Wert, seiner Kraft, entweder nur als Störung der willkürlich gerichteten Bewusstseinsprozesse erscheint oder als übergeordnete Instanz das Ich sogar in seinen Dienst nehmen kann. Dementsprechend wäre jener Dichter, der mit dem schöpferischen Prozess sich identifiziert, einer, der von vornherein ja sagt, wenn ein unbewusstes »Muss« droht. Jener andere aber, dem das Schöpferische als eine beinah fremde Gewalt gegenübertritt, ist einer, der aus irgendwelchen Gründen nicht Ja sagen kann und deshalb vom »Muss« überrascht wird.

Man sollte erwarten, dass die Verschiedenartigkeit seiner Entstehung einem Werke auch anzufühlen sei. Im einen Falle handelt es sich ja um eine absichtliche, vom Bewusstsein begleitete und gerichtete Produktion, welche mit Überlegung zu beabsichtigter Form und Wirkung aufgebaut wird. Im anderen Fall handelt es sich aber um ein aus unbewusster Natur entspringendes Geschehen, das sich ohne das Dazutun des menschlichen Bewusstseins, sogar gelegentlich gegen dasselbe, durchsetzt und sich seine Form und Wirkung eigenwillig erzwingt. Man müsste also in jenem Falle erwarten, dass das Werk nirgends die Grenzen des bewussten Verständnisses überschreite, dass es sich gewissermaßen innerhalb des Rahmens der Absicht erschöpfe und in keinerlei Weise mehr sage, als was vom Autor hineingelegt wurde. In diesem Falle müsste man sich auf etwas Überpersönliches gefasst machen, das die Reichweite bewussten Verständnisses um ebenso viel überschreitet, als das Bewusstsein des Autors von der Entwicklung seines Werkes entfernt ist. Man dürfte Fremdartigkeit von Bild und Form erwarten, Gedanken, die nur ahnungsweise zu erfassen wären, eine bedeutungsschwangere Sprache, deren Ausdrücke den Wert echter Symbole hätten, weil sie bestmöglich noch Unbekanntes ausdrücken und Brücken sind, zu einem unsichtbaren Ufer hinübergeschlagen.

Diese Kriterien sind im Ganzen und Großen auch zutreffend. Wo es sich immer um ein anerkannt beabsichtigtes Werk über einen bewusst gewählten Stoff handelt, dürften die zuerst genannten Eigenschaften stimmen, ebenso in letzterem Falle. Das uns bereits geläufige Beispiel von Schillers Dramen einerseits und »Faust«, 2. Teil, andererseits, oder noch besser »Zarathustra«, dürfte das Gesagte illustrieren. Ich möchte mich aber nicht ohne weiteres anheischig machen, das Werk eines unbekannten Dichters unmittelbar dieser oder jener Klasse zuzuteilen, ohne vorher einigermaßen gründlich das persönliche Verhältnis des Dichters zu seinem Werke untersucht zu haben. Es genügt sogar nicht einmal, zu wissen, ob ein Dichter zum introvertierten oder extravertierten Typus gehört, denn beide Typen haben die Möglichkeit, das eine Mal in extravertierter und das andere Mal in introvertierter Einstellung zu produzieren. Bei Schiller sehen wir dies besonders im Unterschied zwischen seiner poetischen und seiner philosophischen Produktion, bei Goethe im Unterschied zwischen seinen formvollendeten Dichtungen und seinem Kampf um die Gestaltung der Inhalte des zweiten Teiles, bei Nietzsche im Unterschied zwischen seinen Aphorismen und dem zusammenhängenden Strom des »Zarathustra«. Derselbe Dichter kann zu verschiedenen seiner Werke verschiedene Einstellungen haben, und es müsste vom jeweiligen Verhältnis abhängig gemacht werden, welche Art von Maßstab anzulegen wäre.

Diese Frage ist, wie man sieht, unendlich kompliziert. Aber die Komplikation erhöht sich noch, wenn wir das vorher besprochene Räsonnement über den Fall des mit dem Schöpferischen identischen Dichters mit in den Kreis unserer Betrachtungen ziehen. Sollte es so sein, dass auch die bewusste und absichtsvolle Produktionsweise in ihrer scheinbaren Absichtlichkeit und Bewusstheit bloß eine subjektive Illusion des Dichters wäre, so hätte auch sein Werk jene symbolischen, ins Unbestimmte reichenden und das zeitgenössische Bewusstsein übersteigenden Eigenschaften. Sie wären nur versteckter, weil auch der Leser nicht über die durch den Zeitgeist festgelegten Grenzen des Bewusstseins des Autors hinausreichte. Denn auch er bewegt sich innerhalb der

Grenzen des zeitgenössischen Bewusstseins und hätte keinerlei Möglichkeit, sich eines archimedischen Punktes außerhalb seiner Welt zu bemächtigen, mittels dessen er imstande wäre, sein zeitgenössisches Bewusstsein aus den Angeln zu heben, mit anderen Worten: in einem Werke dieser Art das Symbol zu erkennen. Symbol aber würde heißen: Möglichkeit und Andeutung eines noch weiteren, höheren Sinnes jenseits unseres derzeitigen Fassungsvermögens.

Diese Frage ist, wie gesagt, delikat. Ich werfe sie eigentlich bloß auf, um durch meine Typisierung die Bedeutungsmöglichkeit des Kunstwerkes nicht einzuschnüren, auch wenn es anscheinend nichts anderes sein oder sagen will, als was es offenkundig ist und sagt. Wir haben aber öfters erlebt, dass man einen Dichter plötzlich wiederentdeckt. Dies geschieht dann, wenn unsere Bewusstseinsentwicklung eine höhere Stufe erklommen hat, von der aus betrachtet der alte Dichter uns etwas Neues sagt. Es lag zuvor schon in seinem Werk, war aber ein verstecktes Symbol, welches zu lesen uns nur durch eine Erneuerung des Zeitgeistes verstattet ist. Es bedurfte anderer, neuer Augen, denn die alten konnten darin nur sehen, was sie zu sehen gewohnt waren. Dergleichen Erfahrungen müssen uns wohl vorsichtig stimmen, denn sie geben meiner vorhin entwickelten Ansicht recht. Das zugegebenermaßen symbolische Werk bedarf dieser Subtilität nicht, es ruft uns schon durch seine ahnungsreiche Sprache zu: Ich bin im Begriffe, mehr zu sagen, als was ich tatsächlich sage; ich »meine« über mich hinaus. Hier können wir die Hand auf das Symbol legen, auch wenn uns eine befriedigende Enträtselung nicht gelingt. Das Symbol bleibt ein ständiger Vorwurf unseres Nachdenkens und Nachfühlens. Daher rührt auch wohl die Tatsache, dass das symbolische Werk mehr anregt, sozusagen weiter bohrt in uns und uns deshalb selten zu einem ganz reinen ästhetischen Genuss gelangen lässt, während das manifest nicht symbolische Werk viel reiner zum ästhetischen Empfinden spricht, weil es uns den harmonischen Anblick der Vollendung gestattet.

Was aber hat nun, so wird man fragen, die Analytische Psychologie zum Kernproblem des künstlerischen Schaffens, zum Geheimnis des Schöpferischen beizubringen? Alles, wovon wir bisher sprachen, ist doch wohl nichts als psychische Phänomenologie. Da »ins Inn're der Natur kein erschaffner Geist« eindringt, so werden wir auch von unserer Psychologie nicht das Unmögliche erwarten, nämlich eine gültige Erklärung des großen Lebensgeheimnisses, das wir im Schöpferischen unmittelbar fühlen. Wie jede Wissenschaft, so hat auch die Psychologie nur einen bescheidenen Beitrag zur besseren und tieferen Kenntnis der Lebensphänomene bereit, aber sie ist ebenso weit vom absoluten Wissen entfernt wie ihre Schwestern.

Wir sprachen so viel von *Sinn und Bedeutung des Kunstwerkes*, dass man den prinzipiellen Zweifel, ob die Kunst wirklich »bedeute«, kaum unterdrücken kann. Vielleicht »bedeutet« die Kunst gar nicht, hat gar keinen »Sinn«, wenigstens nicht so, wie wir hier von Sinn sprechen. Vielleicht ist sie wie Natur, die einfach *ist* und nicht »bedeutet«. Ist »Bedeutung« notwendigerweise mehr als bloße *Deutung*, »hineingeheimnisst« durch das Bedürfnis eines sinnhungrigen Intellektes? Kunst – könnte man sagen – ist Schönheit, und darin erfüllt und genügt sie sich selbst. Sie braucht keinen Sinn. Die Frage nach dem Sinn hat mit der Kunst nichts zu schaffen. Wenn ich mich innerhalb der Kunst stelle, so muss ich mich wohl der Wahrheit dieses Satzes unterwerfen. Wenn wir aber von dem Verhältnis der Psychologie zum Kunstwerk sprechen, so stehen wir schon außerhalb der Kunst, und dann können wir nicht anders, wir müssen spekulieren, wir müssen deuten, damit die Dinge Bedeutung bekommen, sonst können wir ja doch gar nicht darüber denken. Wir müssen das in sich selbst sich erfüllende Leben und Geschehen in Bilder, in Sinne, in Begriffe auflösen, wissentlich dabei vom lebendigen Geheimnis uns entfernend. Solange wir im Schöpferischen selbst befangen sind, sehen und erkennen wir nicht, wir dürfen sogar nicht einmal erkennen, denn nichts ist dem unmittelbaren Erleben schädlicher und gefährlicher als die Erkenntnis. Zum Erkennen aber müssen wir uns außerhalb des schöpferischen Prozesses begeben und ihn von außen ansehen, und dann erst wird er zum Bilde, welches Bedeutungen ausspricht. Dann dürfen wir nicht nur, sondern müssen sogar von Sinn sprechen. Und damit wird das, was reines Phänomen zuvor war, zu etwas, das im Zusammenhang mit anderen Phänomenen etwas bedeutet, etwas, das eine bestimmte Rolle spielt, gewissen Zwecken dient, sinnvolle Wirkungen ausübt. Und wenn wir das alles sehen können, so haben wir das Gefühl, etwas erkannt und erklärt zu haben. Damit ist das Bedürfnis der Wissenschaft wahrgenommen.

Als wir im Vorangegangenen vom Kunstwerk sprachen als von einem Baum, der aus der nährenden Erde wächst, so hätten wir wohl ebenso gut den geläufigeren Vergleich mit dem Kind im Mutterleibe verwenden können. Da aber alle Vergleiche hinken, so wollen wir uns statt Metaphern lieber der präziseren, wissenschaftlichen Terminologie bedienen. Ich erinnere daran, dass ich das in statu nascendi befindliche Werk als einen autonomen Komplex bezeichnet habe. Mit diesem Begriff bezeichnet man schlechthin alle psychischen Bildungen, die zunächst ganz unbewusst sich entwickeln und erst von dem Moment an, wo sie den Schwellenwert des Bewusstseins erreichen, auch ins Bewusstsein durchbrechen. Die Assoziation, die sie dann mit dem Bewusstsein eingehen, hat nicht die Bedeutung einer Assimilation, sondern einer Perzeption, womit ausgedrückt ist, dass der autonome Komplex zwar wahrgenommen wird, aber nicht der bewussten Kontrolle, weder der Hemmung noch der willkürlichen Reproduktion, unterworfen werden kann. Darin eben erweist sich der Komplex als autonom, dass er dann und in solcher Art auftritt oder verschwindet, wie es seiner ihm innewohnenden Tendenz entspricht; er ist unabhängig von der Willkür des Bewusstseins. Diese Eigentümlichkeit hat auch der schöpferische Komplex mit allen andern autonomen Komplexen gemeinsam. Und eben hier kommt nun auch die Möglichkeit einer Analogie mit krankhaften seelischen Vorgängen herein, denn gerade diese Letzteren sind durch das Auftreten autonomer Komplexe gekennzeichnet, darunter am allermeisten die Geistesstörungen. Die göttliche Raserei des Künstlers hat eine gefährlich reale Beziehung zum Krankhaften, ohne mit diesem identisch zu sein. Die Analogie besteht im Vorhandensein eines autonomen Komplexes. Die Tatsache eines solchen Vorhandenseins beweist aber an und für sich noch nichts Krankhaftes, denn auch normale Menschen sind zeitweise oder dauernd unter der Herrschaft autonomer Komplexe. Diese Tatsache gehört einfach zu den normalen Eigentümlichkeiten der Psyche, und es gehört schon ein höheres Maß an Unbewusstheit dazu, wenn einer sich der Existenz eines autonomen Komplexes nicht bewusst sein sollte. So hat zum Beispiel jede einigermaßen differenzierte typische Einstellung die Tendenz, zu einem autonomen Komplex zu werden, und in den meisten Fällen wird sie es auch. Auch jeder Trieb hat mehr oder weniger die Eigenschaft des autonomen Komplexes. Der autonome Komplex ist daher an und für sich nichts Krankhaftes, nur sein gehäuftes und störendes Auftreten beweist Leiden und Krankheit.

Wie entsteht nun ein autonomer Komplex? Aus irgendwelchem Anlass – dessen nähere Untersuchung uns hier viel zu weit führen würde – wird eine bisher unbewusste Region der Psyche in Tätigkeit versetzt; durch die Belebung entwickelt sie sich und vergrößert sich durch Einbeziehung verwandter Assoziationen. Die Energie, die hierfür gebraucht wird, wird natürlich dem Bewusstsein entzogen, wenn Letzteres es nicht vorzieht, sich selber mit dem Komplex zu identifizieren. Ist dies nicht der Fall, so entsteht das, was Janet als »abaissement du niveau mental« bezeichnet hat. Die Intensität bewusster Interessen und Tätigkeiten schwindet allmählich, wodurch entweder eine apathische Inaktivität – ein bei Künstlern so häufiger Zustand – oder eine regressive Entwicklung der bewussten Funktionen entsteht, das heißt ein Heruntersteigen derselben auf ihre infantilen und archaischen Vorstufen, also etwas wie eine Degeneration. Die »parties inférieures des fonctions« drängen sich vor: das Triebhafte gegenüber dem Ethischen, das Naiv-Infantile gegenüber dem Überlegten, Erwachsenen, die Unangepasstheit gegenüber der Anpassung. Auch das kennen wir aus dem Leben vieler Künstler. Aus dieser, der bewussten Persönlichkeitsführung entzogenen Energie wächst der autonome Komplex.

Woraus aber besteht der autonome schöpferische Komplex? Das kann man zunächst überhaupt nicht wissen, solange das vollendete Werk uns nicht einen Einblick in seine Grundlagen eröffnet. Das Werk gibt uns ein ausgearbeitetes *Bild* im weitesten Sinne. Dieses *Bild* ist der Analyse zugänglich, insofern wir es als *Symbol* erkennen können. Insofern wir aber keinen Symbolwert darin zu entdecken vermögen, haben wir damit festgestellt, dass es, für uns wenigstens, nicht mehr meint als es offenkundigerweise sagt, oder mit andern Worten: dass es für uns nicht mehr ist als das, was es scheint. Ich sage »scheint« – denn möglicherweise erlaubt unsere Befangenheit keine weiteren Ahnungen. Jedenfalls aber finden wir in diesem letzteren Fall keinen Anlass und keinen Angriffspunkt für eine Analyse. Im ersteren Falle aber werden wir, wie eines Grundsatzes, eines Wortes von Gerhart Hauptmann uns erinnern: »Dichten heißt, hinter Worten das Urwort erklingen lassen.« In psychologische Sprache übersetzt, würde unsere erste Frage lauten: Auf welches urtümliche Bild des kollektiven Unbewussten kann das im Kunstwerk entwickelte Bild zurückgeführt werden?

Diese Frage bedarf der Erklärung in mehrfacher Hinsicht. Ich habe hier, wie schon gesagt, den Fall eines symbolischen Kunstwerkes angenommen und überdies eines, dessen Quelle nicht im *persönlichen Unbewussten des Autors* zu suchen ist, sondern in jener Sphäre unbewusster Mythologie, deren urtümliche Bilder Gemeingut der Menschheit sind. Ich habe deshalb diese Sphäre als das *kollektive Unbewusste* bezeichnet und damit unterschieden von einem persönlichen Unbewussten, als welches ich die Totalität jener psychischen Vorgänge und Inhalte bezeichne, die an sich bewusstseinsfähig wären, des Öfteren es auch schon waren, aber infolge ihrer Inkompatibilität der Verdrängung unterliegen und somit künstlich unter der Schwelle des Bewusstseins gehalten werden. Auch aus dieser Sphäre fließen der Kunst Quellen zu, aber trübe, welche, wenn überwiegend, das Kunstwerk nicht zu einem symbolischen, sondern zu einem *symptomatischen* machen. Diese Art von Kunst dürfen wir wahrscheinlich ohne Schaden und ohne Reue der Freud'schen Purgiermethode überlassen.

Im Gegensatz zum persönlichen Unbewussten, das gewissermaßen eine relativ oberflächliche Schicht gleich unter der Schwelle des Bewusstseins ist, hat das kollektive Unbewusste unter normalen Bedingungen keine Bewusstseinsfähigkeit, kann darum auch mit keiner analytischen Technik zur Wiedererinnerung gebracht werden, denn es ist nicht verdrängt und nicht vergessen. An und für sich existiert das kollektive Unbewusste auch gar nicht, indem es nämlich nichts ist als eine Möglichkeit, jene Möglichkeit nämlich, die uns seit Urzeiten in der bestimmten Form der mnemischen Bilder oder, anatomisch ausgedrückt, in der Gehirnstruktur vererbt ist. Es gibt keine angeborenen Vorstellungen, wohl aber angeborene Möglichkeiten von Vorstellungen, welche auch der kühnsten Phantasie bestimmte Grenzen setzen, sozusagen Kategorien der Phantasietätigkeit, gewissermaßen Ideen a priori, deren Existenz ohne die Erfahrung aber nicht ausgemacht werden kann. *Sie erscheinen nur im gestalteten Stoffe als regulative Prinzipien seiner Gestaltung,* das heißt, nur durch Rückschluss aus dem vollendeten Kunstwerk vermögen wir die primitive Vorlage des urtümlichen Bildes zu rekonstruieren.

Das urtümliche Bild oder der Archetypus ist eine Figur, sei sie Dämon, Mensch oder Vorgang, die sich im Laufe der Geschichte da wiederholt, wo sich schöpferische Phantasie frei betätigt. Es ist daher in erster Linie mythologische Figur. Untersuchen wir diese Bilder des Näheren, so entdecken wir, dass sie gewissermaßen die formulierte Resultante unzähliger typischer Erfahrungen der Ahnenreihe sind. Sie sind gewissermaßen die psychischen Residuen unzähliger Erlebnisse desselben Typus. Sie schildern Millionen individueller Erfahrungen im Durchschnitt und geben dergestalt ein Bild des psychischen Lebens, zerteilt und projiziert in die vielfachen Gestalten des mythologischen Pandämoniums. Aber auch die mythologischen Gestalten sind für sich selbst schon Elaborate schöpferischer Phantasie, und sie harren noch ihrer Übersetzung in eine begriffliche Sprache, wovon erst mühsame Anfänge existieren. Die zum größten Teil noch zu schaffenden Begriffe könnten uns eine abstrakte, wissenschaftliche Erkenntnis der unbewussten Prozesse vermitteln, welche die Wurzeln der urtümlichen Bilder sind. In jedem dieser Bilder ist ein Stück menschlicher Psychologie und menschlichen Schicksals eingeschlossen, ein Stück Leid und Lust, das in der Ahnenreihe sich ungezählte Male ereignet hat und durchschnittlich auch immer denselben Ablauf nahm. Es ist wie ein der Seele tief eingegrabenes Strömungsbett, wo das Leben, das vorher unsicher tastend sich über weite, aber seichte Oberflächen verbreitete, plötzlich mächtig in Fluss gerät, wenn es jene besondere Verkettung von Umständen erreicht, die seit jeher zum Zustandekommen des Urbildes beigetragen haben.

Der Moment, wo die mythologische Situation eintritt, ist immer gekennzeichnet durch eine besondere emotionale Intensität; es ist, wie wenn Saiten in uns berührt würden, die sonst nie klangen, oder Gewalten entfesselt würden, von deren Dasein wir nichts ahnten. Der Anpassungskampf ist eine mühsame Sache, da wir uns beständig mit individuellen, das heißt atypischen Bedingungen auseinanderzusetzen haben. Es ist aber kein Wunder, dass wir dann, wenn wir eine typische Situation erreichen, plötzlich entweder eine ganz besondere Befreiung verspüren, uns wie getragen fühlen, oder dass es uns ergreift wie eine übermächtige Gewalt. Wir sind in solchen Momenten nicht mehr Einzelwesen, sondern Gattung, die Stimme der ganzen Menschheit erhebt sich in uns. Daher ist auch der Vereinzelte wenig imstande, seine Kräfte in vollem Maße zu nützen, es sei denn, dass eine dieser Kollektivvorstellungen, die man Ideale nennt, ihm zu Hilfe kommt und alle jene Instinktkräfte in ihm entfesselt, deren Zugang der gewöhnliche bewusste Wille allein niemals finden kann. Die wirksamsten der Ideale sind immer mehr oder weniger durchsichtige Varianten eines Archetypus, was man leicht daran erkennen kann, dass solche Ideale gerne allegorisiert werden, zum Beispiel das Vaterland als Mutter, wobei der Allegorie allerdings nicht die geringste Motivkraft zukommt, welche nämlich dem Symbolwerte der Vaterlandsidee entstammt. Der Archetypus nämlich ist die sogenannte participation mystique des Primitiven mit dem Boden, den er bewohnt und der nur seine Ahnengeister enthält. Fremde ist Elend.

Jede Beziehung auf den Archetypus, sei sie erlebt oder bloß gesagt, ist »rührend«, das heißt, sie wirkt; denn sie löst eine stärkere Stimme in uns aus als die unsrige. Wer mit Urbildern spricht, spricht wie mit tausend Stimmen, er ergreift und überwältigt, zugleich erhebt er das, was er bezeichnet, aus dem Einmaligen und Vergänglichen in die Sphäre des immer Seienden, er erhöht das persönliche Schicksal zum Schicksal der Menschheit, und dadurch löst er auch in uns alle jene hilfreichen Kräfte, die es der Menschheit je und je ermöglicht haben, sich aus aller Fährnis zu retten und auch die längste Nacht zu überdauern.

Das ist das Geheimnis der Kunstwirkung. Der schöpferische Prozess, soweit wir ihn überhaupt zu verfolgen vermögen, besteht in einer unbewussten Belebung des Archetypus und in einer Entwicklung und Ausgestaltung desselben bis zum vollendeten Werk. Die Gestaltung des urtümlichen Bildes ist gewissermaßen eine Übersetzung in die Sprache der Gegenwart, wodurch es sozusagen jedem ermöglicht wird, wieder den Zugang zu den tiefsten Quellen des Lebens zu finden, die ihm sonst verschüttet wären. Darin liegt die soziale Bedeutsamkeit der Kunst: Sie arbeitet stets an der Erziehung des Zeitgeistes, denn sie führt jene Gestalten herauf, die dem Zeitgeist am meisten mangelten. Aus der Unbefriedigung der Gegenwart zieht sich die Sehnsucht des Künstlers zurück, bis sie jenes Urbild im Unbewussten erreicht hat, welches geeignet ist, die Mangelhaftigkeit und Einseitigkeit des Zeitgeistes am wirksamsten zu kompensieren. Dieses Bild ergreift sie, und indem sie es aus tiefster Unbewusstheit emporzieht und dem Bewusstsein annähert, verändert es auch seine Gestalt, bis es vom Menschen der Gegenwart nach seinem Fassungsvermögen aufgenommen werden kann. Die

Art des Kunstwerkes gestattet uns einen Rückschluss auf den Charakter des Zeitalters, in dem es entstanden ist. Was bedeutet der Realismus und Naturalismus für sein Zeitalter? Was die Romantik? Was der Hellenismus? Es sind Richtungen der Kunst, die das heraufbrachten, was der jeweiligen geistigen Atmosphäre am meisten nottat. Der Künstler als Erzieher seines Zeitalters betrachtet – davon könnte man heutzutage noch des Längeren reden.

Wie die einzelnen Individuen, so haben auch Völker und Zeiten ihre eigentümlichen Geistesrichtungen oder Einstellungen. Schon das Wort *Einstellung* verrät die notwendige Einseitigkeit, die mit jeder bestimmten Richtung gegeben ist. Wo Richtung ist, ist Ausschließung. Ausschließung aber heißt, dass so und so viel Psychisches, das mitleben könnte, nicht mitleben darf, weil es der allgemeinen Einstellung nicht entspricht. Der normale Mensch kann die allgemeine Richtung ohne Schaden ertragen; der Mensch der Seiten- und Umwege, der nicht, wie der Normale, auf breiten Heerstraßen gehen kann, wird es daher sein, der am ehesten das entdecken wird, was abseits der großen Straße liegt und aufs Mitleben harrt. Die relative Unangepasstheit des Künstlers ist sein wahrer Vorteil, sie ermöglicht es ihm, der großen Straße fernzubleiben, seiner eigenen Sehnsucht nachzugehen und das zu finden, was die anderen entbehrten, ohne es zu wissen. So, wie im einzelnen Individuum die Einseitigkeit seiner bewussten Einstellung durch unbewusste Reaktionen auf dem Wege der Selbstregulierung korrigiert wird, so stellt die Kunst einen Prozess der geistigen Selbstregulierung im Leben der Nationen und Zeiten dar.

Ich bin mir der Tatsache bewusst, dass ich im Rahmen eines Vortrages nur Anschauungen geben konnte, und auch diese nur in gedrängter Skizzierung. Ich darf aber vielleicht hoffen, dass man all das, was ich nicht sagen konnte, nämlich die konkrete Anwendung auf das dichterische Kunstwerk, bereits mitgedacht und damit meinen abstrakten Gedankenhüllen Fleisch und Blut verliehen hat.

Der Gegensatz Freud und Jung (1929)

Vom Unterschied zwischen den Ansichten Freuds und den meinigen sollte eher einer schreiben, der außen steht, außerhalb des Bannkreises der Ideen, welche »Freud« und »Jung« heißen. Ich weiß nicht, ob ich es verdiene, mit jener Objektivität betraut zu werden, die mich befähigen sollte, mich sogar über meine eigenen Ideen unparteiisch zu erheben. Kann das einer überhaupt? Ich zweifle daran. Und wenn einer das Münchhausen'sche Kunststück anscheinend fertigbringt, so will ich wetten, dass seine Ideen in letzter Linie nicht seine eigenen waren.

Ideen allerdings, die von einer größeren Gefolgschaft gebilligt werden, gehören nicht einmal ihrem sogenannten Schöpfer zu eigen, vielmehr ist er selber ein Höriger seiner Idee. Ergreifende, sogenannt wahre Ideen haben etwas Sonderliches an sich; sie entstammen einer Zeitlosigkeit, einem Immer-Dagewesen-Sein, einem mütterlichen, seelischen Urgrunde, aus dem der ephemere Geist des einzelnen Menschen emporwächst wie eine Pflanze, die Blüten trägt, Frucht bringt und Samen, dahinwelkt und stirbt. Ideen entstammen einem Größeren als dem persönlichen Menschen. Nicht wir machen sie, sondern wir sind durch sie gemacht.

Ideen sind einerseits ein fatales Eingeständnis, das nicht nur unser Bestes, sondern auch unsere letzten Unzulänglichkeiten und persönlichen Jämmerlichkeiten ans Tageslicht reißt. Vollends Ideen über Psychologie! Wo anders können sie herstammen als aus dem Subjektivsten? Kann uns Erfahrung am Objekt vor subjektiver Voreingenommenheit schützen? Ist nicht jede Erfahrung, auch im besten Falle, mindestens zur Hälfte subjektive Deutung? Anderseits ist aber auch das Subjekt eine objektive Gegebenheit, ein Stück Welt; und was aus ihm hervorgeht, geht in letzter Linie aus dem Weltgrund hervor, wie auch das allerseltsamste und unwahrscheinlichste Lebewesen doch von der uns allen gemeinsamen Erde getragen und genährt wird. So sind gerade die subjektivsten Ideen diejenigen, die der Natur und dem Wesen am nächsten stehen, daher sie auch die allerwahrsten geheißen werden könnten. Aber »Was ist Wahrheit«?

Ich würde für unseren psychologischen Gebrauch zunächst ganz auf den Gedanken verzichten, dass wir heutigen Menschen überhaupt imstande seien, etwas »Wahres« oder »Richtiges« über das Wesen der Seele auszumachen. Das Beste, was wir hervorbringen können, ist *wahrer Ausdruck.* »Wahrer Ausdruck« ist ein Bekenntnis und eine ausführliche Darstellung des subjektiv Vorgefundenen. Der eine wird einen besonderen Nachdruck auf die *Gestaltung* des Vorgefundenen legen und sich deshalb als Schöpfer seines Vorgefundenen wähnen, der andere wird die *Anschauung* hervorheben und darum vom *Erscheinenden* sprechen, wobei er sich seines empfangenden Wesens bewusst ist. Die Wahrheit liegt wohl dazwischen: *Wahrer Ausdruck ist gestaltende Anschauung.*

In diesem Empfangen und in dieser Tat liegt alles beschlossen, wessen sich auch der ehrgeizigste Anspruch des heutigen Psychologen zu rühmen vermag. Unsere Psychologie ist ein mehr oder weniger glücklich gestaltetes Bekenntnis einiger Einzelner; und insofern diese letzteren mehr oder weniger typisch sind, so kann ihr Bekenntnis auch als hinlänglich gültige Beschreibung von sehr vielen anderen hingenommen werden. Insofern solche, die einen anderen Typus aufweisen, doch noch dem Genus Mensch zugehören, darf sogar geschlossen werden, dass auch sie, in vermindertem Maße allerdings, von diesem Bekenntnis betroffen sind. Was Freud über die Rolle der Sexualität, der infantilen Lust und ihren Konflikt mit dem »Realitätsprinzip«, über Inzest und dergleichen zu sagen hat, ist in erster Linie wahrster Ausdruck seiner persönlichen Psychologie. Es ist glücklich gestalteter Ausdruck des subjektiv Vorgefundenen. Ich bin kein Gegner Freuds, obschon mich seine eigene wie seiner Schüler Kurzsichtigkeit dazu stempeln wollen. Kein erfahrener Seelenarzt kann es leugnen, mindestens Dutzende von Fällen erlebt zu haben, deren Psychologie in allen wesentlichen Stücken mit derjenigen Freuds übereinstimmt. Darum hat Freud gerade mit seinem subjektivsten Bekenntnis einer großen menschlichen Wahrheit zur Geburt verholfen. Er ist selber das Schulbeispiel seiner Psychologie und hat sein Leben und Schaffen der Erfüllung dieser Aufgabe gewidmet.

Man sieht, wie man ist. Und da andere eine andere Psychologie haben, so sehen sie auch anders und drücken anderes aus. Das zeigte zuallernächst einer der frühesten Schüler Freuds, nämlich Alfred Adler: Er stellte dasselbe Erfahrungsmaterial von einem ganz anderen Gesichtspunkt dar, und seine Art zu sehen, ist zum mindesten ebenso überzeugend wie die Freuds, weil eben auch Adler einen Typus von Psychologie repräsentiert, dem man häufig begegnet. Ich weiß, dass die Vertreter beider Schulen mir zwar unbedenklich unrecht geben, aber die Geschichte und alle Billigdenkenden werden mir recht geben. Ich kann beiden Schulen den Vorwurf nicht ersparen, dass sie den Menschen zu viel aus der pathologischen Ecke und aus seinen Defekten erklären. Ein überzeugendes Beispiel hierfür ist Freuds Unvermögen, das *religiöse Erleben* zu verstehen.[2]

Ich möchte demgegenüber den Menschen lieber aus seiner Gesundheit verstehen und auch den Kranken eben aus jener Psychologie, die Freud auf jeder Seite seiner Werke darstellt, befreien. Ich kann nicht sehen, wo Freud irgendwo über seine eigene Psychologie hinausreicht und wie er den Kranken von jenem Leid entlastet, an dem der Arzt selber noch krankt. Seine Psychologie ist die Psychologie eines neurotischen Zustandes von bestimmter Prägung, daher eine nur innerhalb des entsprechenden Zustandes gültige Wahrheit. Innerhalb dieser Grenzen ist Freud wahr und gültig, auch da, wo er eine Unwahrheit sagt. Denn auch dies gehört zum ganzen Bilde und ist deshalb als Bekenntnis wahr. Aber

[2] Vgl. Freud: Die Zukunft einer Illusion, 1928.

es ist keine gesunde Psychologie, überdies – und das ist Symptom der Krankhaftigkeit – auf eine nicht kritisierte, unbewusste Weltanschauung gegründet, welche geeignet ist, den Horizont des Erlebens und Schauens beträchtlich zu verengern. Sehr zu Unrecht wohl hat sich Freud der Philosophie verweigert. Nie kritisiert er seine Voraussetzung, nicht einmal seine persönlichen psychischen Prämissen. Im Lichte meiner bisherigen Ausführungen lässt sich dies leicht als Notwendigkeit verstehen, denn die Kritik seiner eigenen Grundlagen hätte ihn wohl der Möglichkeit beraubt, seine eigentümliche Psychologie naiv[3] darzustellen. Auf alle Fälle hätte er die Schwierigkeiten zu kosten bekommen, die ich verspüre. Ich habe den süßbitteren Trank der kritischen Philosophie nie verschmäht, sondern wenigstens in refracta dosi vorsichtig zu mir genommen. Viel zu wenig – werden meine Gegner sagen. Fast zu viel – sagt mein eigenes Gefühl. Leicht, allzu leicht vergiftet die Selbstkritik das köstliche Gut der Naivität, jene Gabe, die jedem schöpferischen Menschen so unerlässlich ist. Auf alle Fälle hat mir die philosophische Kritik geholfen, den subjektiven Bekenntnischarakter jeder Psychologie einzusehen – auch der meinigen. Aber ich muss es meiner Kritik verwehren, mir meine eigene Gestaltungsmöglichkeit zu rauben. Ich weiß zwar, dass hinter jedem Wort, das ich ausspreche, mein besonderes und bloß einmaliges Selbst mit seiner ihm spezifischen Welt und ihrer Geschichte steht, aber ich werde dem Bedürfnis, von mir selbst, in der Umhüllung angeblichen Erfahrungsmaterials zu sprechen, folgen. Damit allein diene ich dem Ziel menschlicher Erkenntnis, dem auch Freud dienen wollte, und dem er trotz allem gedient hat. Die Erkenntnis beruht nicht nur auf Wahrheit, sondern auch auf Irrtum.

Die Einsicht in den subjektiven Charakter jeder Psychologie, die von einem Einzelnen erzeugt ist, dürfte das Merkmal sein, welches mich von Freud am strengsten sondert.

---

[3] Vgl. Freud, Die Traumdeutung, 1900.

Als ein weiteres unterscheidendes Merkmal erscheint mir die Tatsache, dass ich mich bemühe, keine unbewussten und daher unkritisierten weltanschaulichen Voraussetzungen zu haben. Ich sage »bemühe«, denn wer ist dessen ganz gewiss, dass er keine unbewussten Voraussetzungen hat? Ich bemühe mich, wenigstens die gröbsten Präjudizien zu vermeiden und bin deshalb geneigt, alle möglichen Götter anzuerkennen, vorausgesetzt, dass sie in der menschlichen Seele wirken. Ich bezweifle nicht, dass die Naturtriebe sich im seelischen Gebiete mächtig entfalten, sei es der Eros oder sei es der Machtwille, ich bezweifle aber auch nicht, dass diese Triebe gegen den *Geist* anstoßen, denn gegen etwas stoßen sie immer an, und warum soll dieses Etwas nicht »Geist« genannt werden? So wenig ich weiß, was der Geist an und für sich ist, so wenig weiß ich, was »Triebe« sind. Das eine ist mir so geheimnisvoll wie das andere, und ich vermag auch nicht das eine als ein Missverständnis des andern zu erklären; denn es ist kein Missverständnis, dass die Erde bloß einen Mond hat: In der Natur gibt es keine Missverständnisse, solche gibt es nur im Bereiche dessen, was der Mensch »Verstand« nennt. Trieb und Geist sind jedenfalls jenseits meines Verstandes, es sind Begriffe, die wir für Unbekanntes, aber mächtig Wirkendes setzen.

Mein Verhältnis zu allen *Religionen* ist daher ein positives. In ihrem Lehrgehalt erkenne ich jene Figuren wieder, die mir in den Träumen und Phantasien meiner Patienten begegnet sind. In ihrer *Moral* sehe ich die gleichen oder ähnlichen Versuche, die meine Patienten aus eigener Erfindung oder aus Eingebung machen, um den richtigen Weg zu finden, mit den Mächten der Seele umzugehen. Die *heilige Handlung*, das Ritual, die Initiationen und die Askesis sind mir überaus interessant als wechsel- und formenreiche Techniken, den richtigen Weg zu erzeugen. Ebenso positiv ist mein Verhältnis zur Biologie, überhaupt zur naturwissenschaftlichen Empirie, die mir als ein gewaltiger Versuch erscheint, die Seele von außen nach innen zu begreifen, wie umgekehrt die religiöse Gnosis mir ein ebenso gigantisches Unternehmen des menschlichen Geistes ist, Erkenntnis aus dem Innersten zu schöpfen. In meinem Weltbild gibt es ein großes Außen und ein ebenso großes Innen, und zwischen diesen Polen steht mir der Mensch, bald dem einen, bald dem anderen zugewandt, um je nach Temperament und Veranlagung bald das eine, bald das andere für die absolute Wahrheit zu halten und je nachdem das eine für das andere zu leugnen oder zu opfern.

Dieses Bild ist eine Voraussetzung – gewiss, aber eine, von der ich nicht abgehen werde, denn sie ist mir als Hypothese zu wertvoll. Sie ist mir heuristisch und empirisch erwiesen und durch den Consensus gentium überdies bestätigt. Aus dieser Hypothese, die sicherlich aus mir selber stammt – auch wenn ich mir einbilde, ich hätte sie aus Erfahrung gefunden – ist meine Typenlehre hervorgegangen und ebenso meine Aussöhnung mit so divergenten Standpunkten wie zum Beispiel demjenigen Freuds.

Aus dem Gegensatzgemälde, als welches ich die Welt sehe, ergibt sich mir die Idee der psychischen Energie, die ebenso aus Gegensätzen hervorgehen muss wie die Energie des physischen Geschehens, die immer ein Gefälle, das heißt die Existenz von Gegensätzen wie warm–kalt, hoch–tief usw. voraussetzt. Während Freud zunächst fast ausschließlich die Sexualität als psychische Triebkraft darstellte und erst nach meiner Sezession anfing, andere Faktoren in Betracht zu ziehen, habe ich alle mehr oder weniger ad hoc konstruierten seelischen Triebe oder Kräfte durch einen Energiebegriff zusammengefasst, um die sonst fast unvermeidlichen Willkürlichkeiten einer bloßen Kraftpsychologie auszuschalten. Ich spreche daher nicht mehr von Kräften oder Einzeltrieben, sondern von »Wertintensitäten«.[4] Damit soll nicht die Wichtigkeit der Sexualität im psychischen Geschehen geleugnet sein, wie Freud hartnäckig meint, sondern die Überschwemmung der Seele mit Sexualterminologie soll eingedämmt und die Sexualität selber an ihre richtige Stelle gerückt werden.

4 Vgl. Über psychische Energetik und das Wesen der Träume, GW 8.

Sie ist schließlich – das wird sich der gesunde Menschenverstand nie nehmen lassen – nur *einer* der biologischen Instinkte, nur *eine* der psychophysiologischen Funktionen, wenn auch eine sehr wichtige und folgenreiche. Aber was geschieht zum Beispiel, wenn wir nicht mehr essen sollten? Zweifellos ist die der Sexualität angehörige psychische Sphäre heutzutage beträchtlich gestört, und wenn ein Zahn nur recht weh tut, so scheint die ganze Seele aus lauter Zahnweh zu bestehen. Die Art von Sexualität, die Freud schildert, ist jene unverkennbare sexuelle Obsession, die man überall dort antrifft, wo ein Patient aus einer unpassenden Situation oder Einstellung herausgedrückt oder -gelockt werden sollte, eine Art Aufstauungssexualität, die sofort zu normalen Proportionen zusammenschrumpft, sobald der Weg zur Entfaltung freigegeben ist. Meistens ist es das Steckenbleiben in familiären Ressentiments, in den emotionalen Langweilereien des sogenannten »Familienromans«, was zur Aufstauung der Lebensenergie führt, und es ist diese Aufstauung, die sich unvermeidlicherweise in der Form der sogenannten infantilen Sexualität bemerkbar macht. Es handelt sich dabei um eine uneigentliche Sexualität, um einen unnatürlichen Abfluss von Spannungen, die eigentlich auf einem anderen Lebensgebiet zu Hause sind. Was nützt es dann in letzter Linie, in diesem Überschwemmungsgebiet herumzunavigieren? Es ist doch viel wesentlicher – so wenigstens will es einem geradlinigen Verstand scheinen –, Abflusskanäle zu öffnen, das heißt, diejenigen Möglichkeiten oder diejenige Einstellung zu finden, welche der Energie das ihr zusagende Gefälle anbieten, sonst entsteht nichts als ein Circulus vitiosus, als welcher mir die Freud'sche Psychologie erscheint. Ihr fehlt jede Möglichkeit, der unerbittlichen Klammer des biologischen Geschehens zu entgehen. Verzweifelt muss man mit Paulus ausrufen: »Ich elender Mensch, wer erlöst mich vom Leibe dieses Todes?« Und unser geistiger Mensch tritt kopfschüttelnd herzu und sagt mit Faust: »Du bist dir nur des einen Triebs bewusst« – nämlich des fleischlichen Bandes, das zurück zu Vater und Mutter leitet, oder vorwärts zu den Kindern, die unserem Fleisch entsprungen sind –, ein »Inzest« mit der Vergangenheit und ein »Inzest« mit der Zukunft, die Erbsünde der Perpetuierung des »Familienromans«. Nichts erlöst daraus als der Geist, jener andere Pol des Weltgeschehens; nicht die Kinder des Fleisches, sondern die »Kinder Gottes« erleben die Freiheit. In Ernst Barlachs »Totem Tag« sagt der Mutterdämon zum tragischen Abschluss des Familienromans: »Sonderbar ist nur, dass der Mensch nicht lernen will, dass sein Vater Gott ist.« Das ist es, was Freud nie lernen wollte und wogegen sich alle ähnlich Gesinnten wehren oder wozu sie wenigstens den Schlüssel nicht finden. Die Theologie kommt dem Suchenden nicht entgegen, denn sie fordert den Glauben, der aber ein echtes und rechtes Charisma ist, das niemand machen kann. *Wir Modernen sind darauf angewiesen, den Geist wieder zu erleben, das heißt Urerfahrung zu machen.* Dies ist die einzige Möglichkeit, den Zauberkreis des biologischen Geschehens zu durchbrechen.

Diese Stellungnahme ist das dritte Merkmal, das meine Auffassungen von denen Freuds scheidet. Man wirft mir deshalb Mystizismus vor. Ich erkläre mich aber nicht verantwortlich für die Tatsache, dass der Mensch immer und überall natürlicherweise religiöse Funktion entwickelt hat und dass daher die menschliche Seele seit Urzeit durchtränkt und durchwebt ist von religiösen Gefühlen und Vorstellungen. Wer diesen Aspekt der menschlichen Seele nicht sieht, ist blind, und wer ihn wegerklären oder gar aufklären will, hat keinen Tatsachensinn. Oder beweist etwa der Vaterkomplex, der die ganze Freud'sche Schule vom Haupt bis in die letzten Glieder faustdick durchzieht, dass eine nennenswerte Befreiung aus der Fatalität des Familienromans stattgefunden hätte? Dieser Vaterkomplex mit seiner fanatischen Starrheit und Überempfindlichkeit ist missverstandene religiöse Funktion, ein Mystizismus, der sich des Biologischen und Familiären bemächtigt hat. Mit seinem Begriff des »Über-Ich« macht Freud den verschämten Versuch, sein altes Jehovabild in die psychologische Theorie einzuschwärzen. Solche Sachen sagt man besser gleich deutlich. Deshalb habe ich es vorgezogen, die Dinge mit den Namen zu nennen, mit denen sie immer genannt worden sind.

Das Rad der Geschichte soll nicht zurückgedreht und der Schritt der Menschheit zum Geistigen, der schon bei den primitiven Initiationen anhebt, soll nicht verleugnet werden. Gewiss, die Wissenschaft darf nicht nur, sondern muss sich Teilgebiete mit beschränkten Hypothesen herausschneiden; die Seele ist aber eine dem Bewusstsein übergeordnete Ganzheit, Mutter und Vorbedingung des Bewusstseins, daher auch Wissenschaft nur eine ihrer Funktionen ist, welche die Fülle ihres Lebens nie erschöpfen wird. Der Arzt der Seele darf sich nicht in den pathologischen Winkel verkriechen und sich krampfhaft der Einsicht verschließen, dass auch die kranke Seele eine menschliche Seele ist, die unbeschadet ihrer Krankheit doch am Ganzen des seelischen Lebens der Menschheit unbewusst teilhat. Ja, er muss sogar zugeben können, dass das Ich darum krank ist, weil es vom Ganzen abgeschnitten und daher der Menschheit sowohl wie dem Geiste verloren gegangen ist. Das Ich ist tatsächlich die »Angststätte«, wie Freud[5] richtig sagt, nämlich so lange, als es nicht wieder zu Vater und Mutter zurückgekehrt ist. Freud scheitert an der Nikodemusfrage: »Kann er denn in den Leib seiner Mutter zum zweiten Mal eingehen und geboren werden?« Die Geschichte wiederholt sich – si parva componere magnis licet – als Hausstreit der modernen Psychologie.

Seit ungezählten Jahrtausenden lehren die Initiationen die Geburt aus dem Geiste, und sonderbarerweise vergisst der Mensch immer wieder, die göttliche Zeugung zu verstehen. Das beweist keine besondere Stärke des Geistes, aber die Folgen des Missverstehens äußern sich als neurotische Verkümmerung, Verbitterung, Verengung und Verödung. Leicht ist es, den Geist auszutreiben, aber in der Suppe fehlt das Salz, das »Salz der Erde«. Doch der Geist beweist immer wieder eine Stärke darin, dass die wesentliche Lehre der alten Einweihungen von Generation zu Generation wei-

5 Das Ich und das Es.

tergetragen wird. Immer wieder gibt es auch Menschen, die es verstanden haben, was es heißt, dass Gott ihr Vater sei. Das Gleichgewicht von Fleisch und Geist bleibt dieser Sphäre erhalten.

Der Gegensatz zwischen Freud und mir beruht im Wesentlichen auf Verschiedenheit der prinzipiellen Voraussetzungen. Voraussetzungen sind unvermeidlich, und weil sie unvermeidlich sind, sollte man sich nie den Anschein geben, als hätte man keine. Darum habe ich vor allem die prinzipiellen Aspekte ins Licht gerückt, denn von ihnen aus lassen sich die mannigfachen, bis ins Einzelne reichenden Unterschiede zwischen der Freud'schen und meiner Auffassung am leichtesten verstehen.

Ziele der Psychotherapie (1929)

In der Überzeugung, dass Neurosen funktionelle psychische Störungen und deshalb vorzugsweise durch psychische Behandlung zu heilen seien, ist man sich heute wohl einig. Wenn man aber zur Frage der Neurosenstruktur und der Prinzipien der Therapie kommt, so hört die Einigkeit auf, und man muss anerkennen, dass heutzutage noch keine allseitig befriedigende Auffassung weder vom Wesen der Neurosen noch von den Prinzipien der Behandlung besteht. Wenn in dieser Hinsicht auch zwei Strömungen oder Schulen sich besonderes Gehör verschafft haben, so ist damit die Zahl der vorhandenen, abweichenden Meinungen noch lange nicht erschöpft. Es gibt auch zahlreiche Parteilose unter uns, die im allgemeinen Widerstreit der Meinungen sich ihre besondere Auffassung bilden. Wollte man ein zusammenfassendes Gemälde dieses Vielerlei entwerfen, so müsste man wohl den ganzen Regenbogen in allen seinen Abstufungen auf seiner Palette versammeln. Läge es in meiner Macht, so würde es mich wohl gelüsten, dies zu tun, denn das Zusammenschauen von vielerlei Meinungen war mir stets Bedürfnis. Es ist mir nie gelungen, die Berechtigung abweichender Meinungen auf die Dauer nicht zu sehen. Solche Meinungen könnten ja gar nicht entstehen und sogar eine Gefolgschaft um sich sammeln, wenn sie nicht einer besonderen Psychologie, einem besonderen Temperament, einer mehr oder weniger allgemein vorkommenden psychischen Grundtatsache entsprächen. Schlössen wir eine solche Meinung als schlechthin irrig und verwerflich aus, so würden wir damit dieses besondere Temperament oder diese besondere Grundtatsache als Missverständnis ablehnen, das heißt, wir würden unser eigenes Erfahrungsmaterial vergewaltigen. Der Anklang, den Freud mit seiner kausalistischen Sexualtheorie der Neurosen und mit seiner Ansicht, dass sich das psychische Geschehen im Wesentlichen um die infantile Lust und ihre Befriedigung drehe, gefunden hat, sollte den Psychologen darüber belehren, dass diese Art zu denken und zu fühlen einer relativ weitverbreiteten Disposition begegnet, das heißt einer geistigen Strömung, die, unabhängig von Freuds Theorie, als kollektiv-psychologische Erscheinung sich zugleich auch an anderen Orten, unter anderen Umständen, in anderen Köpfen und in anderen Formen bemerkbar gemacht hat. Ich erinnere einerseits an die Arbeiten von Havelock Ellis und Auguste Forel und die Sammler der »Anthropophyteia«[6], sodann an die Sexualexperimente der nachviktorianischen Epoche in angelsächsischen Ländern und an die breite Diskussion der Sexualmaterie in der sogenannten schönen Literatur, die wohl schon mit den französischen Realisten einsetzte. Freud ist einer der Exponenten einer zeitgenössischen seelischen Tatsache, die an sich wieder eine besondere Geschichte besitzt, auf welche wir uns hier, aus begreiflichen Gründen, nicht weiter einlassen können.

Der Beifall, den Adler, ähnlich wie Freud, diesseits und jenseits des Ozeans gefunden hat, weist auf die unleugbare Tatsache hin, dass das auf Minderwertigkeit gegründete Geltungsbedürfnis als wesentlicher Erklärungsgrund einer sehr großen Anzahl Menschen einleuchtet. Es ist nicht zu bestreiten, dass diese Ansicht seelische Tatbestände erfasst, die in der Freud'schen Auffassung nicht zu ihrem Recht kommen. Ich brauche wohl nicht ausführlich zu erwähnen, welche kollektiv-psychologischen und sozialen Bedingungen der Adler'schen Auffassung entgegenkommen und sie zu ihrem theoretischen Exponenten machen. Das liegt ja klar zutage.

Es wäre ein unverzeihlicher Irrtum, die Wahrheit dieser Auffassungen, der Freud'schen sowohl wie der Adler'schen, zu übersehen, aber ebenso unverzeihlich wäre es, die eine derselben für die alleinige Wahrheit zu halten. Beide Wahrheiten entsprechen psy-

---

6 Leipzig 1904–1913.

chischen Wirklichkeiten. Es gibt tatsächlich Fälle, die man in der Hauptsache nach der einen und solche, die man nach der anderen Theorie am besten darstellen und erklären kann.

Ich kann keinen der beiden Autoren eines fundamentalen Irrtums zeihen, sondern bin im Gegenteil bestrebt, beiderlei Hypothesen so weit wie möglich anzuwenden, indem ich ihre relative Richtigkeit durchaus anerkenne. Es wäre mir ja ohnehin nie eingefallen, meine Wege von denen Freuds zu trennen, wenn ich nicht an Tatsachen angestoßen wäre, die mich zu Modifikationen zwangen. Und Gleiches gilt von meinem Verhältnis zur Adler'schen Auffassung.

Nach dem eben Gesagten brauche ich wohl kaum hervorzuheben, dass ich die Wahrheit meiner abweichenden Auffassungen als ebenso relativ empfinde und mich selber so sehr als bloßen Exponenten einer anderen Disposition fühle, dass ich fast mit Coleridge bekennen könnte: »Ich glaube an die eine und allein seligmachende Kirche, deren einziges Mitglied ich vorderhand bin.«

Wenn irgendwo, so müssen wir in der angewandten Psychologie heutzutage bescheiden sein und eine anscheinende Vielheit widersprechender Meinungen gelten lassen, denn wir sind noch weit davon entfernt, vom vornehmsten Objekt der Wissenschaft, der menschlichen Seele selber, irgendetwas Gründliches zu wissen. Vorderhand haben wir bloß mehr oder weniger plausible Meinungen, die sich noch nirgends decken wollen.

Wenn ich daher vor mein Publikum trete, um einiges von meinen Auffassungen zu sagen, so missverstehe man dies bitte nicht als Anpreisung einer neuen Wahrheit oder gar als Verkündigung eines endgültigen Evangeliums. Ich kann in der Tat nur von Versuchen reden, entweder mir dunkle, seelische Tatsachen aufzuhellen oder therapeutische Schwierigkeiten zu überwinden.

Und es ist gerade bei diesem Punkt, bei dem ich einsetzen möchte. Denn hier liegt die unmittelbarste Nötigung zu Modifikationen vor. Mit einer unzulänglichen Theorie kann man es bekanntlich sehr lange aushalten, nicht aber mit unzulänglichen therapeutischen Methoden. In meiner beinahe dreißigjährigen psychotherapeutischen Praxis habe ich mir eine beträchtliche Sammlung von Misserfolgen zugelegt, die mir eindrücklicher waren als meine Erfolge. Erfolge in der Psychotherapie kann jedermann haben, angefangen mit dem primitiven Medizinmann und dem Gesundbeter. Aus Erfolgen lernt der Psychotherapeut wenig oder nichts, denn sie bestätigen ihn hauptsächlich in seinen Irrtümern. Misserfolge dagegen sind überaus kostbare Erfahrungen, denn in ihnen tut sich nicht nur der Weg zu einer besseren Wahrheit auf, sondern sie zwingen uns auch zur Veränderung unserer Auffassung und Methode.

Indem ich die große Förderung, die ich in erster Linie Freud und sodann auch Adler verdanke, auch praktisch insofern anerkenne, als ich jede Möglichkeit, die mir ihre Gesichtspunkte bieten, in der Patientenbehandlung verwende, muss ich dennoch andererseits hervorheben, dass ich Misserfolge erlitten habe, von denen ich das Gefühl hatte, dass sie zu vermeiden gewesen wären, wenn ich diejenigen Tatsachen in Betracht gezogen hätte, die mich nachträglich zu Modifikationen nötigten.

Hier alle Bedingungen zu schildern, unter denen ich angestoßen bin, ist fast unmöglich. Ich muss mich damit begnügen, wenigstens einige typische Fälle hervorzuheben. Die Hauptschwierigkeiten hatte ich mit Patienten vorgerückten Alters, also jenseits vierzig. Bei jüngeren Leuten komme ich in der Regel mit den schon bekannten Gesichtspunkten aus, denn Freuds sowohl als Adlers Tendenz ist, die Patienten zur Anpassung zu bringen und zu normalisieren. Beide Gesichtspunkte lassen sich für den jugendlichen Menschen trefflich verwenden, anscheinend ohne dass störende Restbestände übrig bleiben. Mit älteren Leuten ist dies nach meiner Erfahrung öfters nicht der Fall. Mir scheint überhaupt, dass die seelischen Grundtatsachen sich im Laufe des Lebens gewaltig ändern, so sehr, dass man beinahe von einer Psychologie des Lebensvormittags und des Lebensnachmittags sprechen könnte. In der Regel steht das Leben des jugendlichen Menschen im Zeichen einer allgemeinen Expansion mit Erstrebung sichtbarer Ziele, und seine Neurose scheint hauptsächlich auf dem Zögern oder dem Zurückweichen vor dieser Richtung zu beruhen. Das Leben des alternden Menschen dagegen steht im Zeichen der Kontraktion, dem Behaupten des Erreichten und dem Abbau der Ausdehnung. Seine Neurose beruht im Wesentlichen auf einem unzeitgemäßen Verharren in der jugendlichen Einstellung. Wie der junge Neurotiker sich scheut vor dem Leben, so weicht der alte zurück vor dem Tod. Was dem Jungen einst normales Ziel war, wird dem Alten neurotisches Hemmnis; genauso, wie sich durch das Zögern des jungen Neurotikers seine ursprünglich normale Abhängigkeit von den Eltern in ein lebenswidriges Inzestverhältnis umkehrt. Es ist natürlich, dass beim jungen Menschen Neurose, Widerstand, Verdrängung, Übertragung, Fiktion usw. eine umgekehrte Bedeutung als beim alten haben, trotz aller scheinbaren Ähnlichkeit. Demgemäß müssen wohl auch die Ziele der Therapie modifiziert werden. Das Alter des Patienten erscheint mir daher als eine höchst wichtige Indikation.

Aber auch innerhalb der Jugendphase des Lebens gibt es verschiedene Indikationen. So ist es meines Erachtens ein Kunstfehler, einen Patienten mit dem Typus der Adler'schen Psychologie, also zum Beispiel einen Erfolglosen mit infantilem Geltungsbedürfnis, nach Freud'schen Gesichtspunkten zu behandeln; wie es auch umgekehrt ein schwerwiegendes Missverständnis wäre, die Adler'schen Gesichtspunkte zum Beispiel einem Erfolgreichen mit ausgesprochener Lustpsychologie aufzunötigen. Die Widerstände des Patienten können wertvolle Wegweiser im Zweifelsfalle sein. Ich bin geneigt, tiefsitzende Widerstände zunächst ernst zu nehmen – so paradox dies auch klingen mag. Ich bin nämlich der Überzeugung, dass der Arzt es nicht notwendigerweise besser weiß als der Patient, respektive dessen seelische Beschaffenheit, die ihm selber ja ganz unbewusst sein kann. Diese Bescheidenheit des Arztes ist durchaus angebracht angesichts der Tatsache, dass es bis jetzt nicht nur keine allgemeingültige Psychologie, sondern auch dass es überdies unbekannt viele Temperamente und mehr oder weniger individuelle Psychen gibt, die in kein Schema passen wollen.

Man weiß, dass ich in puncto Temperament zwei verschiedene Grundhaltungen, in Anlehnung an die schon von vielen Menschenkennern gewitterten typischen Unterschiede, nämlich die *extravertierte* und die *introvertierte* Einstellung annehme. Auch diese Einstellungen betrachte ich als wesentliche Indikationen, ebenso wie das häufige Vorherrschen einer gewissen psychischen Funktion gegenüber den anderen Funktionen[7].

Das unerhörte Vielerlei des individuellen Lebens bedingt eigentlich beständige Modifikationen, die vom Arzt selber oft ganz unbewusst angebracht werden, die aber, prinzipiell betrachtet, gar nicht mit seinem theoretischen Glaubensbekenntnis übereinstimmen.

Bei der Frage des Temperamentes darf ich nicht unterlassen zu erwähnen, dass es Menschen wesentlich *geistiger* und solche wesentlich *materialistischer* Einstellung gibt, wobei man ja nicht glauben darf, eine solche Haltung sei ein zufällig erworbenes, bloßes Missverständnis. Es sind häufig sogar angeborene Leidenschaften, die keine Kritik und keine Überredung auszurotten vermag, ja es gibt Fälle, wo ein scheinbar ausgesprochener Materialismus im Grunde genommen ein Ausweichen vor einem religiösen Temperament ist. Umgekehrte Fälle werden heutzutage bekanntlich noch leichter geglaubt, obschon sie nicht häufiger sind als die anderen. Auch dies ist eine Indikation, die meines Erachtens nicht übersehen werden darf.

Wenn wir den Ausdruck »Indikation« gebrauchen, so möchte es fast scheinen, als ob damit, wie in der übrigen Medizin, Indikation zu der oder jener Therapie gemeint sei. Vielleicht sollte dies so sein, aber jedenfalls ist die Psychotherapie heute noch nicht so weit, weshalb der Ausdruck »Indikation« leider nicht viel mehr heißt als eine bloße Warnung vor Einseitigkeit.

---

[7] Vgl. Psychologische Typen, GW 6, unter Definition: »Funktion«, § 807.

Die menschliche Psyche ist etwas ungeheuer Zweideutiges. In jedem einzelnen Fall muss man sich die Frage vorlegen, ob eine Einstellung oder ein sogenannter Habitus eigentlich sei oder vielleicht bloß eine Kompensation des Gegenteiles. Ich muss gestehen, dass ich mich in dieser Hinsicht so oft getäuscht habe, dass ich im konkreten Fall von allen theoretischen Voraussetzungen über die Struktur der Neurose und über das Können und Sollen des Patienten möglichst absehe. Ich lasse so viel wie möglich die reine Erfahrung über die therapeutischen Ziele entscheiden. Das mag vielleicht befremdlich erscheinen, denn vom Therapeuten wird doch gemeiniglich vorausgesetzt, dass er ein Ziel habe. In der Psychotherapie scheint es mir geradezu ratsam, wenn der Arzt kein zu sicheres Ziel hat. Er kann es wohl kaum besser wissen als die Natur und als der Lebenswille des Kranken. Die großen Entscheidungen des menschlichen Lebens sind ja in der Regel viel mehr den Instinkten und sonstigen geheimnisvollen, unbewussten Faktoren unterworfen als bewusster Willkür und wohlmeinender Vernünftigkeit. Der Schuh, der dem einen passt, drückt den anderen, und es gibt kein allgemeingültiges Lebensrezept. Jeder hat wohl seine Lebensform in sich, eine irrationale Form, die durch keine andere überboten werden kann.

Das alles hindert natürlich nicht, dass man mit Normalisieren und Rationalisieren zunächst so weit geht wie möglich. Ist der therapeutische Erfolg genügend, so kann man es wohl dabei bewenden lassen. Genügt er aber nicht, so hat sich die Therapie wohl oder übel nach den irrationalen Gegebenheiten des Kranken zu richten. Hier müssen wir der Natur als Führerin folgen, und was der Arzt dann tut, ist weniger Behandlung als vielmehr Entwicklung der im Patienten liegenden schöpferischen Keime.

Was ich zu sagen habe, beginnt da, wo die Entwicklung anfängt und die Behandlung aufhört. Wie man sieht, beschränkt sich also das, was ich zur Frage der Therapie beitragen kann, auf diejenigen Fälle, bei denen die rationale Behandlung kein genügendes Resultat erzielt. Das Krankenmaterial, das mir zur Verfügung steht, setzt sich eigenartig zusammen: Frische Fälle sind entschieden in der Minderzahl. Die meisten haben schon irgendeine Form psychotherapeutischer Behandlung hinter sich, und zwar mit partiellem oder negativem Erfolg. Etwa ein Drittel meiner Fälle leidet überhaupt an keiner klinisch bestimmbaren Neurose, sondern an der Sinn- und Gegenstandslosigkeit ihres Lebens. Ich habe nichts dagegen, wenn man dies als allgemeine Neurose unserer Zeit bezeichnen sollte. Reichlich zwei Drittel meiner Patienten stehen in der zweiten Lebenshälfte.

Dieses eigenartige Material setzt den rationalen Behandlungsmethoden einen besonderen Widerstand entgegen, wohl deshalb, weil es meistens sozial wohl angepasste, öfters hervorragend leistungsfähige Individuen sind, denen Normalisierung nichts sagt. Und was die sogenannten Normalen anbetrifft, so bin ich erst recht nicht in der Lage, diesen eine fertige Lebensanschauung zu servieren. Bei den meisten meiner Fälle sind die Ressourcen des Bewusstseins erschöpft – der geläufige englische Ausdruck dafür ist: »I am stuck« – »Ich bin steckengeblieben«. Diese Tatsache ist es, die mich hauptsächlich zwingt, nach unbekannten Möglichkeiten zu suchen. Denn ich weiß dem Patienten auf seine Frage: »Was raten Sie mir? Was soll ich tun?« nichts zu antworten. Ich weiß es auch nicht. Ich weiß nur eins, dass, wenn mein Bewusstsein keinen gangbaren Weg mehr vor sich sieht und darum steckenbleibt, meine unbewusste Seele auf den unerträglichen Stillstand reagieren wird.

Dieses Steckenbleiben ist ein seelischer Vorgang, der sich im Laufe der Menschheitsentwicklung so unzählige Male wiederholt hat, dass er sogar zum Motiv vieler Märchen und Mythen geworden ist, wo es dann etwa eine Springwurzel für das verschlossene Tor oder ein hilfreiches Tier für die Auffindung des verborgenen Weges gibt. Das heißt, mit anderen Worten ausgedrückt: Das Steckenbleiben ist ein typisches Ereignis, das wohl auch typische Reaktionen und Kompensationen im Laufe der Zeiten veranlasst hat. Wir dürfen daher mit einiger Wahrscheinlichkeit damit rechnen, dass etwas Entsprechendes in den Reaktionen des Unbewussten, also zum Beispiel in den Träumen auftauchen wird.

In solchen Fällen richtet sich daher mein Hauptaugenmerk zunächst auf die *Träume*. Ich tue dies nicht etwa darum, weil ich mich auf die Idee versteife, es müsse durchaus mit den Träumen gearbeitet werden, oder weil ich eine mysteriöse Traumtheorie besitze, nach der es so und so gehen müsste, sondern ganz einfach aus Verlegenheit. Ich weiß nicht, wo ich sonst etwas herholen könnte, darum versuche ich, es in den Träumen zu finden, denn diese geben doch Imaginationen, sie deuten doch irgendetwas an, was wenigstens mehr ist als nichts. Ich habe keine Traumtheorie, ich weiß nicht, wie Träume zustande kommen. Ich bin auch durchaus nicht sicher, ob meine Art, mit den Träumen umzugehen, überhaupt den Namen *Methode* verdient. Ich teile alle Vorurteile gegen Traumdeutung als der Quintessenz aller Unsicherheit und Willkür. Aber auf der anderen Seite weiß ich, dass fast in der Regel etwas dabei herauskommt, wenn man lange und gründlich genug einen Traum recht eigentlich meditiert, das heißt mit sich herumträgt. Dieses Etwas ist natürlich kein wissenschaftliches Resultat, mit dem man prunken könnte oder das sich rationalisieren ließe, sondern es ist ein praktisch wichtiger Wink, welcher dem Patienten zeigt, wohin der unbewusste Weg zielt. Mir darf es nicht daran liegen, dass das Resultat der Traumüberlegung wissenschaftlich beleg- oder haltbar sei, sonst verfolge ich ein autoerotisches Nebenziel. Ich muss mich ganz damit begnügen, dass es dem Patienten etwas sagt und seinem Leben Strömung verleiht. Das einzige Kriterium, das ich anerkennen darf, ist also die Tatsache, dass das Resultat meiner Bemühung *wirkt*. Meine wissenschaftliche Liebhaberei, nämlich immer wissen zu wollen, warum es wirkt, muss ich für meine freie Zeit aufsparen.

Unendlich mannigfach sind die Inhalte der Initialträume, das heißt der Träume aus dem Anfang dieser Art von Unternehmung. In vielen Fällen weisen die Träume zunächst zurück in die Vergangenheit und erinnern an Vergessenes und Verlorenes. Öfters nämlich ereignen sich diese Stillstände und Desorientierungen, wenn die Lebensführung einseitig geworden ist. Dann kann nämlich ein plötzlicher sogenannter Libidoverlust eintreten. Alle bisherige Tätigkeit wird uninteressant, ja sinnlos und ihre Ziele sind plötzlich nicht mehr begehrenswert. Was bei dem einen bloß vorübergehende Laune ist, kann beim anderen chronischer Zustand werden. In diesen Fällen kommt es oft vor, dass andere Entwicklungsmöglichkeiten der Persönlichkeit irgendwo in der Vergangenheit begraben liegen, und niemand weiß davon, nicht einmal der Patient. Der Traum aber kann die Spur aufdecken.

In anderen Fällen verweist der Traum auf Gegenwartstatsachen, von denen das Bewusstsein nie angenommen hat, dass sie problematisch oder konflikthaft sein könnten, zum Beispiel Ehe, soziale Stellung usw.

Diese Möglichkeiten liegen noch im Bereiche des Rationalen, und es würde mir wohl nicht schwerfallen, solche Initialträume plausibel zu machen. Die wirkliche Schwierigkeit beginnt erst, wenn die Träume auf keine Handgreiflichkeiten hinweisen, und das tun sie häufig, besonders dann, wenn sie etwas Zukünftiges vorauszuerfassen versuchen. Ich meine mit solchen Träumen nicht notwendigerweise prophetische Träume, sondern bloß vorfühlende oder »rekognoszierende« Träume. Solche Träume enthalten Witterungen von Möglichkeiten und sind daher dem Unbeteiligten gegenüber nie plausibel zu machen. Öfters sind sie auch mir selber nicht plausibel, weshalb ich dann dem Patienten zu sagen pflege: »Ich glaube es nicht. Aber verfolgen Sie einmal die Spur.« Wie gesagt, das einzige Kriterium ist die anregende Wirkung, wobei wir aber längst nicht einzusehen brauchen, warum eine solche Wirkung stattfindet.

Dies gilt ganz besonders von Träumen, die etwas wie »unbewusste Metaphysik« enthalten, nämlich mythologisches Analogiedenken, wobei gelegentlich in unerhört bizarren Formen, die einen zunächst verblüffen, geträumt wird.

Man wird mir nun gewiss einwenden, woher ich denn wisse,

dass die Träume so etwas wie »unbewusste Metaphysik« enthalten. Da muss ich nun gestehen, dass ich nicht weiß, ob die Träume das enthalten. Ich weiß dazu viel zu wenig von Träumen. Ich sehe nur die Wirkung beim Patienten. Hierzu möchte ich ein kleines Beispiel geben.

In einem längeren Initialtraum eines meiner »normalen« Fälle spielte die Tatsache, dass ein Kind der Schwester des Träumers krank war, eine Hauptrolle. Es war ein zweijähriges Mädchen.

In Wirklichkeit hatte seine Schwester einige Zeit zuvor einen Knaben durch Krankheit verloren, aber sonst war keines ihrer Kinder krank. Die Traumtatsache des kranken Kindes erwies sich zunächst als unzugänglich, wohl weil sie nirgends mit der Wirklichkeit stimmte. Da zwischen dem Träumer und seiner Schwester keine unmittelbaren und nahen Beziehungen bestehen, so konnte er auch wenig Persönliches in diesem Bilde fühlen. Da fiel ihm aber plötzlich ein, dass er vor zwei Jahren mit dem Studium des Okkultismus angefangen hatte, in dessen Verlauf er dann auch die Psychologie entdeckte. Das Kind war also offenbar sein seelisches Interesse – ein Gedanke, auf den ich von mir aus nicht gekommen wäre. Rein theoretisch betrachtet, kann ja dieses Traumbild alles oder nichts bedeuten. Bedeutet ein Ding oder eine Tatsache an sich überhaupt je etwas? Sicher ist nur, dass es stets der Mensch ist, der deutet, das heißt, Bedeutung gibt. Und das ist für die Psychologie zunächst das Wesentliche. Dass das Studium des Okkultismus krankhaft sei, imponierte dem Träumer als ein neuer, interessanter Gedanke. Das schlug irgendwie ein. Und das ist das Entscheidende: Es wirkt, was es nun immer sei nach unserem unmaßgeblichen Dafürhalten. Dieser Gedanke bedeutet für ihn eine Kritik, und damit wird eine gewisse Einstellungsveränderung bewirkt. Durch solche leisen Veränderungen, die man rational gar nicht erdenken könnte, geraten die Dinge in Bewegung, und schon ist der Stillstand, im Prinzip wenigstens, überwunden.

Ich könnte nun an Hand dieses Beispiels figürlich sagen: Der Traum habe gemeint, die okkulten Studien des Träumers seien krankhaft, und in diesem Sinne kann ich auch von »unbewusster Metaphysik« sprechen, wenn der Träumer durch seinen Traum auf solche Gedanken gebracht wird.

Ich gehe aber noch weiter: Ich gebe nämlich nicht nur dem Patienten Gelegenheit, sich etwas zu seinen Träumen einfallen zu lassen, sondern auch mir. Ich gebe ihm auch meine Einfälle und Meinungen. Wenn dabei suggestive Wirkungen eintreten sollten, so ist es mir willkommen, denn bekanntlich lässt man sich nur das suggerieren, wozu man sowieso schon leise bereit ist. Dass man bei diesem Rätselraten bisweilen in die Irre geht, schadet nichts, denn bei nächster Gelegenheit wird das Unrichtige wie ein Fremdkörper wieder ausgestoßen. Ich brauche nicht zu beweisen, dass meine Traumdeutung richtig sei – ein ziemlich aussichtsloses Unterfangen –, sondern ich muss bloß mit dem Patienten zusammen das *Wirksame* suchen – beinahe wäre ich versucht zu sagen, das *Wirkliche*.

Deshalb ist es mir eine ganz besonders wichtige Angelegenheit, möglichst viel von primitiver Psychologie, Mythologie, Archäologie und vergleichender Religionsgeschichte zu wissen, weil mir diese Gebiete unschätzbare Analogien liefern, mit denen ich die Einfälle meiner Patienten bereichern kann. So können wir zusammen das scheinbar Belanglose in die Nachbarschaft des Bedeutungsreichen rücken und damit die Möglichkeit der Wirkung beträchtlich erhöhen. Für den Laien nämlich, der in der Sphäre des Persönlichen und Rationalen sein Möglichstes getan hat und doch zu keinem Sinn und darum zu keiner Befriedigung gelangte, will es unendlich viel heißen, eine irrationale Sphäre des Lebens und Erlebens betreten zu können. Dadurch verändert sich auch der Aspekt des Gewöhnlichen und Alltäglichen, dem diese Veränderung sogar einen neuen Schimmer verleihen kann. Das meiste hängt ja doch schließlich davon ab, wie wir die Dinge betrachten, und nicht davon, wie sie an sich sind. Kleinstes mit Sinn ist immer lebenswerter als Größtes ohne Sinn.

Ich glaube, das Risiko dieser Unternehmung nicht zu unterschätzen. Es ist, wie wenn man eine Brücke ins Blaue hinaus zu bauen anfinge. Ja, man könnte ironischerweise sogar den Einwand erheben – und hat dies auch schon öfters getan –, dass bei diesem Vorgehen der Arzt zusammen mit seinem Patienten im Grunde genommen bloß phantasiere.

Dieser Einwand ist kein Gegengrund, sondern trifft durchaus das Richtige. Ich strenge mich sogar an, mit dem Patienten zu phantasieren. Ich denke nämlich nicht gering von der Phantasie. Sie ist mir in letzter Linie die mütterliche Schöpferkraft des männlichen Geistes. Im letzten Grunde sind wir nie erhaben über Phantasie. Gewiss gibt es wertlose, unzulängliche, krankhafte und unbefriedigende Phantasien, deren sterile Natur jeder mit gesundem Menschenverstand Begabte baldigst erkennen wird, aber Fehlleistungen beweisen bekanntlich nichts gegen Normalleistung. Alles Menschenwerk entstammt der schöpferischen Phantasie. Wie sollten wir da von der Einbildungskraft gering denken dürfen? Auch geht Phantasie normalerweise nicht in die Irre, dazu ist sie zu tief und zu innig verbunden mit dem Grundstock menschlicher und tierischer Instinkte. Sie kommt in überraschender Weise immer wieder zurecht. Die schöpferische Betätigung der Einbildungskraft entreißt den Menschen seiner Gebundenheit im »Nichts-als« und erhebt ihn in den Zustand des Spielenden. Und der Mensch ist, wie Schiller sagt, »nur da ganz Mensch, wo er spielt«[8].

Die Wirkung, auf die ich hinziele, ist die Hervorbringung eines seelischen Zustandes, in welchem mein Patient anfängt, mit seinem Wesen zu experimentieren, wo nichts mehr für immer gegeben und hoffnungslos versteinert ist, ein Zustand der Flüssigkeit, der Veränderung und des Werdens. Ich kann meine Technik natürlich nur im Prinzip darstellen. Diejenigen unter meinen Lesern, die zufälligerweise mit meinen Arbeiten bekannt sind, können sich die nötigen Parallelen denken. Ich möchte hier nur hervorheben, dass man mein Vorgehen nicht als ziel- und schrankenlos verstehen darf. Ich mache es mir nämlich immer zur Regel, nie über den im

8 Schiller: Über die ästhetische Erziehung des Menschen, 1795, 15. Brief.

wirkungsvollen Moment liegenden Sinn hinauszugehen, und ich bestrebe mich bloß, diesen Sinn jeweils so völlig wie möglich dem Patienten bewusst zu machen, so dass er auch dessen überpersönlicher Beziehung gewahr wird. Wenn nämlich einem Menschen etwas zustößt, von dem er annimmt, dass etwas Derartiges nur ihm persönlich geschieht, während es in Wirklichkeit ein ganz allgemeines Erlebnis ist, so ist der Betreffende offenbar unrichtig, nämlich zu persönlich eingestellt und dadurch von der menschlichen Gemeinschaft ausgeschlossen. Gleichermaßen ist es nötig, dass wir nicht nur ein persönliches Gegenwartsbewusstsein haben, sondern auch ein überpersönliches Bewusstsein, dessen Geist historische Kontinuität fühlt. So abstrakt dies klingen mag, so ist es doch eine praktische Tatsache, dass so und so viele Neurosen in allererster Linie darauf beruhen, dass zum Beispiel die religiösen Ansprüche der Seele infolge des kindischen Aufklärungswahns nicht mehr wahrgenommen werden. Der Psychologe von heute sollte es endlich einmal wissen, dass es sich seit langem nicht mehr um Dogmen und Glaubensbekenntnisse handelt, sondern vielmehr um religiöse Einstellung, die eine psychische Funktion von kaum absehbarer Wichtigkeit ist. Und gerade für die religiöse Funktion ist historische Kontinuität unerlässlich.

Um zum Problem meiner Technik zurückzukehren, frage ich mich, inwieweit ich Freuds Autorität für ihr Zustandekommen in Anspruch nehmen darf. Jedenfalls habe ich sie von Freuds Methode des freien Assoziierens gelernt, und ich betrachte meine Technik als eine direkte Weiterbildung derselben.

Solange ich dem Patienten helfe, die wirksamen Momente seiner Träume herauszufinden, und solange ich mich bestrebe, ihn den allgemeinen Sinn seiner Symbole sehen zu lassen, ist er noch in einem psychologischen Kindheitszustand. Er hängt zunächst von seinen Träumen ab und von der Frage, ob ihm der nächste Traum ein neues Licht gebe oder nicht. Sodann hängt er davon ab, ob ich Einfälle habe und ihm durch mein Wissen weitere Einsichten vermitteln könne. Er ist also noch in einem wenig wünschenswerten, passiven Zustand, in welchem alles etwas unsicher und fragwürdig ist. Denn weder er noch ich weiß, wohin die Reise geht. Oft ist es nicht viel mehr als ein Herumtappen in ägyptischer Finsternis. In diesem Zustand dürfen wir auch keine zu starken Wirkungen erwarten, denn dazu ist die Unsicherheit zu groß. Und überdies besteht die oftmals eintretende Gefahr, dass das Gewebe, das wir am Tage gesponnen, immer wieder von der Nacht zerrissen wird. Die Gefahr ist, dass nichts zustande kommt – in des Wortes vollster Bedeutung –, dass nichts stehen bleibt. In diesen Situationen ereignet es sich nicht selten, dass ein besonders farbiger Traum eintritt oder einer von seltsamer Gestalt, und der Patient sagt mir: »Sehen Sie, wenn ich jetzt ein Maler wäre, so würde ich davon ein Gemälde machen.« Oder die Träume sprechen von Photographien, von gemalten oder gezeichneten Bildern oder illuminierten Handschriften oder auch vom Kino.

Diese Winke habe ich mir zunutze gemacht und fordere deshalb meine Patienten in diesem Augenblick auf, das im Traum oder in der Phantasie Geschaute in Wirklichkeit zu malen. In der Regel begegne ich dem Einwand, man sei kein Maler, worauf ich zu sagen pflege, dass die heutigen Maler ja auch keine seien, infolgedessen die Malkunst heutzutage vogelfrei sei, und es überdies auf die Schönheit sowieso nicht ankomme, sondern bloß auf die Mühe, die man auf das Bild verwende. Wie wahr dies ist, sah ich jüngst bei einer begabten, professionellen Porträtmalerin, die mit lamentablen Kinderversuchen beginnen musste, nach meiner Art zu malen; wörtlich so, wie wenn sie noch nie einen Pinsel in der Hand gehabt hätte. Von außen malen ist eben eine andere Kunst, als von innen nach außen.

Viele meiner weiter fortgeschrittenen Patienten beginnen also zu malen. Ich begreife, wenn jedermann von der gründlichen Unnützlichkeit solchen Dilettantismus aufs tiefste beeindruckt ist. Man vergesse aber nicht, es handelt sich nicht um Personen, die ihre soziale Nützlichkeit noch zu beweisen haben, sondern um solche, die in der sozialen Nützlichkeit ihren Sinn nicht mehr erblicken können und die auf die tiefere und gefährlichere Frage des Sinnes ihres individuellen Lebens gestoßen sind. Massenpartikel zu sein hat nur für denjenigen Sinn und Reiz, der es noch nicht so weit gebracht hat, nicht aber für den, der es bis zum absoluten Überdruss gewesen ist. Die Bedeutsamkeit des individuellen Lebenssinnes mag von dem geleugnet werden, der als soziales Wesen unter dem allgemeinen Anpassungsniveau steht, und wird immer von dem geleugnet, dessen Ehrgeiz im Herdenzüchten besteht. Wer weder zur einen noch zur anderen Kategorie gehört, wird früher oder später auf diese peinliche Frage stoßen.

Auch wenn gelegentlich künstlerisch schöne Dinge von meinen Patienten produziert werden, Dinge, die sich ohne weiteres in modernen »Kunst«-Ausstellungen sehen lassen könnten, so betrachte ich sie doch als völlig wertlos, gemessen am Wertmaßstab wirklicher Kunst. Es ist sogar wesentlich, dass sie wertlos sind, sonst bilden sich meine Patienten ein, Künstler zu sein, womit der Zweck der Übung gänzlich verfehlt wäre. Es handelt sich nicht um Kunst, vielmehr, es soll sich nicht um Kunst handeln, sondern um mehr und anderes als bloß Kunst, nämlich um lebendige Wirkung auf den Patienten selber. Was der soziale Standpunkt als das Geringste bewertet, steht hier am höchsten, nämlich der Sinn des individuellen Lebens, um dessentwillen sich der Patient bemüht, Unaussprechbares in kindlich unbeholfene, sichtbare Form zu übersetzen.

Warum aber veranlasse ich überhaupt die Patienten, sich in einem gewissen Entwicklungsstadium durch Pinsel, Stift oder Feder auszudrücken?

Auch dies geschieht in erster Linie, um Wirkung zu erzeugen. In dem vorhin geschilderten psychologischen Kindheitszustand bleibt der Patient passiv. Hier nun geht er in die Aktivität über. Zunächst stellt er passiv Geschautes dar, er lässt es dadurch zu seiner eigenen Tat werden. Er spricht nicht nur davon, sondern tut es auch. Psychologisch macht es einen gewaltigen Unterschied aus, ob einer einige Male pro Woche ein interessantes Gespräch mit seinem Arzt führt, dessen Ergebnis irgendwo in der Luft hängt, oder ob er stundenlang mit widerspenstigen Pinseln und Farben sich müht, um etwas, oberflächlich betrachtet, völlig Sinnloses zustande zu bringen. Wäre es nun wirklich sinnlos für ihn, so würde die Bemühung, es zu zeichnen, ihn derart anwidern, dass er wohl kaum ein zweites Mal wieder an diese Übung heranzubringen wäre. Weil aber seine Phantasie ihm doch nicht völlig sinnlos erscheint, so wird die Betätigung derselben ihre Wirkung noch unterstreichen. Überdies zwingt die materielle Gestaltung des Bildes zu einer anhaltenden Betrachtung desselben in allen Teilen, so dass es dadurch seine Wirkung völlig entfalten kann. Dadurch kommt in die bloße Phantasie ein Moment der Wirklichkeit hinein, wodurch der Phantasie ein größeres Gewicht, eben größere Wirkung verliehen ist. Und es gehen nun auch tatsächlich Wirkungen von diesen selbstgefertigten Bildern aus, Wirkungen, die allerdings schwer zu beschreiben sind. Es braucht zum Beispiel ein Patient nur einige Male gesehen zu haben, wie er aus einem miserablen seelischen Zustand dadurch erlöst wird, dass er ein symbolisches Bild anfertigt, um stets wieder zu diesem Mittel zu greifen, sobald es ihm schlecht geht. Damit ist etwas Unschätzbares gewonnen, nämlich ein Ansatz zur Unabhängigkeit, ein Übergang zur psychologischen Erwachsenheit. Mit dieser Methode – wenn ich dieses Wort überhaupt gebrauchen darf – kann sich der Patient schöpferisch unabhängig machen. Er hängt jetzt nicht mehr von seinen Träumen ab und nicht mehr vom Wissen seines Arztes, sondern, indem er sozusagen sich selber malt, kann er sich selber gestalten. Denn was er malt, sind wirkende Phantasien, es ist das, was in ihm wirkt. Und was in ihm wirkt, das ist er selbst, aber nicht mehr im Sinn des früheren Missverständnisses, wo er sein persönliches Ich für sein Selbst hielt, sondern in einem neuen, ihm bisher fremden Sinn, wo sein Ich als Objekt des in ihm Wirkenden erscheint. In zahllosen Bildern müht er sich, das in ihm Wirkende erschöpfend darzustellen, um schließlich zu entdecken, dass es das ewig Unbekannte und Fremde ist, was tiefste Grundlage unserer Seele ist.

Ich kann unmöglich schildern, welche Veränderungen der Standpunkte und Werte, welche Verschiebungen des Gravitationszentrums der Persönlichkeit dadurch zustande kommen. Es ist, wie wenn die Erde die Sonne als das Zentrum der Planetenbahnen und ihrer eigenen Bahn entdeckt hätte.

Aber haben wir das nicht schon gewusst? Ich glaube auch, dass wir das schon seit langem wussten. Aber wenn ich etwas weiß, so weiß es das andere in mir noch längst nicht, denn in Tat und Wahrheit lebe ich so, wie wenn ich es nicht wüsste. Die meisten meiner Patienten wussten es, aber sie lebten es nicht. Und warum lebten sie es nicht? Wohl aus dem Grunde, der uns alle veranlasst, aus dem Ich zu leben. Dieser Grund ist die *Überschätzung des Bewusstseins*.

Für den jugendlichen, noch unangepassten, erfolglosen Menschen ist es von größter Wichtigkeit, sein bewusstes Ich so wirkungsvoll wie möglich zu gestalten, das heißt, seinen Willen zu erziehen. Wenn er nicht gerade ein Genie ist, so darf er gar nicht an etwas in ihm Wirkendes, das nicht mit seinem Willen identisch wäre, glauben. Er muss sich als Willenswesen fühlen und darf alles andere in sich entwerten oder als seinem Willen unterworfen wähnen, denn ohne diese Illusion gelänge ihm wohl die soziale Anpassung nicht.

Anders aber beim Menschen der zweiten Lebenshälfte, der es nicht mehr nötig hat, seinen bewussten Willen zu erziehen, der vielmehr, um den Sinn seines individuellen Lebens zu verstehen, der Erfahrung seines eigenen Wesens bedarf. Ihm ist seine soziale Nützlichkeit kein Ziel mehr, obschon er deren Wünschbarkeit nicht leugnet. Er empfindet seine schöpferische Tätigkeit, deren soziale Unnützlichkeit ihm völlig klar ist, als Arbeit und als Wohltat an sich selbst. In steigendem Maße auch befreit ihn seine Tätigkeit von krankhafter Abhängigkeit, und er gewinnt damit eine innere Festigkeit und ein neues Vertrauen zu sich selber. Und diese letzteren Errungenschaften sind es nun, die auch dem sozialen Leben des Patienten wieder zugutekommen. Denn ein innerlich fester und sich selber vertrauender Mensch wird seinen sozialen Aufgaben besser gewachsen sein als einer, der mit seinem Unbewussten auf schlechtem Fuße steht.

Ich habe es absichtlich vermieden, meinen Vortrag mit Theorie zu beschweren, daher muss auch vieles dunkel und unerklärt bleiben. Aber um die von meinen Patienten produzierten Bilder verständlich zu machen, müssen doch gewisse theoretische Gesichtspunkte erwähnt werden. Alle diese Bilder sind gekennzeichnet durch einen primitiv symbolischen Charakter, der ebenso sehr aus der Zeichnung wie aus der Farbe hervorleuchtet. Die Farben sind in der Regel barbarisch intensiv. Oft ist ein unverkennbarer Archaismus vorhanden. Diese Eigenschaften weisen auf die Natur der zugrundeliegenden bildnerischen Kräfte hin. Es sind irrationale symbolistische Tendenzen von dermaßen historischem oder archaischem Charakter, dass ihre Parallelisierung mit ähnlichen Gebilden aus der Archäologie und vergleichenden Religionsgeschichte nicht schwer hält. Wir dürfen daher wohl annehmen, dass unsere Bilder hauptsächlich denjenigen Regionen der Psyche entstammen, die ich als das *kollektive Unbewusste* bezeichnet habe. Unter dieser Bezeichnung verstehe ich ein unbewusstes, allgemein menschliches, seelisches Funktionieren, welches nicht nur Anlass zu unseren modernen symbolistischen Bildern, sondern auch Anlass zu all den ähnlichen Produkten der menschlichen Vergangenheit war. Solche Bilder entspringen einem natürlichen Bedürfnis und befriedigen auch ein solches. Es ist, wie wenn die bis ins Primitive zurückreichende Psyche sich in diesen Bildern ausdrückte und dadurch eine Möglichkeit bekäme, mit unserem ihr fremdartigen Bewusstsein zusammen zu funktionieren, wodurch ihre das Bewusstsein störenden Ansprüche in Wegfall kämen, das heißt gesättigt würden. Ich muss allerdings beifügen, dass die bloß darstellerische Tätigkeit an sich ungenügend ist. Es bedarf darüber hinaus noch eines intellektuellen und emotionalen Verständnisses der Bilder, wodurch sie nicht nur verstandesmäßig, sondern auch moralisch dem Bewusstsein integriert werden. Sie müssen noch einer synthetischen Deutungsarbeit unterzogen werden. Obschon ich viele Male mit einzelnen Patienten diesen Weg durchlaufen habe, so ist es mir bis jetzt noch nicht gelungen, einen solchen Verlauf in allen Einzelheiten klarzustellen und zu publizieren[9]. Es ist dies bisher nur stückweise geschehen. Wir bewegen uns hier eben auf absolutem Neuland, auf dem es zuallernächst auf reichliche Erfahrung ankommt. Und aus sehr gewichtigen Gründen möchte ich gerade hier vorschnelle Schlüsse vermeiden. Handelt es sich doch um einen Lebensprozess der Seele außerhalb des Bewusstseins, den wir hier indirekt beobachten können. Und noch wissen wir nicht, zu welch unbekannten Tiefen unser Blick hier dringt. Wie ich schon vorhin andeutete, scheint es sich um eine Art von Zentrierungsvorgang zu handeln – sehr viele entscheidende Bilder, die besonders vom Patienten als solche empfunden werden, weisen in diese Richtung; bei diesem Zentrierungsvorgang scheint das, was wir Ich nennen, in eine periphere Stellung zu kommen. Diese Veränderung wird anscheinend durch ein Heraufkommen des historischen Seelenteiles bewirkt. Was der Zweck dieses Vorganges ist, bleibt zunächst dunkel. Wir können nur seine bedeutende Wirkung auf die bewusste Persönlichkeit konstatieren. Aus der Tatsache, dass diese Veränderung das Lebensgefühl erhöht und das Leben strömend erhält, muss man schließen, dass ihr eine eigentümliche Zweckmäßigkeit innewohnt. Man mag es eine neue Illusion nennen. Aber was ist Illusion? Von welchem Standpunkt aus können wir etwas als Illusion bezeichnen? Gibt es für die Seele etwas, was wir als »Illusion« bezeichnen dürften? Für die Seele ist sie vielleicht eine sehr wichtige Lebensform, eine Unerlässlichkeit, wie der Sauerstoff für den Organismus. Was wir »Illusion« nennen, ist vielleicht eine seelische Tatsächlichkeit von überragender Bedeutung. Die Seele kümmert sich wahrscheinlich nicht um unsere Wirklichkeitskategorien. Für sie scheint in erster Linie *wirklich* zu sein, was *wirkt*. Wer die Seele erforschen

[9] Dieser Mangel ist seither behoben worden. Vgl. Zur Empirie des Individuationsprozesses, GW 9/I.

will, darf sie nicht mit seinem Bewusstsein verwechseln, sonst verhüllt er den Gegenstand der Forschung seinem eigenen Blick. Man muss im Gegenteil noch entdecken, wie verschieden die Seele vom Bewusstsein ist, um sie erkennen zu können. Nichts ist daher möglicher, als dass jenes, das für uns Illusion heißt, für sie Wirklichkeit ist, weshalb nichts inkommensurabler wäre, als die seelische Wirklichkeit an unserer Bewusstseinswirklichkeit zu messen. Für den Psychologen gibt es nichts Blöderes als den Missionarsstandpunkt, der die Götter der armen Heiden für Illusion erklärt. Aber leider wird immer noch dogmatisch gepfuscht, wie wenn unsere sogenannte Realität nicht ebenso illusionär wäre. Im Seelischen sind, wie überall in unserer Erfahrung, wirkende Dinge Wirklichkeiten, gleichgültig, welche Namen ihnen der Mensch gibt. Um diese Wirklichkeiten möglichst als solche zu verstehen, darum handelt es sich und nicht etwa darum, dass man ihnen andere Namen unterschiebt. So ist Geist für die Seele nicht weniger Geist, auch wenn man ihn Sexualität nennt.

Ich muss wiederholen, dass diese Benennungen und Veränderungen von Benennungen dem Wesen des geschilderten Vorganges nirgends auch nur nahekommen. Er ist, wie alles Seiende, nicht durch rationale Bewusstseinsbegriffe zu erschöpfen, weshalb auch meine Patienten folgerichtigerweise symbolische Darstellung und Interpretation als das Adäquatere und Wirksamere vorziehen.

Damit habe ich nun so ziemlich alles gesagt, was ich im Rahmen eines allgemein orientierenden Vortrages über meine therapeutischen Absichten und Ansichten sagen könnte. Es kann nicht mehr als eine Anregung sein, und ich bin ganz zufrieden, wenn es eine solche ist.

Psychologische Typologie (1928)

Charakter ist die feststehende individuelle Form des Menschen. Die Form ist körperlicher wie seelischer Natur, daher die allgemeine Charakterologie eine Lehre der Kennzeichen physischer sowohl wie seelischer Art ist. Die unerklärliche Einheit des lebendigen Wesens bringt es mit sich, dass das körperliche Kennzeichen nicht schlechthin körperlich und das seelische nicht schlechthin seelisch ist, denn die Kontinuität der Natur kennt nicht jene Unvereinbarkeiten und Trennungen, welche der menschliche Verstand setzen muss, um überhaupt erkennen zu können.

Die Trennung von Seele und Körper ist eine künstliche Operation, eine Diskrimination, die sicherlich weniger im Wesen der Dinge als vielmehr in der Eigentümlichkeit des erkennenden Verstandes begründet ist. So innig in der Tat ist die gegenseitige Durchdringung der körperlichen und der seelischen Kennzeichen, dass wir aus der Beschaffenheit des Körpers nicht nur weitgehend auf die Beschaffenheit der Seele, sondern auch aus der seelischen Besonderheit auf entsprechende körperliche Erscheinungsformen schließen können. Dieses allerdings wird uns eine ungleich größere Mühe bereiten, aber wohl nicht darum, weil die Seele den Körper weniger beeinflusst als umgekehrt, sondern weil wir, bei der Seele anfangend, vom Unbekannten auf das Bekannte schließen müssen, während wir im umgekehrten Falle den Vorteil haben, vom Bekannten, nämlich vom sichtbaren Körper, ausgehen zu können. Trotz aller Psychologie, die wir heutzutage zu besitzen glauben, ist die Seele uns doch noch unendlich viel dunkler als die sichtbare Oberfläche des Körpers. Die Seele ist noch immer ein fremdes, spärlich erforschtes Land, von dem uns nur indirekte

Kunde kommt, vermittelt durch Bewusstseinsfunktionen, die fast endlosen Täuschungsmöglichkeiten ausgesetzt sind.

Der sichere Weg scheint daher mit Recht von außen nach innen, vom Bekannten zum Unbekannten, vom Körper zur Seele zu sein. Daher haben auch alle Versuche der Charakterologie außen angefangen, so die Methode der Alten, die Astrologie, die sogar draußen im Weltraum anfängt, um zu jenen Schicksalslinien zu gelangen, deren Anfänge, wie Seni zu Wallenstein bemerkt, im Menschen selber liegen; so auch die Chiromantie, die Gall'sche Phrenologie und die Lavater'sche Physiognomik, neuerdings die Graphologie, Kretschmers physiologische Typologie und Rorschachs klexographische Methode. Wie ersichtlich, fehlt es nicht an Wegen von außen nach innen, vom Körperlichen ins Seelische. Diese Richtung von außen nach innen muss von der Forschung so lange beschritten werden, bis gewisse elementare seelische Tatbestände mit hinlänglicher Sicherheit festgestellt sind. Sind sie aber einmal festgestellt, so kann der Weg umgekehrt werden. Wir können dann die Frage stellen: Welches sind die körperlichen Ausdrücke dieses bestimmten, seelischen Tatbestandes? Leider sind wir noch nicht so weit, diese Frage überhaupt aufwerfen zu können, denn ihre Grundbedingung, nämlich die genügende Feststellung des seelischen Tatbestandes, ist noch längstens nicht erfüllt. Wir haben ja überhaupt erst angefangen, uns in der Aufstellung eines seelischen Inventars zu üben, und dies mit mehr oder weniger Glück.

Die bloße Feststellung nämlich, dass gewisse Menschen so und so aussehen, will gar nichts bedeuten, wenn sie uns nicht einen Schluss auf ein entsprechendes Seelisches erlaubt. Wir sind erst befriedigt, wenn wir wissen, welche Art von Seele einer bestimmten körperlichen Beschaffenheit entspricht. Der Körper sagt uns nichts ohne die Seele, wie uns auch – vermöchten wir es, uns auf den Standpunkt der Seele zu stellen – die Seele ohne den Körper nichts bedeuten kann. Wenn wir uns nun anschicken, von einem physischen Merkmal auf ein entsprechendes Seelisches zu schließen, so schließen wir, wie schon gesagt, vom Bekannten auf das Unbekannte.

Ich muss diesen Satz leider unterstreichen, denn die Psychologie ist sozusagen die jüngste aller Wissenschaften und steht daher am allermeisten unter dem Druck von Vorurteilen. Die Tatsache, dass die Psychologie eigentlich erst vor kurzem entdeckt wurde, beweist unmittelbar, dass wir so lange gebraucht haben, um das Seelische dermaßen vom Subjekt loszureißen, dass wir es zum Gegenstand objektiven Erkennens machen konnten. Psychologie als Naturwissenschaft ist tatsächlich jüngste Erwerbung, und bis dahin war sie ein ebenso phantastisches Willkürprodukt wie die mittelalterliche Naturwissenschaft. Man glaubte Psychologie dekretieren zu können. Und dieses Vorurteil geht uns fühlbar nach. Das Seelische ist uns doch das Unmittelbarste und darum scheinbar das Bekannteste, ja mehr als bekannt, es gähnt uns an, es ärgert uns mit der Banalität seiner unaufhörlichen Alltäglichkeit, wir leiden sogar darunter und tun alles Mögliche, um nicht daran denken zu müssen. Weil die Seele das Unmittelbare selber ist, weil wir selber sogar Seele sind, so können wir kaum anders als annehmen, dass wir aufs Gründlichste, Nachhaltigste und Unzweifelhafteste damit bekannt seien. Daher hat auch jedermann nicht nur seine Meinung über Psychologie, sondern auch die Überzeugung, dass er es selbstverständlich besser wisse. Die Psychiater, die sich mit den sprichwörtlich verständnisvollen Angehörigen und Vormündern ihrer Patienten herumschlagen müssen, sind vielleicht die ersten Menschen gewesen, die als professionelle Gruppe auf das blinde Vorurteil der Masse, in psychologischen Dingen wisse es jedermann besser als der andere, gestoßen sind, was bekanntlich nicht hindert, dass es der Psychiater ebenfalls besser weiß, und zwar bis zu dem Grade, dass er bekennen muss: »In dieser Stadt gibt es überhaupt nur zwei normale Leute. Prof. B. am Gymnasium ist der andere.«

In der Psychologie von heute muss man sich zur Erkenntnis durchringen, dass das Seelische als das Unmittelbarste das Unbekannteste ist, obschon es das Allerbekannteste zu sein scheint, und dass es jeder andere wahrscheinlich besser weiß als man selber. Jedenfalls wäre dies für den Anfang ein überaus nützlicher heuristischer Grundsatz. Gerade weil die Seele so unmittelbar ist, ist Psychologie so spät erst entdeckt worden. Und weil wir noch am Anfang einer Wissenschaft stehen, so fehlen uns Begriffe und Definitionen, vermittels welcher wir Tatsachen erfassen können. Erstere fehlen uns, Letztere nicht, wir sind im Gegenteil von Tatsachen umdrängt, ja zugedeckt, im Gegensatz zu den Gegenständen anderer Wissenschaften, die wir sozusagen aufsuchen müssen und deren natürliche Gruppierung, wie die der chemischen Elemente und die der Pflanzenfamilien, uns einen Anschauungsbegriff a posteriori vermittelt. Ganz anders aber steht es mit der Psyche; hier geraten wir mit einer empirisch anschauenden Einstellung bloß in den unaufhörlichen Fluss unseres subjektiven seelischen Geschehens, und wenn aus diesem Getriebe irgendein zusammenfassender Allgemeinbegriff auftaucht, so ist er meistens nichts als ein bloßes Symptom. Weil wir selber Seele sind, so ist es so gut wie unvermeidlich, dass wir, wenn wir den seelischen Prozess gewähren lassen, in diesen aufgelöst und auf diese Weise der Fähigkeit der erkennenden Unterscheidung und Vergleichung beraubt werden.

Dies ist die eine Schwierigkeit, die andere ist die Tatsache, dass man in dem Maße, als man sich von der räumlichen Erscheinung entfernt und sich der Unräumlichkeit der Seele annähert, auch jegliche Möglichkeit einer exakten Maßbestimmung verliert. Sogar die Tatsachenfeststellung wird schwierig. Wenn ich zum Beispiel die Unwirklichkeit einer Sache hervorheben will, so sage ich, ich hätte es bloß gedacht. »Ich hätte auch diesen Gedanken gar nicht gehabt, wenn nicht – – – und überhaupt denke ich solches gar nie.« Bemerkungen dieser Art sind »gang und gäbe« und beweisen, wie nebelhaft seelische Tatsachen sind, oder vielmehr, wie vage sie subjektiv erscheinen, denn in Wirklichkeit sind sie genauso objektiv und so bestimmt wie irgendein sonstiges Ereignis. Ich habe wirklich so und so gedacht, was nun immer die Bedingungen und Verklausulierungen dieses Vorganges sind. Auch zu diesem sozusagen selbstverständlichen Zugeständnis müssen sich viele Leute förmlich durchringen, und zwar gelegentlich mit der größten moralischen Anstrengung. Wenn wir also vom Bekannten der äußeren Erscheinung auf den seelischen Tatbestand schließen, so begegnen wir diesen Schwierigkeiten.

Mein engeres Arbeitsgebiet ist nun nicht die in weitestem Sinne klinische Feststellung äußerer Merkmale, sondern die Erforschung und Klassifizierung der durch Erschließung feststellbaren, seelischen Tatbestände. Aus dieser Arbeit ergibt sich zunächst eine psychische Phänomenologie, welche eine entsprechende Strukturlehre ermöglicht, und aus der empirischen Anwendung der Strukturlehre ergibt sich schließlich eine psychologische Typologie.

Die klinische Phänomenologie ist Symptomatologie. Der Schritt von der Symptomatologie zur psychischen Phänomenologie ist vergleichbar der Entwicklung der rein symptomatischen Pathologie zur Kenntnis der Zellular- und Stoffwechselpathologie, denn die psychische Phänomenologie vermittelt uns die Anschauung der den manifesten Symptomen zugrundeliegenden seelischen Hintergrundsvorgänge. Wie allgemein bekannt, ist diese Entwicklung durch die Anwendung analytischer Methoden erreicht worden. Wir haben heutzutage eine wirkliche Kenntnis jener seelischen Vorgänge, welche psychogene Symptome auslösen, und damit ist der Grund zu einer psychischen Phänomenologie gelegt, denn die Komplexlehre ist nichts anderes als eine solche. Was immer sonst noch in den dunkeln Untergründen der Seele vorgehen mag – bekanntlich gibt es darüber mancherlei Meinungen –, eines wenigstens steht fest, dass es in erster Linie affektbetonte Inhalte sind, sogenannte »Komplexe«, die sich einer gewissen Autonomie erfreuen. Man hat sich am Ausdruck »autonomer Komplexe« schon öfters gestoßen, jedoch, wie mir scheint, zu Unrecht, indem die wirksamen Inhalte des Unbewussten tatsächlich ein Verhalten zeigen, das ich nicht anders benennen könnte als mit dem Worte »autonom«, womit ihre Fähigkeit, den Intentionen des Bewusstseins Widerstand zu leisten, zu kommen und zu gehen, wann es ihnen beliebt, gekennzeichnet sein soll. Komplexe sind nach allem, was wir von ihnen wissen, psychische Größen, die sich der Kontrolle des Bewusstseins entzogen haben und, von diesem abgespalten, ein Sonderdasein in der dunklen Sphäre der Seele führen, von wo aus sie jederzeit bewusste Leistungen hemmen oder fördern können.

Eine weitere Vertiefung der Komplexlehre nun führt logischerweise zum Problem der *Entstehung der Komplexe.* Auch darüber existieren verschiedene Theorien. Abgesehen davon steht erfahrungsgemäß fest, dass Komplexe immer etwas wie einen Konflikt enthalten, oder einen solchen wenigstens verursachen oder aus einem solchen hervorgehen. Jedenfalls ist die Eigenschaft des Konfliktes, des Schocks, der Erschütterung, der Peinlichkeit, der Unvereinbarkeit den Komplexen eigentümlich. Es sind sogenannte »wunde Punkte«, französisch »bêtes noires«, englisch »skeletons in the cupboard«, an die man sich selber nicht gern erinnert und noch weniger von anderen will erinnern lassen, die sich aber häufig in unwillkommenster Weise selber in Erinnerung bringen. Sie enthalten stets Erinnerungen, Wünsche, Befürchtungen, Verpflichtungen, Notwendigkeiten oder Einsichten, mit denen man irgendwie nicht recht fertig werden kann, weshalb sie sich immer störend und meist auch schädlich in unser bewusstes Leben einmischen.

Offenbar sind Komplexe eine Art von Minderwertigkeiten in weitestem Sinne, wozu ich gleich bemerken muss, dass ein Komplex oder Komplexe-Haben nicht ohne weiteres Minderwertigkeit bedeutet. Es will nur besagen, dass Unvereintes, Unassimiliertes, Konflikthaftes besteht, ein Hindernis vielleicht, aber auch ein Anreiz zu größeren Anstrengungen und damit vielleicht sogar eine neue Erfolgsmöglichkeit. Komplexe sind daher in diesem Sinne geradezu Brenn- oder Knotenpunkte des seelischen Lebens, die man gar nicht missen möchte, ja, die gar nicht fehlen *dürfen*, weil sonst die seelische Aktivität zu einem fatalen Stillstand käme. Aber sie bezeichnen das Unerledigte im Individuum, den Ort, wo es zum mindesten vorderhand eine Niederlage erlitten, wo es etwas nicht *ver*winden oder *über*winden kann, also unzweifelhaft die *schwache Stelle* in jeglicher Bedeutung des Wortes.

Dieser Charakter des Komplexes nun wirft ein bedeutsames Licht auf seine Entstehung. Er geht offenbar hervor aus dem Zusammenstoß einer Anpassungsforderung mit der besonderen und hinsichtlich der Forderung ungeeigneten Beschaffenheit des Individuums. So wird uns der Komplex zum diagnostisch wertvollen Symptom einer individuellen Disposition.

Die Erfahrung zeigt uns zunächst unendlich variierte Komplexe, aber ihre sorgfältige Vergleichung ergibt relativ wenig typische Grundformen, die sich alle über den ersten Erlebnissen der Kindheit aufbauen. Dies muss notwendigerweise so sein, denn die individuelle Disposition wird eben schon in der Kindheit offenbar, da sie angeboren ist und nicht erst im Laufe des Lebens erworben wird. Der Elternkomplex ist daher nichts als die erste Manifestation des Zusammenstoßes zwischen der Wirklichkeit und der in dieser Hinsicht ungeeigneten Beschaffenheit des Individuums. Die erste Komplexform muss daher ein Elternkomplex sein, denn die Eltern sind die erste Wirklichkeit, mit der das Kind in Konflikt geraten kann.

Die Existenz eines Elternkomplexes verrät uns daher so gut wie nichts in Bezug auf die eigentümliche Beschaffenheit des Individuums. In der praktischen Erfahrung aber werden wir bald inne, dass das Wesentliche keineswegs in der Tatsache des Vorhandenseins eines Elternkomplexes besteht, sondern vielmehr in der besonderen Art, in der sich der Komplex im Individuum auswirkt. Da gibt es nun die allerverschiedensten Variationen, die man wohl nur zum geringsten Teil auf die besondere Beschaffenheit des Elterneinflusses zurückführen kann, indem oft mehrere Kinder zugleich demselben Einfluss ausgesetzt sind, jedoch in der denkbar verschiedensten Weise darauf reagieren.

Ich habe deshalb das Augenmerk auf eben diese Verschiedenheiten gerichtet, indem ich mir sagte, dass gerade durch diese Verschiedenheiten die individuellen Dispositionen in ihrer Eigenart erkannt werden könnten. Warum reagiert in einer neurotischen Familie das eine Kind mit einer Hysterie, das andere mit einer Zwangsneurose, das dritte mit einer Psychose und das vierte vielleicht anscheinend überhaupt nicht? Dieses Problem der »Neurosenwahl«, vor das sich auch Freud gestellt sah, nimmt dem Elternkomplex als solchem die ätiologische Bedeutung, indem die Fragestellung sich nunmehr auf das reagierende Individuum und seine besondere Disposition verschiebt.

Obschon mich Freuds Versuche, dieses Problem zu lösen, gänzlich unbefriedigt lassen, so bin ich doch selber außerstande, die Frage zu beantworten. Ich halte es für verfrüht, die Frage der Neurosenwahl überhaupt zu stellen. Denn bevor wir an dieses überaus schwierige Problem herantreten, müssen wir sehr viel mehr darüber wissen, *wie* das Individuum reagiert. Die Frage ist, wie reagiert man auf ein Hindernis? Zum Beispiel: Wir kommen an einen Bach, über den keine Brücke führt, und der zum bloßen Überschreiten zu breit ist. Wir müssen hinüberspringen. Dazu steht uns ein kompliziertes funktionales System zur Verfügung, nämlich das psychomotorische System, eine fertig gebildete Funktion, die wir nur auszulösen brauchen. Aber bevor dies geschieht, ereignet sich noch etwas rein Psychisches, nämlich die *Entscheidung*, was überhaupt zu tun sei, und hier nun finden die ausschlaggebenden individuellen Ereignisse statt, welche bezeichnenderweise vom Subjekt selten oder nie als charakteristisch erkannt werden, denn man sieht sich selbst in der Regel gar nicht oder dann nur ganz zuletzt. Nämlich wie zum Springen der psychomotorische Apparat habituell bereitgestellt wird, so wird zur Entscheidung, was überhaupt zu tun sei, ein ausschließlich psychischer Apparat habituell (und daher unbewusst) bereitgestellt.

Woraus dieser Apparat nun besteht, darüber gehen die Meinungen weit auseinander, sicher ist nur, dass jedes Individuum seine ihm gewohnte Weise hat, Entscheidungen zu treffen und mit Schwierigkeiten umzugehen. Fragen wir den einen, so wird er sagen, er sei aus Vergnügen am Springen über den Bach gesprungen, ein anderer, weil doch keine andere Möglichkeit vorhanden gewesen sei, ein Dritter, weil jedes Hindernis ihn zur Überwindung reize. Ein Vierter ist nicht gesprungen, weil er nutzlose Anstrengungen hasst, ein Fünfter nicht, weil gar keine tiefere Notwendigkeit, den Bach zu überqueren, vorgelegen hätte.

Ich habe absichtlich dieses banale Beispiel gewählt, um daran zu demonstrieren, wie irrelevant derartige Motivationen erscheinen, dermaßen futil sogar, dass wir sie allesamt zur Seite zu schieben und durch unsere eigene Erklärung zu ersetzen geneigt sind. Und doch sind es eben gerade diese Variationen, die den kostbaren Einblick in die individuellen psychischen Anpassungssysteme vermitteln. Beobachten wir nämlich den ersten Fall, der aus Vergnügen am Springen den Bach überquert, in anderen Lebenssituationen, so werden wir wahrscheinlich finden, dass weitaus der größte Teil seines Tuns und Lassens unter dem Gesichtswinkel des Vergnügens erfolgt; den zweiten, der springt, weil er keine andere Möglichkeit des Hinübergelangens sieht, werden wir durchs Leben wandern sehen, aufmerksam und verdrossen, immer nach dem faute-de-mieux sich richtend usw. Bei allen sind besondere psychische Systeme bereitgestellt, denen die Entscheidungen überlassen werden. Man könnte sich leicht vorstellen, dass dieser Einstellungen Legion wäre. Ihre individuelle Mannigfaltigkeit ist gewiss nie zu erschöpfen, genauso wenig wie die individuellen Variationen der Kristalle, die doch unzweifelhaft zu diesem oder jenem System gehören. Aber wie die Kristalle relativ einfache Grundgesetze aufweisen, so zeigen auch die Einstellungen gewisse Grundeigentümlichkeiten, die sie bestimmten Gruppen zuweisen.

Die Versuche des menschlichen Geistes, Typen zu konstruieren und damit Ordnung in das Chaos der Individuen zu bringen, sind – man kann es ruhig sagen – uralt. Den ältesten nachweisbaren Versuch dieser Art hat die dem alten Orient entstammende Astrologie unternommen in den sogenannten Trigonen der vier Elemente, Luft, Wasser, Erde, Feuer. Das Trigon der Luft im Horoskop besteht aus den drei sogenannten Luftzodia, nämlich aus

Aquarius, Gemini und Libra, das des Feuers aus Aries, Leo und Sagittarius usw., und es ist älteste Auffassung, dass, wer in diesen Trigonen geboren ist, Teil habe an ihrer luftigen oder feurigen Natur und ein dementsprechendes Temperament und Schicksal aufweise. Darum steht die *physiologische* Typologie des Altertums, nämlich die Einteilung in vier humorale Temperamente, in nächstem Zusammenhang mit den noch älteren kosmologischen Anschauungen. Was sich früher durch Tierkreisbilder darstellte, wurde nunmehr in der physiologischen Sprache der alten Ärzte ausgedrückt, nämlich durch die Worte *phlegmatisch, sanguinisch, cholerisch* und *melancholisch*, welche nichts anderes als Bezeichnungen für die Körpersäfte sind. Wie bekannt, erhielten sich diese Typen mindestens an die eintausendachthundert Jahre. Was aber die astrologische Typologie anbelangt, so steht sie zum Erstaunen der Aufklärung immer noch aufrecht da und erlebt sogar heute eine neue Blüte.

Dieser historische Rückblick kann uns darüber beruhigen, dass unsere modernen Versuche zur Typologie keineswegs neu und unerhört sind, wenn schon das wissenschaftliche Gewissen es uns nicht erlaubt, auf diese alten, intuitiven Wege zurückzugreifen. Wir müssen unsere eigene Antwort auf dieses Problem finden, eine Antwort, die den Ansprüchen der Wissenschaftlichkeit genügt. Und hier hebt nun die Hauptschwierigkeit des typologischen Problems an, nämlich die Frage der Maßstäbe oder Kriterien. Das astrologische Kriterium war einfach: Es war die objektiv gegebene Geburtskonstellation. Die Frage, wieso die Tierkreisbilder und die Planeten Temperamentsqualitäten erhielten, erstreckt sich in die grauen Nebel der Vorzeit und bleibt unbeantwortbar. Das Kriterium der vier alten physiologischen Temperamente war das Aussehen und Benehmen des Individuums, genauso wie bei der heutigen physiologischen Typisierung. Was aber soll das Kriterium einer psychologischen Typologie sein?

Erinnern wir uns an das vorher gegebene Beispiel von den verschiedenen Individuen, die über den Bach setzen sollten. Wie und nach welchen Gesichtspunkten sollen wir ihre habituellen Motivationen klassifizieren? Der eine tut aus Vergnügen, der andere *tut*, weil Nichttun verdrießlicher ist, ein Dritter tut *nicht*, weil er sich eine andere Auffassung reserviert usw. Die Reihe der Möglichkeiten scheint end- und hoffnungslos.

Ich weiß nun nicht, wie andere sich dieser Aufgabe entledigen würden. Ich kann darum nur sagen, wie ich die Sache angefangen habe und muss es über mich ergehen lassen, wenn man mir vorwirft, dass meine Art, das Problem zu lösen, doch nur mein individuelles Vorurteil sei; und dieser Einwand ist dermaßen richtig, dass ich gar nicht wüsste, wie ich mich dagegen verteidigen könnte. Ich kann nur auf den alten Kolumbus selig hinweisen, der auf Grund subjektiver Annahmen, einer falschen Hypothese und eines von heutiger Schifffahrt verlassenen Weges Amerika entdeckte … Was man immer anschaut, und wie man es auch betrachten mag, man sieht es nur durch die eigenen Augen. Darum wird die Wissenschaft nie von einem gemacht, sondern von vielen. Der Einzelne liefert nur seinen Beitrag, und in diesem Sinne allein wage ich es, von *meiner* Art, die Dinge zu sehen, zu reden.

Mein Beruf hat mich von jeher dazu gezwungen, mir Rechenschaft über die Eigenart der Individuen zu geben, und der besondere Umstand, dass ich im Laufe der Jahre – ich weiß nicht wie viele – Ehen zu behandeln und Mann und Frau einander plausibel zu machen hatte, hat die Aufgabe und Notwendigkeit, gewisse durchschnittliche Wahrheiten festzustellen, noch unterstrichen. Wie viele Male war ich zum Beispiel gezwungen zu sagen: »Sehen Sie, Ihre Frau ist eben eine sehr aktive Natur, von der man wirklich nicht erwarten kann, dass ihr ganzes Dasein sich nur im Haushalt abspielen soll.« Damit ist bereits eine Typisierung, eine Art von statistischer Wahrheit, ausgesprochen. Es gibt *aktive* und *passive* Naturen. Doch diese Binsenwahrheit befriedigte mich nicht. Mein nächster Versuch war zu sagen, es gäbe etwas wie *bedenkende* und *unbedenkliche* Naturen, denn ich hatte gesehen, dass viele anscheinend passive Naturen in Wirklichkeit nicht so sehr passiv als *vorbe-*

denkend sind. Sie überlegen sich die Situation erst und dann handeln sie, und weil sie dies habituell tun, so verpassen sie Gelegenheiten, wo das unmittelbare Handeln ohne Bedenklichkeit nötig ist, und so geraten sie unter das Vorurteil, passiv zu sein. Die Unbedenklichen schienen mir stets ohne Vorbedenken mit beiden Füßen in eine Situation hineinzuspringen, um erst nachher zu bedenken, dass sie vielleicht in einen Sumpf hineingeraten sind. So konnte man sie als unbedenklich bezeichnen, was insofern passender erschien als aktiv, denn das Vorbedenken des anderen ist schließlich gegebenenfalls eine sehr wichtige Aktivität und ein sehr verantwortliches Handeln gegenüber dem unbedachten Strohfeuer einer bloßen Geschäftigkeit. Aber sehr bald entdeckte ich, dass das Zögern des einen keineswegs immer ein Vorbedenken und das rasche Handeln des anderen ebenso wenig eine Unbedenklichkeit war. Das Zögern des Ersteren beruht ebenso oft auf einer habituellen Ängstlichkeit oder wenigstens auf etwas wie einem gewohnheitsmäßigen Zurückweichen vor einer zu großen Aufgabe, und die unmittelbare Aktivität des anderen wird häufig durch ein in Bezug auf das Objekt überwiegendes Selbstvertrauen ermöglicht. Diese Beobachtung nun veranlasste mich, die Typisierung folgendermaßen zu formulieren: Es gibt eine ganze Menschenklasse, die im Moment der Reaktion auf eine gegebene Lage sich zuerst etwas zurückzieht, etwas wie leise »nein« sagt und dann erst zum Reagieren gelangt, und eine andere Klasse, die in der gleichen Situation unmittelbar mit der Reaktion herauskommt, anscheinend im vollen Vertrauen darauf, dass ihr Handeln selbstverständlich richtig sei. Erstere Klasse wäre daher durch ein gewisses negatives Verhältnis zum Objekt, letztere durch ein eher positives gekennzeichnet.

Wie bekannt, entspricht erstere Klasse der »introvertierten« und letztere der »extravertierten« Einstellung. Mit diesen beiden Termini ist nun zunächst ebenso wenig gewonnen wie mit der Entdeckung von Molières »Bourgeois gentilhomme«, dass er für gewöhnlich Prosa spreche. Sinn und Wert erhalten diese Typen erst, wenn man weiß, was alles sonst noch mit dem Typus gegeben ist.

Man kann nämlich nicht Introvertierter oder Extravertierter sein, ohne es in jeder Hinsicht zu sein. Der Begriff »introvertiert« zum Beispiel heißt: Alles Seelische geschieht so, wie es beim Introvertierten gesetzmäßig geschehen muss. Wäre dem nicht so, so wäre die Feststellung, dass ein gewisses Individuum introvertiert sei, ebenso gründlich belanglos, wie die Feststellung, dass seine Körperlänge 175 cm beträgt, oder dass es braune Haare hat oder brachycephal ist. Diese Feststellungen enthalten bekanntlich nicht sehr viel mehr als eben die eine Tatsache, die sie bezeichnen. Der Ausdruck »introvertiert« beziehungsweise »extravertiert« aber ist unvergleichlich anspruchsvoller. Er will nämlich sagen, dass das Bewusstsein wie auch das Unbewusste bestimmte Qualitäten haben muss, dass sein allgemeines Benehmen, seine Beziehung zu Menschen, ja der Verlauf seines Lebens sogar, gewisse typische Eigenschaften aufweisen.

Introversion und Extraversion als Typen der Einstellung bedeuten ein für den ganzen seelischen Prozess wesentlich bedingendes Vorurteil, indem sie den Reaktionshabitus feststellen und damit nicht nur die Art des Handelns, sondern auch die Art der subjektiven Erfahrung, und nicht nur das, sondern auch die Art der Kompensation durch das Unbewusste bestimmen.

Die Bestimmung des Reaktionshabitus muss insofern ins Schwarze treffen, als der Habitus doch gewissermaßen die zentrale Umschaltstelle ist, von der aus einerseits das äußere Handeln reguliert und anderseits die spezifische Erfahrung geformt wird. Aus der Art des Handelns erfolgen entsprechende Resultate, und aus der subjektiven Auffassung der Resultate entstehen die Erfahrungen, die ihrerseits wieder das Handeln beeinflussen und somit nach dem Sprichwort »Jeder ist seines Glückes Schmied« das individuelle Schicksal hervorbringen.

Während wohl kein Zweifel darüber obwalten dürfte, dass wir beim Reaktionshabitus an der zentralen Stelle anpacken, ist es aber eine heikle Frage, ob die Charakterisierung des Reaktionshabitus geglückt sei oder nicht. Darüber kann man in guten Treuen verschiedener Meinung sein, auch wenn man eine intime Kenntnis dieses besonderen Gebietes hat. Was ich zugunsten meiner Auffassung finden konnte, habe ich in meinem Typenbuch zusammengetragen unter der ausdrücklichen Voraussetzung, dass ich mir nicht einbilde, dass meine Typisierung die einzig wahre oder einzig mögliche sei.

Die Gegenüberstellung von Introversion und Extraversion ist zwar einfach, aber einfache Formulierungen sind leider meistens verdächtig. Allzu leicht decken sie die wirklichen Komplikationen täuschend zu. Ich spreche da aus eigener Erfahrung, denn kaum hatte ich vor nun bald zwanzig Jahren die erste Formulierung meiner Kriterien publiziert,[10] so merkte ich zu meinem Missvergnügen, dass ich damit irgendwie hineingefallen war. Etwas an der Rechnung stimmte nicht. Ich hatte den Versuch gemacht, zu viel mit zu einfachen Mitteln zu erklären, wie es ja meistens geschieht in der ersten Entdeckerfreude.

Was mir jetzt auffiel, war nämlich die nicht zu leugnende Tatsache geradezu gewaltiger Unterschiede der Introvertierten unter sich und der Extravertierten unter sich, Unterschiede, die so groß waren, dass es mir zweifelhaft wurde, ob ich überhaupt je recht gesehen hätte oder nicht. Die Klärung dieser Zweifel hat eine beinahe zehnjährige Arbeit an Beobachtung und Vergleichung erfordert.

Die Frage, woher die gewaltigen Unterschiede innerhalb eines Typus rühren, verwickelte mich in unvorhergesehene Schwierigkeiten, denen ich lange nicht beikommen konnte. Diese Schwierigkeiten beruhten zum geringeren Teil auf der Beobachtung und Wahrnehmung der Verschiedenheiten, ihr Hauptgrund war vielmehr wie früher das Problem der Kriterien, nämlich der passenden Bezeichnung der charakteristischen Unterschiede. Hier erfuhr ich zum ersten Male so recht deutlich, wie jung die Psychologie überhaupt ist. Noch ist sie kaum etwas anderes als ein Chaos willkürlicher Lehrmeinungen, die zum guten Teil ohne

[10] Zur Frage der psychologischen Typen, GW 6, §§ 931–950.

Übereinkunft in der Studierstube oder im Konsultationszimmer durch generatio aequivoca einem isolierten und darum zeushaften Gelehrtengehirn entsprungen sind. Ich will nicht unehrerbietig sein, aber ich kann es nicht unterdrücken, den Psychologieprofessor mit der Psychologie der Frau, des Chinesen und des Australnegers zu konfrontieren. Unsere Psychologie muss ans Leben heranreichen, sonst bleiben wir einfach im Mittelalter stecken.

Ich merkte, dass aus dem Chaos der zeitgenössischen Psychologie keine feststehenden Kriterien zu ziehen waren, dass sie vielmehr erst geschaffen werden mussten, dies allerdings nicht aus der blauen Luft herunter, sondern auf der Grundlage unschätzbarer Vorarbeiten vieler, deren Namen keine Geschichte der Psychologie stillschweigend übergehen wird.

Ich kann im Rahmen eines Vortrages unmöglich jene Einzelbeobachtungen erwähnen, die mich dazu veranlassten, als *Kriterien* der in Frage stehenden Unterschiede *gewisse psychische Funktionen* hervorzuheben. Es soll nur im Allgemeinen konstatiert sein, dass die Unterschiede, soweit sie mir bis jetzt fassbar geworden sind, im Wesentlichen darin bestehen, dass zum Beispiel ein Introvertierter nicht schlechthin vor dem Objekt zurückweicht und zögert, sondern dies in einer ganz bestimmten Weise tut. Ebenso handelt er nicht schlechthin wie jeder Introvertierte, sondern eben wieder in einer ganz besonderen Weise. Wie nun der Löwe seinen Feind oder seine Beute nicht mit dem Schwanz wie das Krokodil, sondern mit den Pranken, in denen seine spezifische Kraft wohnt, niederschlägt, so ist unser Reaktionshabitus normalerweise durch unsere Stärke gekennzeichnet, das heißt durch die Verwendung unserer verlässlichsten und tüchtigsten Funktion, was nicht hindert, dass es uns auch passiert, dass wir gelegentlich mit unserer spezifischen Schwäche reagieren. Wir werden auch dementsprechende Situationen herstellen oder aufsuchen und andere vermeiden und damit spezifische, von denen anderer Menschen verschiedene Erfahrungen machen. Ein intelligenter Mensch wird sich der Welt mit seiner Intelligenz anpassen und nicht als ein Schwergewichtsboxer sechster Ordnung, obschon er in einem Wutanfall sich seiner Fäuste einmal bedienen kann. Im Daseins- und Anpassungskampf verwendet jeder instinktiv seine *meist entwickelte Funktion*, die dadurch zum Kriterium seines Reaktionshabitus wird.

Die Frage ist nun die: Wie soll man all diese Funktionen in allgemeinen Begriffen fassen, so dass sie aus der Verschwommenheit des bloß individuellen Vorkommens herausgehoben werden können? Eine rohe Typisierung dieser Art hat das soziale Leben schon längst geschaffen, in jenen Figuren des Bauern, des Arbeiters, des Künstlers, des Gelehrten, des Kriegers usw., oder im Verzeichnis aller Berufe. Aber diese Typisierung hat mit der Psychologie so gut wie nichts zu tun, denn es gibt, wie ein bekannter Gelehrter einmal boshaft sagte, unter den Gelehrten auch solche, die bloß »intellektuelle Packträger« sind.

Was hier gemeint ist, ist von subtiler Art. Es genügt nicht, zum Beispiel von Intelligenz zu sprechen, denn dieser Begriff ist zu allgemein und zu vage; intelligent kann man so ziemlich alles nennen, was glatt, rasch, wirksam und zweckmäßig funktioniert. Intelligenz ist wie die Dummheit keine Funktion, sondern eine Modalität, und sagt nie was, sondern stets wie. Dasselbe gilt von moralischen und ästhetischen Kriterien. Wir müssen das bezeichnen können, was in der habituellen Reaktion hauptsächlich funktioniert. Wir sind damit gezwungen, auf etwas zurückzugreifen, was auf den ersten Anblick erschreckenderweise aussieht wie die alte Vermögenspsychologie des 18. Jahrhunderts; in Wirklichkeit aber greifen wir bloß auf die schon in der alltäglichen Sprache vorliegenden Begriffe zurück, die jedermann zugänglich und verständlich sind. Wenn ich zum Beispiel von »Denken« rede, so weiß nur ein Philosoph nicht, was damit gemeint ist, aber kein Laie wird dies unverständlich finden; denn täglich gebrauchen wir dieses Wort und immer meint es ungefähr dasselbe, wobei ein Laie allerdings in nicht geringe Verlegenheit geriete, wenn wir ihn aufforderten, uns auf der Stelle eine unmissverständliche Definition des Denkens zu geben. Das Gleiche gilt vom »Erinnern« oder vom »Gefühl«. So schwer solche unmittelbaren psychologischen Begriffe wissenschaftlich zu definieren sind, so leicht verständlich sind sie in der Umgangssprache. Die Sprache ist eine Sammlung von Anschaulichkeiten par excellence, infolgedessen auch unanschauliche, zu abstrakte Begriffe nicht leicht Boden fassen und ebenso leicht aussterben, weil sie sich eben mit der Wirklichkeit zu wenig berühren. Das Denken oder das Fühlen aber sind so aufdringliche Wirklichkeiten, dass jede nicht primitive Sprache absolut unmissverständliche Ausdrücke dafür hat. Wir können also sicher sein, dass diese Ausdrücke sich mit ganz bestimmten psychischen Tatbeständen decken, wie nun immer diese komplexen Tatbestände wissenschaftlich definiert werden. Jedermann weiß, was zum Beispiel Bewusstsein ist, und doch weiß es die Wissenschaft noch längstens nicht, obschon niemand daran zweifeln kann, dass der Begriff *Bewusstsein* einen bestimmten psychischen Tatbestand deckt.

So kam es, dass ich als Kriterien der Unterschiede innerhalb eines Einstellungstypus einfach die in der Sprache ausgedrückten Laienbegriffe nahm und damit die ihnen entsprechenden psychischen Funktionen bezeichnete. Ich nahm also zum Beispiel das Denken, wie es allgemein verstanden wird, denn es war mir aufgefallen, dass viele Menschen unverhältnismäßig mehr denken als andere und ihrem Denken dementsprechend in ihren wichtigen Entscheidungen ein größeres Gewicht geben. Sie benützen auch ihr Denken, um die Welt zu verstehen und sich ihr anzupassen, und was immer an sie herankommt, wird entweder dem Überlegen oder Nachdenken oder wenigstens einem vorher gedachten Grundsatz unterworfen. Andere Menschen vernachlässigen das Denken oft in auffallender Weise zugunsten emotionaler Faktoren, also des Gefühls. Sie treiben anhaltend »Gefühlspolitik«, und es braucht schon eine außergewöhnliche Situation, um sie zum Nachdenken zu bringen. Die Letzteren stehen in einem beträchtlichen und kaum zu übersehenden Gegensatz zu Ersteren, ein Gegensatz, der zum Beispiel dann am meisten hervorzutreten pflegt, wenn sie Geschäftspartner oder gar miteinander verheiratet sind.

Dabei kann einer sein Denken bevorzugen, ob er nun extravertiert oder introvertiert sei. Er verwendet es dann nur in der seinem Typus entsprechenden Weise.

Mit dem Hervortreten der einen oder anderen dieser Funktionen sind aber nicht alle vorkommenden Unterschiede erklärt. Was ich nämlich als Denk- oder Fühltypen bezeichne, sind Menschen, die für sich wieder etwas Gemeinsames haben, das ich nicht anders bezeichnen könnte als mit dem Wort *Rationalität*. Dass das Denken wesentlich rational sei, wird wohl niemand bestreiten, kommen wir aber zum Fühlen, so werden sich gewichtige Gegengründe erheben, die ich nicht kurzerhand abweisen möchte. Ich kann im Gegenteil versichern, dass mir das Problem des Fühlens kein geringes Kopfzerbrechen verursacht hat. Ich will aber mein Referat nicht mit den verschiedenen Lehrmeinungen über diesen Begriff belasten, sondern nur kurz meine Auffassung davon darlegen. Die Hauptschwierigkeit ist, dass das Wort »Gefühl« oder »Fühlen« der allerverschiedensten Anwendung fähig ist, und dies ganz besonders in der deutschen Sprache. Weniger so im Englischen und Französischen. Wir sollten dieses Wort in erster Linie wohl streng vom Begriff der Empfindung, welche die Sinnesfunktion bedeutet, unterscheiden. Sodann muss man sich wohl oder übel einmal darüber verständigen, dass das Gefühl des Bedauerns zum Beispiel begrifflich vom Gefühl, dass das Wetter ändern werde, oder dass die Aluminiumaktien anziehen werden, geschieden werden sollte. Ich habe darum vorgeschlagen, ersteres Gefühl als das eigentliche Fühlen zu bezeichnen, das im letzteren Fall dagegen verwendete Wort »Gefühl« im psychologischen Gebrauch zu unterdrücken und dort durch den Begriff »Empfindung« zu ersetzen, sofern es sich um Sinneserfahrung handelt, oder durch den Begriff der »Intuition«, sofern es sich um eine Art Wahrnehmung handelt, die man ohne Gewalt oder Hypothese nicht auf bewusste Sinneserfahrung zurückführen kann. Ich habe darum die »Empfindung« als Wahrnehmung durch bewusste Sinnesfunktion und die »Intuition« als Wahrnehmung via Unbewusstes definiert.

Selbstverständlich kann man über die Berechtigung dieser Definitionen bis zum jüngsten Tage diskutieren, aber die Diskussion läuft in letzter Linie nur auf die Frage hinaus, ob man ein gewisses Tier Rhinozeros oder Nashorn oder sonstwie nennen solle, denn im Grunde ist es nur nötig zu wissen, was wir wie bezeichnen. Psychologie ist Neuland, in welchem die Sprache erst noch fixiert werden muss. Man kann Temperaturen bekanntlich nach Réaumur, Celsius oder Fahrenheit messen, nur muss man sagen, wie man gemessen hat.

Wie ersichtlich, nehme ich Fühlen als eine Funktion des Gemütes und unterscheide davon die Empfindung und die Ahnung oder Intuition. Wer diese Funktionen mit dem Fühlen sensu strictiori vermischt, kann die Rationalität des Fühlens begreiflicherweise nicht anerkennen. Wer sie aber davon trennt, der wird sich der Anerkennung der Tatsache nicht entziehen können, dass Gefühlswerte und Gefühlsurteile, die Gefühle überhaupt sich nicht nur bloß vernünftig, sondern auch logisch, konsequent und urteilend verhalten können, genau wie das Denken. Dem Denktypus kommt diese Tatsache befremdlich vor, aber das erklärt sich unschwer aus dem typischen Umstand, dass bei differenzierter Denkfunktion die Fühlfunktion stets weniger entwickelt, daher primitiver und darum mit anderen Funktionen kontaminiert ist, und zwar gerade mit den irrationalen, nicht logischen und nicht urteilenden respektive nicht bewertenden Funktionen, nämlich mit Empfindung und Intuition. Diese beiden Funktionen stehen den rationalen Funktionen gegenüber, und zwar aus einem Grunde, der ihrem innersten Wesen entspricht. Wenn man *denkt*, so tut man dies mit der Absicht, zum Urteil oder Schluss zu kommen, und wenn man fühlt, um zur richtigen Bewertung zu gelangen; Empfindung und Intuition als Wahrnehmungsfunktion bezwecken aber Wahrnehmung des *Vorkommenden*, nicht dessen Deutung oder Bewertung. Sie dürfen also nicht nach Prinzipien auswählend verfahren, sondern müssen einfach für das Vorkommende offen sein. Das Vorkommende schlechthin ist aber wesentlich irrational, denn es gibt keine

Schlussmethode, mittels welcher je bewiesen werden könnte, dass es so und so viel Planeten oder so und so viel und was für Spezies von Warmblütern geben müsse. Irrationalität ist eine Untugend des Denkens und Fühlens, Rationalität eine Untugend des Empfindens und Intuierens.

Es gibt nun viele Menschen, welche ihren hauptsächlichen Reaktionshabitus auf Irrationalität gründen, und zwar entweder auf Empfindung oder auf Intuition, aber nicht auf beide zugleich, denn Empfindung ist gegenüber der Intuition ebenso antagonistisch, wie das Denken gegenüber dem Fühlen. Wenn ich nämlich mit meinen Augen und Ohren feststellen will, was tatsächlich vorkommt, so kann ich alles andere, nur nicht zugleich vage um alle Ecken herumträumen und -phantasieren, was eben der Intuitive tun muss, um seinem Unbewussten oder dem Objekt den nötigen Spielraum zu gewähren. Begreiflicherweise ist darum ein Empfindungstypus der Antipode des Intuitiven. Leider erlaubt es mir die Zeit nicht, auf die interessanten Variationen, welche extravertierte und introvertierte Einstellung bei den irrationalen Typen verursachen, einzugehen.

Ich möchte noch ein Wort sagen über die gesetzmäßigen Folgen, welche die Bevorzugung einer Funktion für die anderen Funktionen herbeiführt. Der Mensch kann bekanntlich nie alles zugleich und nie ganz vollkommen sein. Er entwickelt stets nur gewisse Qualitäten, und andere lässt er verkümmern. Zur Vollständigkeit reicht es nie. Was geschieht nun mit jenen Funktionen, die er nicht tagtäglich bewusst anwendet und damit durch Übung entwickelt? Sie bleiben in einem mehr oder weniger primitiv infantilen, oft nur halb bewussten oder gelegentlich sogar ganz unbewussten Zustand, und damit bilden sie eine für jeden Typus charakteristische Minderwertigkeit, die ein integrierender Bestandteil des Gesamtcharakterbildes ist. Einseitige Bevorzugung des Denkens ist stets begleitet von Gefühlsminderwertigkeit, und differenzierte Empfindung kränkt das intuitive Vermögen und umgekehrt.

Ob eine Funktion differenziert sei oder nicht, ist wohl leicht an ihrer Stärke, Unerschütterlichkeit, Konsequenz, Verlässlichkeit und Angepasstheit erkennbar. Ihre Minderwertigkeit aber ist oft nicht so leicht zu beschreiben oder zu erkennen. Ein wesentliches Kriterium ist ihre Unselbstständigkeit und die dadurch veranlasste Abhängigkeit von Menschen und Umständen, sodann ihre launenhafte Empfindlichkeit, ihre Unzuverlässigkeit im Gebrauch, ihre Suggestibilität und ihr verschwommener Charakter. In der minderwertigen Funktion ist man stets unterlegen, denn man kann ihr nicht befehlen, sondern ist sogar ihr Opfer.

Da ich mich hier mit einer bloßen Skizzierung der Grundideen einer psychologischen Typologie begnügen muss, so ist es mir leider versagt, auf eine ins Einzelne gehende Beschreibung psychologischer Typen einzugehen. Das Gesamtergebnis meiner bisherigen Arbeit auf diesem Gebiete ist die Aufstellung von zwei allgemeinen Einstellungstypen, der Extraversion und der Introversion, und ferner von vier Funktionstypen, den Denk-, Fühl-, Empfindungs- und Intuitionstypen, die je nach der allgemeinen Einstellung variieren und somit acht Varianten ergeben.

Man hat mich schon fast vorwurfsvoll gefragt, warum ich gerade von vier Funktionen spreche und nicht von mehr oder weniger. Dass es gerade vier sind, hat sich zunächst rein empirisch ergeben. Dass aber mit vier eine gewisse Totalität erreicht ist, kann folgende Überlegung zeigen. Die Empfindung stellt fest, was tatsächlich vorhanden ist. Das Denken ermöglicht uns zu erkennen, was das Vorhandene bedeutet, das Gefühl, was es wert ist, und die Intuition schließlich weist auf die Möglichkeiten des Woher und Wohin, die im gegenwärtig Vorhandenen liegen. Damit dürfte die Orientierung im Gegenwärtigen ebenso vollständig sein, wie die geographische Ortsangabe nach Breite und Länge. Die vier Funktionen sind etwas wie die vier Himmelsrichtungen, ebenso willkürlich und ebenso unerlässlich wie diese. Nichts hindert, die Kardinalpunkte um beliebig viele Grade nach dieser oder jener Seite zu verschieben und ihnen überdies noch andere Namen zu geben. Es ist nur eine Frage von Konvention und Verständlichkeit.

Aber eines muss ich bekennen, dass ich diesen Kompass auf meinen psychologischen Entdeckungsreisen auf keinen Fall mehr missen möchte, nicht etwa bloß aus dem naheliegenden, allzu menschlichen Grunde, dass jeder in seine eigenen Ideen verliebt ist, sondern wegen der objektiven Tatsache, dass damit ein Maß- und Orientierungssystem gegeben ist, das eine *kritische Psychologie*, die uns so lange gefehlt hat, ermöglicht.

Die Struktur der Seele (1927)

Die Seele, als eine Spiegelung von Welt und Mensch, ist von solcher Mannigfaltigkeit, dass man sie von unendlich vielen Seiten betrachten und beurteilen kann. Es geht uns mit der Psyche genauso wie mit der Welt: Eine Systematik der Welt liegt jenseits der menschlichen Reichweite, deshalb haben wir bloße Handwerksregeln und Interessenaspekte. Jeder macht sich seinen eigenen Ausschnitt aus der Welt und errichtet für seine Privatwelt sein Privatsystem, öfters mit luftdichten Wänden, so dass es ihm nach einiger Zeit vorkommt, als ob er den Sinn und die Struktur der Welt erkannt hätte. Endliches wird niemals Unendliches erfassen. Obschon die psychische Erscheinungswelt nur ein Teil der Welt überhaupt ist, so könnte es einem doch scheinen, als ob sie darum eben als Teil fassbarer wäre als die ganze Welt. Man macht sich dabei aber nicht klar, dass die Seele die einzige unmittelbare Welterscheinung und daher auch die unerlässliche Bedingung einer allgemeinen Welterfahrung ist.

Die einzigen unmittelbar erfahrbaren Dinge der Welt sind die Inhalte des Bewusstseins. Nicht, dass ich die Welt auf eine Vorstellung von der Welt reduzieren möchte, aber ich will damit etwas Ähnliches hervorheben, wie wenn ich sagte, dass das Leben eine Funktion des Kohlenstoffatoms sei. Diese Analogie zeigt die Beschränktheit der professionellen Brille, der ich unterliege, sobald ich überhaupt etwas Erklärendes über die Welt oder auch nur einen Teil derselben aussagen will.

Mein Gesichtspunkt ist natürlich der psychologische, und noch ganz speziell derjenige des praktischen Psychologen, dessen Aufgabe es ist, im chaotischen Wirrwarr kompliziertester seelischer Zustände sich rasch zurechtzufinden. Mein Gesichtspunkt muss notwendigerweise verschieden sein von dem desjenigen Psychologen, der einen isolierten psychischen Vorgang in der Stille des Laboratoriums in aller Ruhe experimentell untersuchen kann. Der Unterschied ist etwa der des Chirurgen vom Histologen. Auch bin ich kein Metaphysiker, der etwas über das An-und-für-sich-Sein der Dinge, ob sie absolut seien oder dergleichen, auszusagen hat. Meine Gegenstände liegen innerhalb der Grenzen der Erfahrbarkeit.

Meine Notwendigkeit ist vor allem, komplexe Bedingungen erfassen und von ihnen sprechen zu können. Ich muss Kompliziertes in fassbarer Weise bezeichnen und seelische Tatsachengruppen unterscheiden können. Diese Unterscheidungen dürfen insofern nicht willkürlich sein, als ich eine Verständigung mit meinem Objekt, das heißt mit meinem Patienten, erreichen muss. Ich bin daher angewiesen auf die Verwendung einfacher Schemata, welche einerseits die empirischen Tatbestände befriedigend wiedergeben und andererseits an das allgemein Bekannte anschließen und damit Verständnis finden.

Wenn wir uns nun anschicken, die Bewusstseinsinhalte zu gruppieren, so beginnen wir nach althergebrachter Regel mit dem Satz: »Nihil est in intellectu, quod non antea fuerit in sensu.«

Bewusstes scheint von außen als *Sinneswahrnehmung* in uns hineinzuströmen. Wir sehen, hören, tasten und riechen die Welt, und so sind wir der Welt bewusst. Die Sinneswahrnehmung sagt uns, dass etwas *ist*. Sie sagt uns aber nicht, was es ist. Dies sagt uns nicht der Perzeptionsvorgang, sondern der Apperzeptionsvorgang. Dieser letztere Vorgang ist ein sehr komplexes Gebilde. Nicht, dass die Sinneswahrnehmung etwas Einfaches wäre, aber ihre komplexe Natur ist weniger psychisch als physiologisch. Die Kompliziertheit der Apperzeption dagegen ist psychisch. Wir können in ihr das Zusammenwirken verschiedener psychischer Vorgänge entdecken. Nehmen wir an, wir hören ein Geräusch, dessen Natur uns unbekannt erscheint. Nach einiger Zeit wird es uns klar, dass das eigentümliche Geräusch von Luftblasen herrühren muss, die in den Leitungsröhren der Zentralheizung aufsteigen. Wir haben damit das Geräusch *erkannt*. Diese Erkenntnis entspringt einem Vorgang, den man als *Denken* bezeichnet. Das Denken sagt uns, *was* etwas ist.

Ich nannte vorhin das Geräusch »eigentümlich«. Wenn ich etwas als eigentümlich bezeichne, so meine ich damit einen besonderen *Gefühlston*, den die Sache hat. Der Gefühlston bedeutet eine *Bewertung*.

Den *Erkenntnisvorgang* kann man im Wesentlichen als eine Vergleichung und Unterscheidung mit Hilfe der Erinnerung auffassen: Wenn ich zum Beispiel ein Feuer sehe, so vermittelt mir der Lichtreiz die Vorstellung des Feuers. Da nun in meinem Gedächtnis zahllose Erinnerungsbilder von Feuer bereitliegen, so treten diese in Verbindung mit dem eben erhaltenen Feuerbild, und durch Vergleichung mit und Unterscheidung von diesen Gedächtnisbildern entsteht die Erkenntnis, das heißt die endgültige Feststellung der Eigenart des eben erworbenen Bildes. Diesen Vorgang bezeichnet man in der gewöhnlichen Sprache als *Denken*.

Anders der *Bewertungsvorgang*: Das Feuer, das ich sehe, erregt emotionale Reaktionen angenehmer oder unangenehmer Natur, ebenso bringen die angeregten Erinnerungsbilder emotionale Begleiterscheinungen mit sich, die man als Gefühlstöne bezeichnet. Auf diese Weise erscheint uns ein Gegenstand als angenehm, begehrenswert, schön oder als hässlich, schlecht, verwerflich usw. Die gewöhnliche Sprache bezeichnet diesen Vorgang als *Fühlen*.

Der *Ahnungsvorgang* ist weder eine Sinnesempfindung noch ein Denken noch Fühlen, obschon die Sprache hier ein bedenklich geringes Unterscheidungsvermögen aufweist. Man kann nämlich ausrufen: »Oh, ich sehe, wie schon das ganze Haus brennt.« Oder: »Es ist so sicher, wie zweimal zwei vier ist, dass es, wenn an dieser Stelle ein Feuer entsteht, ein Unglück gibt.« Oder: »Ich habe das Gefühl, als ob dieses Feuer noch zu einer Katastrophe werden könnte.« Entsprechend dem jeweiligen Temperament wird der eine seine Ahnung deutliches Sehen nennen, also eine

Sinnesempfindung daraus machen. Der andere wird sie als Denken bezeichnen: »Man muss nur nachdenken, dann ist es ganz klar, was die Folgen sein werden«, wird er sagen. Der Dritte endlich wird, unter dem Eindruck seines emotionalen Zustandes, die Ahnung als einen Gefühlsvorgang bezeichnen. Die *Ahnung* oder *Intuition* ist aber nach meiner unmaßgeblichen Auffassung eine der Grundfunktionen der Seele, nämlich die *Wahrnehmung der in einer Situation liegenden Möglichkeiten.* Es dürfte wesentlich an der noch ungenügenden Sprachentwicklung liegen, dass im Deutschen die Begriffe von Gefühl, Empfindung und Intuition noch vermischt, während im Französischen und Englischen sentiment und sensation, feeling und sensation schon absolut getrennt sind, dagegen sentiment und feeling zum Teil noch Hilfswörter für Intuition sind. In neuerer Zeit fängt aber »intuition« an, häufig gebrauchtes Wort der englischen Umgangssprache zu werden.

Als weitere Bewusstseinsinhalte lassen sich die *Willensvorgänge* und die *Triebvorgänge* unterscheiden. Erstere sind gekennzeichnet als gerichtete, aus Apperzeptionsvorgängen hervorgehende Impulse, deren Natur einem sogenannten freien Ermessen anheimgestellt ist. Letztere sind aus dem Unbewussten oder direkt aus dem Körper abstammende Impulse mit dem Charakter der *Unfreiheit* und *Zwangsmäßigkeit.*

Die Apperzeptionsvorgänge können *gerichtet* oder *ungerichtet* sein. In ersterem Fall sprechen wir von Aufmerksamkeit, in letzterem von Phantasieren oder »Träumen«. Erstere sind rational. Zu den letzteren Vorgängen gehört als siebente Kategorie der Bewusstseinsinhalte der *Traum.* Er gleicht in gewisser Hinsicht den bewussten Phantasien, insofern er ungerichteten, irrationalen Charakter hat. Er unterscheidet sich aber von ihnen darin, dass er in Ursache, Weg und Absicht für unseren Verstand zunächst dunkel ist. Ich erkenne ihm aber die Würde der Kategorie eines Bewusstseinsinhaltes zu, weil er die wichtigste und deutlichste Resultante unbewusster seelischer Vorgänge ist, die noch eben ins Bewusstsein hineinragt. Mit diesen sieben Klassen dürften die

Bewusstseinsinhalte zwar oberflächlich, aber für unsere Zwecke genügend gedeckt sein.

Es gibt, wie bekannt, Ansichten, welche das Seelische auf das *Bewusstsein*, als mit diesem identisch, beschränken wollen. Ich glaube nicht, dass wir damit auskämen. Insofern wir annehmen, dass es überhaupt irgendwelche Dinge gibt, die jenseits unserer Wahrnehmung liegen, so können wir auch von Seelischem reden, dessen Existenz uns nur mittelbar zugänglich ist. Jedem, dem die Psychologie des Hypnotismus und des Somnambulismus bekannt ist, ist es eine geläufige Tatsache, dass ein solch künstlich oder krankhaft beschränktes Bewusstsein gewisse Vorstellungen nicht enthält, sich aber genauso benimmt, wie wenn es sie enthielte. Eine hysterisch taube Person pflegte zu singen. Unbemerkt setzte sich der Arzt ans Klavier und begleitete den nächsten Vers in einer anderen Tonart, worauf die Kranke sofort in der neuen Tonart weitersang. Ein Patient hatte die Eigentümlichkeit, dass er beim Anblick von offenem Feuer in »hystero-epileptische« Krämpfe fiel. Er hatte nun ein stark eingeschränktes Gesichtsfeld, das heißt, er war peripher blind (was man ein »röhrenförmiges« Gesichtsfeld nennt). Hielt man nun ein Licht in die blinde Zone, so erfolgte der Anfall, wie wenn er das Feuer gesehen hätte. In der Symptomatologie dieser Zustände gibt es unzählige Fälle dieser Art, wo man beim besten Willen nichts anderes sagen kann, als dass man *unbewusst* wahrnimmt, denkt, fühlt, erinnert, entschließt und handelt, das heißt, das unbewusst tut, was andere bewusst tun. Diese Vorgänge finden statt, unbekümmert ob das Bewusstsein sie sieht oder nicht.

Zu diesen unbewussten seelischen Vorgängen gehört die nicht unbeträchtliche Kompositionsarbeit, die dem Traum zugrunde liegt. Der Schlaf ist ein Zustand von erheblich eingeschränktem Bewusstsein, wobei das Seelische aber keineswegs aufhört zu existieren und zu wirken. Das Bewusstsein hat sich bloß davon zurückgezogen und ist durch Gegenstandslosigkeit zur relativen Unbewusstheit geworden. Das seelische Leben aber geht offenbar weiter, ähnlich wie auch ein unbewusstes seelisches Leben stattfindet während des wachen Zustandes. Die Beweise dafür sind unschwer zu finden. Dieses besondere Erfahrungsgebiet ist das, was Freud die »Psychopathologie des Alltagslebens« nennt. Unsere bewussten Absichten und Handlungen werden nämlich öfters durchkreuzt durch unbewusste Vorgänge, von deren Existenz wir selber ziemlich überrascht sind. Man verspricht sich, verschreibt sich, tut unbewusst Dinge, die gerade das verraten, was man geheim halten möchte oder was man selber nicht einmal weiß. »Lingua lapsa verum dicit«, sagt ein altes Sprichwort. Auf das häufige Vorkommen dieser Erscheinungen gründet sich auch das diagnostische Assoziationsexperiment, das man stets mit Nutzen dort anwendet, wo etwas nicht gesagt werden will oder kann.

Die klassischen Beispiele für unbewusste seelische Tätigkeit liefern aber die pathologischen Zustände. Sozusagen die ganze Symptomatologie der Hysterie, der Zwangsneurose, der Phobien und zum großen Teil auch der Dementia praecox oder Schizophrenie, der häufigsten Geisteskrankheit, beruht auf unbewusster seelischer Tätigkeit. Wir dürfen daher wohl von der Existenz einer unbewussten Seele reden. Sie ist unserer Beobachtung allerdings nicht unmittelbar zugänglich – sonst wäre sie ja gar nicht unbewusst –, sondern kann nur *erschlossen* werden. Und unser Schluss kann nicht mehr aussagen als: »Es ist so, als ob.«

Zur Seele gehört auch das Unbewusste. Dürfen wir nun in Analogie mit den verschiedenen Bewusstseinsinhalten auch von *Inhalten des Unbewussten* reden? Wir würden ja damit sozusagen eine andere Bewusstheit im Unbewussten postulieren. Ich will mich hier auf diese delikate Frage, die ich in einem anderen Zusammenhang behandelt habe, nicht einlassen, sondern mich auf die Frage beschränken, ob wir im Unbewussten irgendetwas unterscheiden können oder nicht. Diese Frage kann nur empirisch beantwortet werden, nämlich mit der Gegenfrage, ob es plausible Gründe gibt für eine solche Unterscheidung oder nicht.

Es unterliegt für mich keinem Zweifel, dass alle die Tätigkeiten, die gewöhnlich im Bewusstsein stattfinden, auch im Unbewussten verlaufen können. So gibt es viele Beispiele, wo ein intellektuelles Problem, das im Wachen ungelöst blieb, im Traum gelöst wurde. Ich kenne zum Beispiel einen Bücherexperten, der viele Tage lang einen betrügerischen Bankrott vergeblich aufzuklären versuchte. Er hatte noch bis Mitternacht daran gearbeitet, ohne Lösung. Er begab sich dann zu Bett. Um drei Uhr morgens hörte ihn seine Frau aufstehen und in sein Arbeitszimmer gehen. Sie folgte ihm und sah ihn an seinem Arbeitstisch eifrig Notizen machen. Nach etwa einer Viertelstunde kehrte er wieder zurück. Am Morgen erinnerte er sich an nichts. Er begab sich wieder an die Arbeit und entdeckte, von seiner eigenen Hand geschrieben, eine Reihe von Notizen, die den verworrenen Fall völlig und endgültig klarstellten.

In meiner praktischen Arbeit habe ich seit mehr als zwanzig Jahren mit Träumen zu tun. Ich habe unzählige Male gesehen, wie Gedanken, die am Tage nicht gedacht, Gefühle, die nicht gefühlt wurden, nachher im Traume auftraten und auf diese Weise indirekt das Bewusstsein erreichten. Der Traum als solcher ist allerdings ein Bewusstseinsinhalt, er könnte ja sonst gar nicht ein Gegenstand unmittelbarer Erfahrung sein. Insofern er aber Materialien herausbringt, die zuvor unbewusst waren, sind wir wohl gezwungen anzunehmen, dass diese Inhalte auch vorher schon irgendwie psychisch in einem unbewussten Zustand existierten und erst im Traume dem eingeschränkten Bewusstsein, dem sogenannten »Bewusstseinsrest« erschienen. Der Traum gehört zu den normalen Inhalten und dürfte als eine ins Bewusstsein hineinragende Resultante unbewusster Vorgänge aufgefasst werden.

Wenn wir nun auf Grund der Erfahrung veranlasst sind anzunehmen, dass alle Kategorien von Bewusstseinsinhalten gegebenenfalls auch unbewusst sein und als unbewusste Vorgänge auf das Bewusstsein wirken können, so gelangen wir zu der vielleicht unerwarteten Frage, ob das Unbewusste auch Träume hat? Mit anderen Worten, ob auch in das dunkle Seelengebiet Resultanten von noch tieferen und – wenn möglich – noch unbewussteren Vorgängen hineinragen? Diese paradoxe Frage müsste ich wohl als zu abenteuerlich ablehnen, wenn nicht tatsächlich Gründe vorlägen, weshalb eine solche Hypothese doch in den Bereich der Möglichkeit kommt.

Wir müssen uns nun zunächst vergegenwärtigen, wie ein Beweis beschaffen sein müsste, der uns dartun könnte, dass auch das Unbewusste Träume hat. Wenn wir beweisen sollen, dass im Bewusstsein Träume als Inhalte vorkommen, so müssen wir einfach nachweisen, dass Inhalte vorhanden sind, welche nach Beschaffenheit und Sinn den übrigen, rational erklär- und verstehbaren Inhalten fremd und unvergleichbar gegenüberstehen. Wenn wir nun nachweisen wollen, dass auch das Unbewusste Träume hat, so haben wir mit seinen Inhalten dasselbe zu tun. Es ist wohl am einfachsten, wenn ich Ihnen ein praktisches Beispiel gebe:

Es handelt sich um einen siebenundzwanzigjährigen Mann, Offizier. Er leidet an heftigen Schmerzanfällen in der Herzgegend, an einer würgenden Empfindung im Hals, wie wenn eine Kugel drin stäke, und an stechenden Schmerzen in der linken Ferse. Organisch ist nichts nachzuweisen. Die Anfälle hatten vor etwa zwei Monaten begonnen, und der Patient wurde, weil er zeitweise nicht mehr gehen konnte, vom Militärdienst beurlaubt. Verschiedene Kuren halfen nichts. Eine genaue Befragung über die Vorgeschichte seiner Krankheit ergab keine Anhaltspunkte, und er selber hatte keine Ahnung, was die Ursache sein könnte. Er machte den Eindruck einer frischen, etwas leichtsinnigen Natur, etwas theatralisch »forsch«, etwa wie »wir lassen uns nicht unterkriegen«. Da die Anamnese nichts ergab, so fragte ich nach den Träumen. Hier stellte es sich nun sofort heraus, was die Ursache war. Unmittelbar vor dem Beginn der Neurose hatte das Mädchen, in das er verliebt war, ihm einen Korb gegeben und sich mit einem anderen verlobt. Er hatte mir diese ganze Geschichte unterschlagen als irrelevant – »ein dummes Weib – man nimmt eine andere, wenn die nicht will – ein Kerl wie ich lässt sich dadurch nicht anfechten«. Das war die Art, in der er seine Enttäuschung und seinen wirklichen Schmerz handhabte. Jetzt aber kamen seine Affekte an die Oberfläche. Damit verschwanden die Schmerzen im Herz, und nach einigen Tränenergüssen verschwand auch der Globus im Hals. Das »Weh im Herz« ist eine poetische Wendung, hier zur Tatsache geworden, weil sein Stolz ihm nicht zuließ, seine Schmerzen als ein seelisches Weh zu erleiden. Das Würgen im Hals, der sogenannte Globus hystericus, entsteht, was jedermann wissen kann, aus verschluckten Tränen. Sein Bewusstsein hatte sich einfach von den ihm peinlichen Inhalten zurückgezogen, so dass diese, sich selbst überlassen, nur als Symptome indirekt das Bewusstsein erreichen konnten. Es sind rational durchaus verstehbare und darum unmittelbar einleuchtende Vorgänge, die ebenso gut – wenn sein Männerstolz nicht gewesen wäre – im Bewusstsein hätten ablaufen können.

Aber nun zum dritten Symptom: Die Schmerzen in der Ferse verschwanden nicht. Man steht dem eben skizzierten Bild fremd gegenüber. Das Herz ist nicht mit der Ferse verbunden, und ebenso wenig drückt man mit der Ferse seinen Schmerz aus. Man kann rational durchaus nicht einsehen, warum die beiden anderen Symptomkomplexe nicht genügen. Man wäre gewiss völlig befriedigt, auch theoretisch, wenn mit der Bewusstmachung des verdrängten seelischen Schmerzes eine normale Trauer und damit die Heilung einsetzte.

Da mir das Bewusstsein des Patienten keinerlei Anhaltspunkte in Bezug auf das Fersensymptom geben konnte, so griff ich wieder zur früheren Methode, zu den Träumen. Der Patient hatte nun einen Traum, in dem er *von einer Schlange in die Ferse gebissen und dadurch auf der Stelle gelähmt wurde.* Dieser Traum brachte offenbar die Deutung des Fersensymptoms. Die Ferse schmerzt ihn, weil eine Schlange ihn darein gestochen hat. Das ist ein fremdartiger Inhalt, mit dem das rationale Bewusstsein nichts anzufangen weiß. Wir konnten unmittelbar verstehen, warum ihn das Herz schmerzt, dass ihn aber auch die Ferse schmerzen soll, übersteigt die rationale Erwartung. Der Patient steht dieser Tatsache ratlos gegenüber.

Hier hätten wir also einen Inhalt, der in die unbewusste Zone fremdartig hereinragt und wohl aus einer anderen, tieferen Schicht stammt, die rational nicht mehr durchschaubar ist. Die nächste Analogie zu diesem Traum ist offenbar seine Neurose selbst. Das Mädchen gab ihm mit der Abweisung einen Stich, der ihn lähmte und krank machte. Aus der ferneren Analyse des Traumes ergab sich noch ein neues Stück Vorgeschichte, die dem Patienten erst jetzt klar wurde: Er war der Liebling einer etwas hysterischen Mutter gewesen. Sie hatte ihn übermäßig bedauert, bewundert, verpäppelt, weshalb er dann in der Schule nie recht mitkam, da er etwas zu mädchenhaft wurde. Später nahm er dann plötzlich einen männlichen Anlauf und ging zur Armee, wo er mit »Forschheit« die innere Weichheit verdecken konnte. Auch die Mutter hatte ihn gewissermaßen gelähmt.

Es handelt sich offenbar um dieselbe alte Schlange, die von jeher die besondere Freundin der Eva war. »Er wird dir (der Schlange) nach dem Kopfe treten, und du wirst ihm nach der Ferse schnappen«, heißt es vom Nachwuchs der Eva in der »Genesis«[11] in Anlehnung an den viel älteren ägyptischen Hymnus, den man den von einer Schlange Gebissenen zur Heilung vorzulesen oder zu singen pflegte:

Das Alter des Gottes bewegte ihm den Mund,
es warf seinen Speichel ihm auf die Erde,
und was er ausspie, fiel auf den Boden.
Das knetete Isis mit ihrer Hand
zusammen mit der Erde, die daran war;
sie bildete einen ehrwürdigen Wurm daraus
und machte ihn wie einen Speer.
Sie wand ihn nicht lebend um ihr Gesicht,
sondern warf ihn zusammengerollt (?) auf den Weg,
auf dem der große Gott wandelte

[11] 3,15.

nach Herzenslust durch seine beiden Länder.
Der ehrwürdige Gott trat glänzend hervor,
die Götter, die dem Pharao dienten, begleiteten ihn,
und er erging sich, wie alle Tage.
Da stach ihn der ehrwürdige Wurm …
……………………………………
seine Kinnbacken klapperten,
all seine Glieder zitterten
und das Gift ergriff sein Fleisch,
wie der Nil sein Gebiet (?) ergreift.[12]

Die bewusste Bibelkenntnis des Patienten bestand in einem bedauerlichen Minimum. Wahrscheinlich hat er einmal gedankenlos vom Fersenstich der Schlange gehört und es dann vergessen. Aber etwas tief Unbewusstes in ihm hat es gehört und nicht vergessen, sondern zur passenden Gelegenheit wieder erinnert, ein Stück Unbewusstes, das es offenbar liebt, sich mythologisch auszudrücken, weil diese Ausdrucksweise seiner Art entspricht.

Welcher Geistesart aber entspricht die symbolische oder metaphorische Ausdrucksweise? *Sie entspricht einem primitiven Geiste, dessen Sprache keine Abstrakta besitzt*, sondern bloße Natur- und »Unnatur«-Analogien. Dieser Geist von ehrwürdigem Altertum steht jener Psyche, die Herzschmerzen und Globus vermittelt, fremd gegenüber, wie ein Brontosaurus einem Reitpferd. Der Traum von der Schlange enthüllt uns ein Fragment einer psychischen Tätigkeit, die mit der modernen Individualität des Träumers nichts mehr zu tun hat. Sie findet statt gleichsam in einer tieferen Schicht, wenn man so sagen darf, und nur ihre Resultante ragt in eine höhere Schicht, wo die verdrängten Affekte liegen, herauf, ebenso fremd, wie ein Traum dem Bewusstsein gegenübersteht. Und wo wir eine gewisse analytische Technik anwenden müssen, um einen Traum zu verstehen, so brauchen wir hier eine

12 Erman: Ägypten und ägyptisches Leben im Altertum, 1885, S. 360.

Kenntnis der Mythologie, um den Sinn eines tieferen Schichten entstammenden Stückes erfassen zu können.

Das Schlangenmotiv ist gewiss keine individuelle Erwerbung des Träumers, denn Schlangenträume sind sehr häufig, sogar bei Großstadtmenschen, die vielleicht überhaupt nie eine wirkliche Schlange gesehen haben.

Man könnte aber einwenden: Die Schlange im Traum ist nichts als eine anschaulich gemachte *Sprachfigur*. Man sagt doch von gewissen Frauen, sie seien falsch wie Schlangen, man spricht von der Schlange der Versuchung usw. Dieser Einwand erscheint mir im vorliegenden Fall kaum stichhaltig, aber ein strenger Beweis wäre wohl schwer zu erbringen, denn die Schlange ist tatsächlich eine geläufige Sprachfigur. Ein sicherer Beweis kann nur erbracht werden, wenn es gelingt, einen Fall aufzufinden, in welchem die mythologische Symbolik weder geläufige Sprachfigur noch Kryptomnesie ist, das heißt, dass der Träumer das Motiv nicht irgendwo oder -wie gelesen, gesehen oder gehört, dann vergessen und unbewusst wieder erinnert hat. Dieser Beweis scheint mir insofern von großer Wichtigkeit zu sein, als er dartun würde, dass das rational verstehbare Unbewusste, das aus sozusagen künstlich unbewussten Materialien besteht, nur eine Oberflächenschicht ist und dass erst darunter ein absolut Unbewusstes liegt, das mit unserer persönlichen Erfahrung sozusagen nichts zu tun hat, das mithin eine psychische Tätigkeit wäre, die der bewussten Seele und sogar den unbewussten Oberschichten selbstständig gegenübersteht, unberührt – vielleicht unberührbar – von persönlicher Erfahrung, eine Art überindividueller seelischer Tätigkeit, ein *kollektives Unbewusstes*, wie ich es genannt habe, im Gegensatz zu einem oberflächlichen, relativen oder *persönlichen Unbewussten*.

Bevor wir aber nach diesem Beweis suchen, möchte ich der Vollständigkeit halber noch einige ergänzende Bemerkungen zum Schlangentraum machen. Es scheint, als ob jene hypothetischen tieferen Schichten des Unbewussten, des kollektiven Unbewussten, die Erfahrungen an Frauen in den Schlangenbiss übersetzt und damit recht eigentlich zu einem mythologischen Motiv erhoben hätten. Der Grund oder vielmehr der Zweck hiervon ist zunächst dunkel. Wenn wir aber den Grundsatz berücksichtigen, dass die Symptomatologie einer Krankheit zugleich einen natürlichen Heilungsversuch darstellt – die Herzschmerzen zum Beispiel sind ein Versuch zu einem emotionalen Ausbruch –, so müssen wir wohl das Fersensymptom auch als eine Art Heilungsversuch betrachten. Wie der Traum zeigt, werden durch dieses Symptom nicht nur die neuerliche Enttäuschung in der Liebe, sondern überhaupt alle anderen Enttäuschungen in der Schule usw. zugleich auf die Stufe eines mythischen Ereignisses gehoben, wie wenn damit dem Patienten irgendwie geholfen wäre.

Das erscheint uns wohl sehr unglaublich. Die alten ägyptischen Priesterärzte aber, welche den Schlangenbiss mit dem Hymnus von der Isisschlange besangen, glaubten an diese Theorie, und nicht nur sie, sondern die ganze alte und primitive Welt glaubte immer noch an den *Analogiezauber* – es handelt sich hier nämlich um das psychologische Phänomen, welches dem Analogiezauber zugrunde liegt.

Wir dürfen ja nicht glauben, dass dies ein alter, weit hinter uns liegender Aberglaube sei. Wenn Sie die Messetexte aufmerksam lesen, so werden Sie beständig auf jenes berühmte »sicut« stoßen, welches jeweils eine Analogie einleitet, mittels welcher eine Veränderung bewirkt werden soll. Um ein drastisches Beispiel zu erwähnen, möchte ich die Feuererzeugung des Sabbatus sanctus zitieren. Bekanntlich wurde früher das neue Feuer aus dem *Steine* geschlagen – noch früher aus dem Holz gebohrt, was eine Prärogative der Kirche war. Im Gebet des Priesters heißt es daher: »Deus, qui per Filium tuum, angularem scilicet lapidem, claritatis tuae ignem fidelibus contulisti: productum e silice, nostris profuturum usibus, novum hunc ignem sanctifica«: »Gott, der du durch deinen Sohn, der der Eckstein genannt wird, das Feuer deiner Helle den Gläubigen gebracht hast: Heilige dieses neue aus dem Feuerstein geschlagene Feuer zu unserm zukünftigen Nutzen.« Durch die Analogie mit Christus als dem Eckstein wird der Feuerstein gewissermaßen zu Christus selber erhöht, der wiederum ein neues Feuer entzündet.

Der Rationalist mag darüber lachen. Etwas Tiefes aber ist in uns berührt, nicht nur in uns, sondern in Millionen christlicher Menschen, mögen wir es auch nur Schönheit nennen. Was aber in uns berührt ist, das sind jene fernen Hintergründe, jene ältesten Formen menschlichen Geistes, die wir nicht erworben haben, sondern die uns seit nebelhaften Urzeiten vererbt sind.

Sollte es diese überindividuelle Seele geben, so wäre wohl alles, was in ihre Bildersprache übersetzt ist, dem Persönlichen entrückt, und wenn dies bewusst wird, so erschiene es uns wohl sub specie aeternitatis nicht mehr als *mein* Leid, sondern als *das* Leid der Welt, nicht mehr als ein persönlich isolierender Schmerz, sondern als ein Schmerz ohne Bitterkeit, der uns allen Menschen verbindet. Dass dies heilen kann, dafür brauchen wir wohl keine Beweise zu suchen.

Ob es aber diese überindividuelle seelische Tätigkeit gibt, dafür habe ich bis jetzt noch keinen Beweis, der allen Anforderungen genügt, erbracht. Ich möchte dies nun wiederum in Form eines Beispiels tun: Es handelt sich um einen in den Dreißigern stehenden Geisteskranken, der an paranoider Form der Dementia praecox leidet. Er ist schon früh, zu Anfang der Zwanziger, erkrankt. Er war von jeher ein seltsames Gemisch von Intelligenz, Verbohrtheit und Phantasterei gewesen. Er war ein gewöhnlicher Kommiss und als Schreiber auf einem Konsulat angestellt. Offenbar zur Kompensation seiner höchst bescheidenen Existenz erkrankte er an Größenwahn und glaubte, er sei der Heiland. Er litt an vielfachen Halluzinationen und war zeitweise sehr unruhig. In seinen ruhigen Zeiten konnte er frei im Korridor sich ergehen. Dort traf ich ihn einmal, wie er zum Fenster hinaus zur Sonne blinzelte und dabei den Kopf merkwürdig hin und her bewegte. Er nahm mich sofort beim Arm und sagte, er wolle mir etwas zeigen, ich solle blinzeln und in die Sonne schauen, dann könne ich den »Sonnenpenis« sehen. Wenn ich den Kopf hin und her bewege, so bewege sich auch der Sonnenpenis, und das sei der »Ursprung des Windes«.

Diese Beobachtung machte ich etwa 1906. Im Laufe des Jahres 1910, wo ich mit mythologischen Studien beschäftigt war, fiel mir ein Buch Dieterichs in die Hände, eine Bearbeitung eines Teiles des sogenannten »Pariser Zauberpapyrus«.[13] Das Stück, das er bearbeitet, hält Dieterich für eine Liturgie des Mithraskultes. Es besteht aus einer Reihe von Vorschriften, Anrufungen und Visionen. Eine dieser Visionen wird folgendermaßen wörtlich beschrieben: »… ähnlicher Weise wird sichtbar sein auch die sogenannte Röhre, der Ursprung des diensttuenden Windes. Denn du wirst von der Sonnenscheibe wie eine herabhängende Röhre sehen: und zwar nach den Gegenden gen Westen unendlich als Ostwind; wenn die Bestimmung nach den Gegenden des Ostens der andere hat, so wirst du in ähnlicher Weise nach den Gegenden jenes die Umdrehung (Fortbewegung) des Gesichts sehen.«[14] Das für Röhre stehende griechische Wort αὐλός [aulos] bedeutet ein Blasinstrument und in der Verbindung αὐλός παχύς [aulos pachys] bei Homer ein »dicker Blutstrom«. Offenbar bläst ein *Windstrom* durch die Röhre aus der Sonne.

Die Vision meines Patienten vom Jahre 1906 und der erst 1910 edierte[15] griechische Text dürften wohl genügend getrennt sein, so dass sogar die Vermutung einer Kryptomnesie seinerseits und einer Gedankenübertragung meinerseits ausgeschlossen ist. Man kann den offenkundigen Parallelismus der beiden Visionen nicht leugnen, man könnte aber behaupten, es sei eine rein zufällige Ähnlich-

[13] Vgl. Die Bedeutung von Konstitution und Vererbung für die Psychologie, GW 8, § 228, Anm. 1.

[14] Dieterich: Eine Mithrasliturgie, 1910, S. 6/7.

[15] Wie Jung später erfuhr, handelt es sich bei der Ausgabe von 1910 eigentlich um eine zweite Auflage. Das Buch ist 1903 erschienen. Der Patient war indessen einige Jahre vor 1903 hospitalisiert worden.

keit. In diesem Fall dürften wir also weder Verbindungen mit analogen Vorstellungen noch einen inneren Sinn der Vision erwarten. Diese Erwartung erfüllt sich aber nicht, denn die mittelalterliche Kunst hat diese Röhre in gewissen Gemälden sogar abgebildet als eine Art Schlauch, der bei der Empfängnis vom Himmel herunter unter die Röcke der Maria kommt. In ihm fliegt der Heilige Geist in Form einer Taube herunter zur Befruchtung der Jungfrau. Der Heilige Geist ist in der Urvorstellung, wie wir aus dem Pfingstwunder wissen, ein gewaltiger Wind, das πνεῦμα [pneuma] – »der Wind weht, wo er will – τὸ πνεῦμα ὅπου θέλει πνεῖ [to pneuma hopou thelei pnei]«[16]. »Animo descensus per orbem solis tribuitur« (vom Geiste gilt, dass er durch den Kreis der Sonne heruntersteigt) – diese Anschauung ist ein Gemeingut der gesamten spätklassischen und mittelalterlichen Philosophie.

Ich kann daher in diesen Visionen nichts Zufälliges entdecken, sondern bloß Wiederbelebung der seit alters vorhandenen Vorstellungsmöglichkeiten, die in den verschiedensten Köpfen und zu den verschiedensten Zeiten wiederentdeckt werden können, also keine vererbten Vorstellungen!

Ich bin absichtlich in die Einzelheiten dieses Falles eingetreten, um Ihnen eine konkrete Anschauung jener tieferen seelischen Tätigkeit, eben des kollektiven Unbewussten, zu vermitteln. Zusammenfassend möchte ich also bemerken, dass wir gewissermaßen drei seelische Stufen unterscheiden müssen, 1. das *Bewusstsein*, 2. das *persönliche Unbewusste*, das zunächst aus allen jenen Inhalten besteht, die unbewusst geworden sind, entweder weil sie ihre Intensität verloren haben und deshalb in Vergessenheit gerieten oder weil sich das Bewusstsein von ihnen zurückgezogen hat (sogenannte Verdrängung), und sodann aus jenen Inhalten, zum Teil Sinneswahrnehmungen, die wegen zu geringer Intensität das Bewusstsein nie erreicht haben und doch irgendwie in die Psyche eingedrungen sind; 3. das *kollektive Unbewusste*, welches als ein

[16] Joh 3,8.

Erbgut an Vorstellungsmöglichkeiten nicht individuell, sondern allgemein menschlich, ja sogar allgemein tierisch ist und die eigentliche Grundlage des individuell Seelischen darstellt.

Dieser ganze seelische Organismus entspricht genau dem Körper, der zwar stets individuell variiert, daneben aber und in allen wesentlichen Grundzügen *der* allgemeine menschliche Körper ist, den alle haben, und der in seiner Entwicklung und Struktur jene Elemente noch lebendig besitzt, die ihn mit den wirbellosen Tieren und schließlich sogar mit den Protozoen verbinden. Es müsste theoretisch sogar möglich sein, nicht nur die Psychologie des Wurmes, sondern auch die der Einzelzelle aus dem kollektiven Unbewussten wieder herauszuschälen.

Wir sind alle überzeugt, dass es ganz unmöglich wäre, den lebendigen Organismus ohne seine Bezogenheit auf Umweltbedingungen zu verstehen. Es gibt zahllose biologische Tatsachen, die man nur als Reaktionserscheinungen auf Umweltbedingungen erklären kann, so die Blindheit des Grottenolms, die Eigentümlichkeiten der Darmparasiten, die besondere Anatomie der ans Wasserleben rückangepassten Wirbeltiere.

Dasselbe gilt nun von der Seele. Auch ihre eigentümliche Organisation muss mit Umweltbedingungen aufs Innigste verknüpft sein. Vom Bewusstsein dürfen wir Reaktionen und Anpassungserscheinungen auf das Gegenwärtige erwarten, denn das Bewusstsein ist gewissermaßen jener Teil der Seele, der vorzugsweise auf die momentanen Geschehnisse eingeschränkt ist; vom kollektiven Unbewussten dagegen als einer zeitlosen und allgemeinen Seele dürfen wir Reaktionen erwarten auf die allgemeinsten und stets vorhandenen Bedingungen psychologischer, physiologischer und physikalischer Natur.

Das kollektive Unbewusste scheint – soweit wir uns überhaupt ein Urteil darüber gestatten dürfen – aus etwas wie mythologischen Motiven oder Bildern zu bestehen, weshalb die Mythen der Völker die eigentlichen Exponenten des kollektiven Unbewussten sind. Die gesamte Mythologie wäre eine Art Projektion des kollektiven Unbewussten. Am deutlichsten sehen wir dies am gestirnten Himmel, dessen chaotische Formen durch Bildprojektion geordnet wurden. Daraus erklären sich die von der Astrologie behaupteten Gestirneinflüsse: Sie sind nichts als unbewusste introspektive Wahrnehmungen der Tätigkeit des kollektiven Unbewussten. So wie die Konstellationsbilder an den Himmel projiziert wurden, so wurden ähnliche und andere Figuren in Legenden und Märchen oder auf historische Personen projiziert. Wir können daher das kollektive Unbewusste auf zweierlei Arten erforschen, entweder in der Mythologie oder in der Analyse des Individuums. Da ich hier nun letzteres Material nicht zugänglich machen kann, so muss ich mich auf ersteres beschränken. Die Mythologie ist aber ein dermaßen weites Feld, dass wir daraus nur einige wenige Typen hervorheben können. Gleicherweise ist die Zahl der Umweltbedingungen unendlich, so dass wir auch hier nur auf einige Typen eintreten können.

Wie der lebende Körper mit seinen besonderen Eigenschaften ein System von Anpassungsfunktionen an Umweltbedingungen ist, so muss auch die Seele diejenigen Organe oder Funktionssysteme aufweisen, welche regelmäßigen physikalischen Vorkommnissen entsprechen. Ich meine damit nicht die organbedingten Sinnesfunktionen, sondern vielmehr eine Art psychischer Parallelerscheinungen zu den physischen Regelmäßigkeiten. So müssten sich zum Beispiel der tägliche Sonnenlauf und der Wechsel von Tag und Nacht psychisch abbilden in Form eines seit Urzeiten eingeprägten Bildes. Wir können nun ein solches Bild nicht nachweisen; was wir aber anstatt dessen auffinden, das sind mehr oder weniger phantastische Analogien des physischen Vorganges: An jedem Morgen wird ein Gott-Held aus dem Meere geboren, er besteigt den Sonnenwagen. Im Westen erwartet ihn eine Große Mutter, die ihn am Abend verschlingt. Er durchwandert in einem Drachenbauch den Grund des Mitternachtsmeeres. Nach furchtbarem Kampf mit der Nachtschlange wird er am Morgen wiederum geboren.

Dieses Mythenkonglomerat enthält unzweifelhaft das Abbild

des physischen Vorganges, und zwar so deutlich, dass, wie bekannt, viele Forscher annehmen, die Primitiven erfänden dergleichen Mythen, um die physischen Vorgänge überhaupt zu erklären. Es ist wenigstens unzweifelhaft, dass die Naturwissenschaft und Naturphilosophie aus diesem Mutterboden gewachsen sind. Aber dass der Primitive lediglich aus Erklärungsbedürfnis dergleichen Dinge als eine Art physikalischer oder astronomischer Theorie ersinnt, halte ich für eher unwahrscheinlich.

Was wir über das mythische Gebilde zunächst sagen können, ist, dass der physische Vorgang offenbar in dieser phantastischen Verzerrung in die Psyche eingegangen ist und dort festgehalten wurde, so dass das Unbewusste auch heute noch ähnliche Bilder reproduziert. Natürlich erhebt sich nun die Frage: Warum registriert die Psyche nicht den tatsächlichen Vorgang, sondern bloß die Phantasie über den physischen Vorgang?

Wenn Sie sich in die Seele des Primitiven versetzen, so werden Sie sofort verstehen, warum dies so ist. Er lebt nämlich in seiner Welt mit einer solchen »participation mystique«, wie Lévy-Bruhl diese psychologische Tatsache nennt, dass zwischen Subjekt und Objekt bei weitem nicht jener absolute Unterschied besteht wie in unserem rationalen Verstande. Was außen geschieht, geschieht auch in ihm, und was in ihm geschieht, geschieht auch außen. Ich habe ein sehr schönes Beispiel hierfür beobachtet, als ich mich bei den Elgonyi, einem primitiven Stamm auf Mount Elgon in Ostafrika, aufhielt. Sie pflegen bei Sonnenaufgang in die Hände zu spucken und halten dann die Handfläche gegen die Sonne, die eben über den Horizont kommt. Da das Wort »astîsta« Gott und Sonne zugleich bedeutet, so fragte ich: »Ist die Sonne Gott?« Sie verneinten mit Gelächter, wie wenn ich etwas ausgesucht Dummes gefragt hätte. Da die Sonne gerade hoch am Himmel stand, deutete ich auf sie und fragte: »Wenn die Sonne hier steht, so sagt ihr, sie sei nicht Gott, wenn sie aber dort im Osten ist, so sagt ihr, sie sei Gott.« Darauf trat ein verlegenes Schweigen ein, bis ein alter Häuptling das Wort ergriff und sagte: »So ist es. Es ist wahr, dass die Sonne dort oben nicht Gott ist, aber wenn sie aufgeht, das ist Gott (oder dann ist sie Gott).« Welche von beiden Versionen die richtige ist, ist für den primitiven Geist gleichgültig. Sonnenaufgang und sein Erlösungsgefühl sind für ihn dasselbe göttliche Ereignis, wie die Nacht und seine Angst ein und dasselbe sind. Sein Affekt liegt ihm natürlich näher als die Physik, darum registriert er seine Affektphantasien; so bedeutet ihm die Nacht Schlange und kalten Geisterhauch, der Morgen dagegen die Geburt eines schönen Gottes.

Wie es mythologische Theorien gibt, die alles von der Sonne ableiten wollen, so gibt es auch lunare Theorien, die dasselbe mit dem Mond tun wollen. Dies kommt einfach daher, dass es tatsächlich zahllose Mondmythen gibt, darunter eine Unzahl, in denen der Mond das Sonnenweib ist. Der Mond ist das wechselnde Erlebnis der Nacht. Er fällt daher zusammen mit dem sexuellen Erlebnis des Primitiven, mit dem Weib, das für ihn ebenfalls das Ereignis der Nacht ist. Der Mond kann aber auch der benachteiligte Bruder der Sonne sein, denn in der Nacht stören affektvolle und böse Gedanken von Macht und Rache den Schlaf. Der Mond ist ein Schlafstörer, auch ist er ein Receptaculum der abgeschiedenen Seelen, denn im Traume der Nacht kehren die Toten wieder, und einer ängstlichen Schlaflosigkeit erscheinen die Schemen der Vergangenheit. So bedeutet der Mond auch Wahnsinn (lunacy). Erlebnisse solcher Art sind es, die an Stelle des wechselnden Mondbildes von der Seele festgehalten wurden.

Nicht Stürme, nicht Donner und Blitz und nicht Regen und Wolken bleiben als Bilder in der Seele haften, sondern die durch den Affekt verursachten Phantasien. Ich habe einmal ein sehr starkes Erdbeben erlebt, und mein erstes, unmittelbarstes Gefühl war, dass ich nicht auf der wohlbekannten festen Erde stünde, sondern auf der Haut eines riesenhaften Tieres, das sich schüttle. Dieses Bild prägt sich ein, nicht die physische Tatsache. Die Flüche des Menschen gegen verheerende Gewitterstürme, seine Angst vor den entfesselten Elementen vermenschlichen die Leidenschaft der Natur, und das rein physische Element wird zum zürnenden Gott.

In ähnlicher Weise wie die physischen Umweltbedingungen erregen auch die physiologischen Bedingungen, die glandulären Triebe, affektvolle Phantasien. Die Sexualität erscheint als ein Fruchtbarkeitsgott, als ein grausam wollüstiger weiblicher Dämon, als der Teufel selber mit dionysischen Bocksbeinen und unanständiger Gebärde oder als angsterregende, umschnürende Schlange.

Der Hunger macht die Nahrungsmittel zu Göttern, denen gewisse mexikanische Indianer sogar jährlich Ferien geben zur Erholung, indem die gebräuchlichen Nahrungsmittel eine Zeitlang nicht gegessen werden. Die alten Pharaonen wurden als Esser der Götter gepriesen. Osiris ist der Weizen, der Sohn der Erde, weshalb die Hostie immer noch aus Weizenmehl bestehen muss, ein Gott, der gegessen wird, ebenso Iacchos, der geheimnisvolle Gott der eleusinischen Mysterien. Der Stier des Mithras ist die essbare Fruchtbarkeit der Erde.

Die psychologischen Umweltbedingungen hinterlassen natürlich die gleichen mythischen Spuren. Gefahrvolle Situationen, seien es nun leibliche Gefahren oder Gefährdungen der Seele, erregen Affektphantasien, und insofern sich solche Situationen typisch wiederholen, so bilden sich daraus gleiche *Archetypen*, wie ich die mythischen Motive überhaupt genannt habe.

Drachen hausen an Wasserläufen, besonders gerne an Furten oder sonstigen gefährlichen Übergängen, Djinns und sonstige Teufel in wasserleeren Wüsten oder gefährlichen Felsklüften, die Totengeister bewohnen das unheimliche Dickicht des Bambuswaldes, verräterische Nixen und Wasserschlangen die Meerestiefen und Wasserstrudel. Mächtige Ahnengeister oder Götter leben im bedeutenden Manne, verderbliche Fetischkraft sitzt im Fremden und Außergewöhnlichen. Krankheit und Tod sind nie natürlich, sondern stets durch Geister oder Hexerei verursacht. Selbst die Waffe, die getötet hat, ist mana, das heißt mit ungewöhnlicher Kraft begabt.

Und wie steht es nun, wird man fragen, mit den allergewöhnlichsten und allernächsten und unmittelbarsten Vorkommnissen, mit Mann, Weib, Vater, Mutter, Kind? Diese allergewöhnlichsten und ewig wiederholten Tatsachen erzeugen die mächtigsten Archetypen, deren beständige Tätigkeit auch in unserer rationalistischen Zeit noch überall unmittelbar erkennbar ist. Nehmen wir als Beispiel die christliche Dogmatik: Die Trinität besteht aus Gott-Vater, Sohn und Heiligem Geist, der durch den Astartevogel, die Taube, dargestellt ist, in der christlichen Urzeit auch Sophia hieß und weiblicher Natur war. Die Marienverehrung in der neueren Kirche ist dafür ein offenkundiger Ersatz. Hier haben wir den Familienarchetypus ἐν οὐρανίῳ τόπῳ [en ouraniō topō] »an himmlischem Orte«, wie sich Platon ausdrückte, inthronisiert als Formulierung des letzten Geheimnisses. Christus der Bräutigam, die Kirche die Braut, die Taufpiscina der Uterus ecclesiae, wie sie immer noch im Text der Benedictio fontis genannt wird. Das Weihwasser mit Salz versetzt – eine Art Frucht- oder Meerwasser. Ein Hierosgamos, eine heilige Hochzeit, wird in der eben genannten Benediktion am Sabbatus sanctus gefeiert, wo eine brennende Kerze als phallisches Symbol dreimal in die Taufquelle getaucht wird, um das Taufwasser zu befruchten und ihm die Eigenschaft zu verleihen, den Täufling wiederzugebären (quasimodo genitus). Die Mana-Persönlichkeit, der Medizinmann, ist der Pontifex maximus, der Papa, die Kirche die Mater ecclesia, die Magna mater von magischer Kraft, die Menschen sind die hilf- und gnadelosen Kinder.

Der Niederschlag aller übermächtigen, affektvollen und bilderreichen Erfahrung aller Ahnen an Vater, Mutter, Kind, Mann und Weib, an der magischen Persönlichkeit, an Gefahren des Leibes und der Seele, hat diese Gruppe von Archetypen in unbewusster Anerkennung ihrer gewaltigen psychischen Kräfte zu obersten formulierenden und regulierenden Prinzipien des religiösen, sogar des politischen Lebens erhoben.

Ich habe gefunden, dass ein verstandesmäßiges Begreifen dieser Dinge nichts von deren Wert abstreift, sondern im Gegenteil dazu hilft, ihre ungeheure Bedeutung nicht nur zu fühlen, sondern auch einzusehen. Diese gewaltige Projektion erlaubt dem Katholiken, ein beträchtliches Stück seines kollektiven Unbewussten in tastbarer Wirklichkeit zu erleben. Er muss nicht nach einer Autorität, nach einer Überlegenheit, einer Offenbarung, einer Verbindung mit dem Ewigen und Zeitlosen suchen, sondern es ist gegenwärtig und ihm erreichbar: Im Allerheiligsten eines jeden Altars wohnt ihm der Gott. Das Suchen ist dem Protestanten und dem Juden vorbehalten, denn der eine hat gewissermaßen den irdischen Leib der Gottheit zerstört und der andere ihn nie erreicht. Für beide liegen die Archetypen, welche für die katholische Christenheit zur sicht- und lebbaren Wirklichkeit geworden sind, im Unbewussten. Ich kann hier leider nicht tiefer auf die bemerkenswerte Verschiedenheit der Einstellung unseres Kulturbewusstseins zum Unbewussten eingehen. Ich möchte nur zeigen, dass die Einstellungsfrage kontrovers ist und offenbar zu den größten Menschheitsproblemen gehört.

Dies ist auch ohne weiteres begreiflich, wenn man sich klarmacht, dass das Unbewusste, als die Gesamtheit aller Archetypen, der Niederschlag alles menschlichen Erlebens ist, bis zurück zu seinen dunkelsten Anfängen, kein toter Niederschlag – gewissermaßen ein verlassenes Trümmerfeld –, sondern lebendige Reaktions- und Bereitschaftssysteme, welche auf unsichtbarem und daher umso wirkungsvollerem Wege das individuelle Leben bestimmen. Es ist aber gewissermaßen nicht bloß ein gigantisches historisches Vorurteil, sondern zugleich auch die Instinktquelle, indem die Archetypen nichts sind als die Manifestationsformen der Instinkte. Aus der Lebensquelle des Instinktes aber fließt auch alles Schöpferische, so dass das Unbewusste nicht nur historische Bedingtheit ist, sondern zugleich den schöpferischen Impuls hervorbringt – ähnlich wie die Natur, die ungeheuer konservativ ist und in ihren Schöpfungsakten ihre eigene historische Bedingtheit wiederaufhebt. Kein Wunder daher, wenn es für die Menschen aller Zeiten und Regionen eine brennende Frage war, wie man sich zu dieser unsichtbaren Bedingung am besten zu verhalten hätte. Wenn sich das Bewusstsein nie vom Unbewussten abgespalten hätte – ein als Engelssturz und als Ungehorsam der ersten Eltern symbolisiertes und ewig wiederholtes Ereignis –, so wäre dieses Problem nicht entstanden, so wenig wie die Frage der Anpassung an Umweltbedingungen.

Infolge der Existenz eines individuellen Bewusstseins werden eben die Schwierigkeiten nicht nur des äußeren, sondern auch des inneren Lebens bewusst. Wie dem primitiven Menschen die Umwelt freundlich oder feindlich gegenübertritt, so erscheinen ihm auch die Einflüsse des Unbewussten als eine ihm entgegenstehende Macht, mit der er sich ebenso sehr auseinanderzusetzen hat wie mit seiner sichtbaren Welt. Seine zahllosen magischen Gebräuche dienen diesem Zwecke. Auf höherer Stufe der Zivilisation erfüllen die Religionen und die Philosophien denselben Zweck, und jeweils, wenn ein solches Anpassungssystem anfängt zu versagen, so entsteht allgemeine Beunruhigung, und es setzen Versuche ein, neue passende Formen für den Umgang mit dem Unbewussten zu finden.

Unserer modernen Aufklärung scheinen diese Dinge allerdings fernzuliegen. Wenn ich von den Mächten des seelischen Hintergrundes, des Unbewussten, spreche und ihre Realität mit der sichtbaren Welt vergleiche, so begegne ich oft ungläubigem Lächeln. Ich muss aber dagegen fragen, wie viele Menschen gibt es in der gebildeten Welt, die noch der Mana- und Geistertheorie huldigen, mit anderen Worten, wie viele Millionen Christian Scientists und Spiritisten gibt es? Ich will diese Fragen nicht weiter häufen. Sie mögen bloß die Tatsache illustrieren, dass das Problem der unsichtbaren seelischen Bedingung noch genauso lebendig ist, wie es je war.

Das kollektive Unbewusste ist die gewaltige geistige Erbmasse der Menschheitsentwicklung, wiedergeboren in jeder individuellen Hirnstruktur. Das Bewusstsein dagegen ist eine ephemere Erscheinung, welche alle momentanen Anpassungen und Orientierungen leistet, weshalb man seine Leistung auch am ehesten mit der Orientierung im Raume vergleichen kann. Das Unbewusste dagegen enthält die Quelle der treibenden seelischen Kräfte und die diese regulierenden Formen oder Kategorien, eben die Archetypen. Alle stärksten Ideen und Vorstellungen der Menschheit gehen auf Archetypen zurück. Besonders deutlich ist dies bei religiösen Vorstellungen der Fall. Aber auch wissenschaftliche, philosophische und moralische Zentralbegriffe machen davon keine Ausnahme. Sie sind in ihrer gegenwärtigen Form durch bewusste Anwendung und Anpassung entstandene Varianten der Urvorstellungen, denn es ist die Funktion des Bewusstseins, nicht nur die Welt des Äußeren durch die Sinnespforten aufzunehmen und zu erkennen, sondern auch die Welt des Inneren schöpferisch in das Außen zu übersetzen.

Die Lebenswende (1930)

Von den Problemen der menschlichen Altersstufen zu sprechen, ist wohl eine überaus anspruchsvolle Aufgabe, denn sie meint ja nichts Geringeres, als dass ein Gemälde des gesamten seelischen Lebens von der Wiege bis zum Grabe entrollt werden sollte. Einer solchen Aufgabe können wir im Rahmen eines Vortrages nur in den allgemeinsten Zügen gerecht werden – wohlverstanden, es handelt sich hier nicht darum, eine Beschreibung der normalen Psychologie der verschiedenen Altersstufen zu geben, sondern wir haben von »Problemen« zu handeln, das heißt von Schwierigkeiten, Fragwürdigkeiten, Zweideutigkeiten, mit einem Wort, von Fragen, auf die mehr als eine Antwort gegeben werden kann, Antworten zudem, die niemals genügend sicher und unzweifelhaft sind. Wir werden darum nicht weniges in Fragezeichen denken müssen, ja schlimmer noch: Einiges müssen wir auf Treu und Glauben annehmen, und gelegentlich müssen wir sogar spekulieren.

Wenn das seelische Leben nur aus Tatsächlichkeiten bestünde – was übrigens auf primitiver Stufe noch der Fall ist –, dann könnten wir uns mit handfester Empirie begnügen. Das seelische Leben des Kulturmenschen aber ist voll Problematik, ja es lässt sich ohne Problematik überhaupt nicht denken. Unsere seelischen Vorgänge sind zum großen Teil Überlegungen, Zweifel, Experimente – lauter Dinge, welche die unbewusste, instinktive Seele des Primitiven so gut wie gar nicht kennt. Die Existenz der Problematik verdanken wir dem Wachstum des Bewusstseins; sie ist das Danaergeschenk der Kultur. *Das Abweichen vom und das Sich-in-Gegensatz-Setzen zum Instinkt schafft Bewusstsein.* Instinkt ist Natur und will Natur. Bewusstsein hingegen kann nur Kultur oder deren Negation wollen, und wo immer es, beflügelt von

Rousseau'scher Sehnsucht, zurück zur Natur strebt, »kultiviert« es die Natur. Insofern wir noch Natur sind, sind wir unbewusst und leben in der Sicherheit des problemlosen Instinktes. Alles in uns, was noch Natur ist, scheut sich vor dem Problem, denn sein Name ist *Zweifel*, und wo immer Zweifel herrscht, da ist Unsicherheit und die Möglichkeit verschiedener Wege. Wo aber verschiedene Wege möglich scheinen, da sind wir von der sicheren Führung des Instinktes abgewichen und der *Furcht* ausgeliefert. Denn hier sollte nun unser Bewusstsein das tun, was die Natur stets für ihre Kinder getan hat, nämlich sicher, unzweifelhaft und eindeutig entscheiden. Und da befällt uns allzu menschliche Furcht, dass das Bewusstsein, unsere Prometheische Errungenschaft, es am Ende der Natur doch nicht gleichtun könnte.

Das Problem führt uns in eine vater- und mutterlose Einsamkeit, ja in eine naturlose Verlassenheit, wo wir zu Bewusstheit und zu nichts als Bewusstheit gezwungen sind. Wir können nicht anders, sondern müssen bewusste Entscheidung und Lösung an Stelle des naturhaften Geschehens setzen. So bedeutet jedes Problem die Möglichkeit zu einer Erweiterung des Bewusstseins, zugleich aber auch die Nötigung, von aller unbewussten Kindhaftigkeit und Naturhaftigkeit Abschied zu nehmen. Diese Nötigung ist eine so unendlich wichtige seelische Tatsache, dass sie auch einen der wesentlichsten symbolischen Lehrgegenstände der christlichen Religion bildet. Es ist *das Opfer des bloß natürlichen Menschen*, des unbewussten, naturhaften Lebewesens, dessen Tragik schon mit dem Apfelessen im Paradies begann. Jener biblische Sündenfall lässt das Bewusstwerden als einen Fluch erscheinen. Und als solcher erscheint uns in der Tat jedes Problem, das uns zu größerer Bewusstheit nötigt und uns dadurch das Paradies kindhafter Unbewusstheit in noch größere Entfernung rückt. Von Problemen schaut jeder gerne weg; wenn möglich sollen sie nicht erwähnt werden, oder noch besser, man leugnet ihre Existenz. Man wünscht sich das Leben einfach, sicher und glatt, und darum sind Probleme tabu. Man will Sicherheiten und keine Zweifel, man will Resultate und keine Experimente, ohne dabei zu sehen, dass nur durch Zweifel Sicherheiten und nur durch Experimente Resultate entstehen können. So schafft auch künstliche Leugnung der Probleme keine Überzeugung, vielmehr bedarf es der weiteren und höheren Bewusstheit, um Sicherheit und Klarheit zu erzeugen.

Ich bedarf dieser längeren Einleitung, um das Wesen unseres Gegenstandes zu verdeutlichen. Wo es sich um Probleme handelt, da weigern wir uns instinktiv, durch Dunkelheiten und Unklarheiten hindurchzugehen. Wir wünschen nur von eindeutigen Resultaten zu hören und vergessen dabei völlig, dass diese Resultate überhaupt nur dann existieren können, wenn wir die Dunkelheit durchschritten haben. Um aber die Dunkelheit durchdringen zu können, müssen wir alles aufbieten, was unser Bewusstsein an Erleuchtungsmöglichkeiten besitzt; wie ich schon sagte, wir müssen sogar spekulieren. Denn bei der Behandlung der seelischen Problematik stolpern wir beständig über prinzipielle Fragen, die von den verschiedensten Fakultäten als eigenste Domänen gepachtet sind. Wir beunruhigen oder ärgern den Theologen nicht weniger als den Philosophen, und den Mediziner nicht weniger als den Erzieher, ja wir tappen sogar in das Arbeitsgebiet des Biologen und des Historikers. Diese Extravaganzen entstammen nicht unserem Fürwitz, sondern dem Umstand, dass die Seele des Menschen ein absonderliches Gemisch von Faktoren ist, welche zugleich auch Gegenstände ausgedehnter Wissenschaften sind. Denn aus sich und seiner eigenartigen Beschaffenheit hat der Mensch seine Wissenschaften geboren. Sie sind *Symptome* seiner Seele.

Wenn wir uns daher die unumgängliche Frage vorlegen: Warum hat der Mensch in ziemlich offenkundigem Gegensatz zur Tierwelt überhaupt Probleme?, so geraten wir damit in den unentwirrbaren Gedankenknäuel, den viele tausend haarscharfe Gehirne im Laufe der Jahrtausende zustande gebracht haben. Ich werde an diesem Kunstwerk keine Sisyphusarbeit tun, sondern mich bloß bemühen, Ihnen einfach darzustellen, was ich zur Beantwortung dieser prinzipiellen Frage etwa beitragen könnte.

Probleme gibt es keine ohne Bewusstsein. Wir müssen daher die Frage anders stellen, nämlich: Wieso kommt es, dass der Mensch überhaupt Bewusstsein hat? Ich weiß nicht, wieso das kommt, denn ich war nicht dabei, als die ersten Menschen bewusst wurden. Wir können das Bewusstwerden aber heute noch bei kleinen Kindern beobachten. Alle Eltern können es sehen, wenn sie aufpassen. Wir können nämlich folgendes sehen: Wenn das Kind jemanden oder etwas *erkennt*, dann fühlen wir, dass das Kind Bewusstsein hat. Darum war es wohl auch der Baum der Erkenntnis im Paradies, der so fatale Früchte trug.

Was ist aber Erkennen? Wir sprechen dann von Erkenntnis, wenn es uns gelingt, zum Beispiel eine neue Wahrnehmung an einen bereits bestehenden Zusammenhang anzugliedern, und zwar so, dass wir nicht nur die Wahrnehmung, sondern auch Stücke der bereits bestehenden Inhalte zugleich im Bewusstsein haben. Erkennen beruht also auf vorgestelltem Zusammenhang psychischer Inhalte. Einen zusammenhanglosen Inhalt können wir nicht erkennen, und wir können seiner nicht einmal bewusst sein, falls unser Bewusstsein noch auf dieser tiefen Anfangsstufe steht. Die erste Bewusstseinsform, die unserer Beobachtung und Erkenntnis zugänglich ist, scheint also der bloße Zusammenhang zweier oder mehrerer psychischer Inhalte zu sein. Auf dieser Stufe ist daher das Bewusstsein noch ganz an die Vorstellung von einigen Zusammenhangsreihen gebunden, und daher ist es bloß sporadisch und wird später nicht mehr erinnert. Tatsächlich existiert für die ersten Lebensjahre kein kontinuierliches Gedächtnis. Es gibt hier höchstens *Bewusstseinsinseln*, wie einzelne Lichter oder beleuchtete Gegenstände in weiter Nacht. Diese Erinnerungsinseln sind aber nicht jene allerfrühesten, bloß vorgestellten Inhaltszusammenhänge, sondern sie enthalten eine neue, sehr wesentliche Inhaltsreihe, nämlich die des vorstellenden Subjektes selber, des sogenannten Ich. Auch diese Reihe ist zunächst bloß vorgestellt, wie die ursprünglichen Inhaltsreihen, weshalb das Kind folgerichtigerweise von sich zunächst in der dritten Person spricht. Erst später, wenn die Ichreihe oder der sogenannte Ichkomplex, wahrscheinlich durch Einübung, eigene Energie erlangt hat, entsteht das Gefühl des Subjekt- oder Ichseins. Das dürfte der Moment sein, wo das Kind anfängt, von sich in der ersten Person zu sprechen. Auf dieser Stufe dürfte die *Gedächtniskontinuität* ihren Anfang nehmen. Sie wäre also im Wesentlichen eine Kontinuität der Icherinnerungen.

Die kindliche Stufe des Bewusstseins kennt noch keine Probleme, denn noch hängt nichts vom Subjekt ab, indem das Kind selber noch ganz von den Eltern abhängt. Es ist, wie wenn es noch gar nicht völlig geboren, sondern noch in der seelischen Atmosphäre der Eltern getragen wäre. Die seelische Geburt und damit die bewusste Unterscheidung von den Eltern erfolgt normalerweise erst mit dem Einbruch der Sexualität im Pubertätsalter. Mit dieser physiologischen Revolution ist auch eine geistige verbunden. Durch die körperlichen Erscheinungen wird nämlich das Ich in so hohem Maße betont, dass es sich oft ganz unverhältnismäßig zur Geltung bringt. Daher der Name »Flegeljahre«.

Bis zu dieser Epoche ist die Psychologie des Individuums wesentlich triebmäßig und daher unproblematisch. Auch wenn den subjektiven Trieben äußere Schranken entgegenstehen, so bewirken diese Unterdrückungen keine Entzweiungen des Individuums mit sich selber. Es unterwirft sich oder umgeht sie, völlig eins mit sich selber. Es kennt die Selbstgespaltenheit des problematischen Zustandes noch nicht. Dieser Zustand kann erst eintreten, wenn die äußere Schranke zu einer inneren wird, das heißt, wenn ein Trieb sich gegen den anderen auflehnt. Psychologisch ausgedrückt, würde das heißen: Der problematische Zustand, die innere Entzweiung tritt dann ein, wenn neben der Ichreihe eine zweite Inhaltsreihe von ähnlicher Intensität entsteht. Diese zweite Reihe ist wegen ihres energetischen Wertes von gleicher funktionaler Bedeutung wie der Ichkomplex, sozusagen ein anderes, zweites Ich, das gegebenenfalls die Führung dem ersten Ich sogar abnehmen kann. Daraus geht die Entzweiung mit sich selbst, der problematische Zustand hervor.

Werfen wir hier einen kurzen Rückblick auf das eben Gesagte: Die erste Bewusstseinsform, die des bloßen Erkennens, ist ein anarchischer oder chaotischer Zustand. Die zweite Stufe, nämlich die des ausgebildeten Ichkomplexes, ist eine monarchistische oder monistische Phase. Die dritte Stufe bringt wiederum einen Bewusstseinsfortschritt, nämlich das Bewusstsein der Zweiheit, eines dualistischen Zustandes.

Hier langen wir nun bei unserem eigentlichen Thema an, nämlich bei der Problematik der Altersstufen. Es handelt sich zunächst um diejenige des *Jugendalters*. Diese Stufe erstreckt sich von der unmittelbaren Nachpubertätszeit bis zur ungefähren Lebensmitte, die etwa auf die Jahre zwischen fünfunddreißig und vierzig fällt.

Sie möchten mir nun gewiss die Frage stellen, warum ich auf der zweiten Stufe des menschlichen Lebens beginne, mit anderen Worten, als ob die Kindheitsstufe keine Probleme hätte? Das Kind ist normalerweise noch problemlos, wohl aber ist es mit seiner komplizierten Psyche den Eltern, Erziehern und Ärzten ein Problem erster Ordnung. Erst der erwachsene Mensch kann sich selber zweifelhaft sein und daher auch mit sich selber uneins werden.

Die Quellen der Probleme dieser Altersstufe sind uns allen bekannt. Es sind bei weitaus den meisten Menschen die Anforderungen des Lebens, welche den Kindheitstraum oft jäh unterbrechen. Bringt das Individuum eine genügende Vorbereitung mit, so kann sich der Übergang ins Berufsleben glatt vollziehen. Bestehen aber mit der Wirklichkeit kontrastierende Illusionen, so entstehen Probleme. Niemand tritt ins Leben ohne Voraussetzungen. Diese Voraussetzungen sind gelegentlich falsch, das heißt, sie passen nicht auf die äußeren Bedingungen, denen man begegnet. Oft handelt es sich um zu große Erwartungen oder um Unterschätzung der äußeren Schwierigkeiten oder um unberechtigten Optimismus oder um Negativismus. Man könnte eine lange Liste von all jenen falschen Voraussetzungen herstellen, welche die ersten, bewussten Probleme auslösen.

Es ist aber nicht immer der Widerstreit von subjektiven Voraussetzungen mit äußeren Gegebenheiten, der Probleme erzeugt, sondern vielleicht ebenso oft innere seelische Schwierigkeiten; sie bestehen auch, wenn außen alles glatt geht. Überaus häufig ist es die durch den Sexualtrieb verursachte Störung des seelischen Gleichgewichtes und vielleicht ebenso häufig das Minderwertigkeitsgefühl, welches eine unerträgliche Empfindlichkeit erzeugen kann. Diese inneren Konflikte können bestehen, auch wenn die äußere Anpassung anscheinend mühelos erreicht wird, ja es scheint sogar, dass diejenigen jungen Menschen, die mit dem äußeren Leben schwer zu ringen haben, von inneren Problemen verschont seien, während diejenigen, denen Anpassung aus irgendwelchen Gründen leichtfällt, entweder Sexualprobleme oder Minderwertigkeitskonflikte entwickeln.

Problematische Naturen sind sehr oft neurotisch, aber es wäre ein schweres Missverständnis, Problematik mit Neurose zu verwechseln, denn der entscheidende Unterschied zwischen den beiden ist, dass der Neurotische krank ist, weil er sich seiner Problematik unbewusst ist, und dass der Problematische an seinem bewussten Problem leidet, ohne krank zu sein.

Wenn man versucht, aus der fast unerschöpflichen Mannigfaltigkeit der individuellen Probleme des Jugendalters das Gemeinsame und Essentielle herauszuziehen, so stößt man auf ein bestimmtes Charakteristikum, das allen Problemen dieser Stufe anzuhaften scheint: Es ist ein mehr oder weniger deutliches Festhalten an der Bewusstseinsstufe der Kindheit, ein Sträuben gegen die Schicksalsmächte in uns und um uns, die uns in die Welt verwickeln wollen. Etwas möchte Kind bleiben, ganz unbewusst, oder doch wenigstens nur seines Ich bewusst sein, alles Fremde ablehnen oder es dann wenigstens seinem eigenen Willen unterjochen, nichts tun oder dann doch wenigstens seine eigene Lust oder Macht durchsetzen. Darin liegt etwas von der Trägheit des Stoffes, es ist ein Beharren im bisherigen Zustand, dessen Bewusstheit kleiner, enger, egoistischer ist als die Bewusstheit der dualistischen Phase, in welcher das Individuum vor die Notwendigkeit gestellt ist, das andere, das Fremde ebenfalls als sein Leben und als ein Auch-Ich zu erkennen und anzunehmen.

Der Widerstand richtet sich gegen die Erweiterung des Lebens, welche das wesentliche Kennzeichen dieser Phase ist. Schon lange zuvor zwar hat die Erweiterung, diese »Diastole« des Lebens, um mich eines Goethe'schen Ausdruckes zu bedienen, begonnen. Schon mit der Geburt, wo das Kind aus der engsten Umschränkung im mütterlichen Körper heraustritt, beginnt sie und nimmt von da an unaufhörlich zu, bis sie einen Höhepunkt im problematischen Zustand erreicht, wo nämlich das Individuum anfängt, sich dagegen zu wehren.

Was würde ihm wohl geschehen, wenn es sich einfach in das Fremde, andere, das auch Ich ist, verwandelte und das bisherige Ich einfach in der Vergangenheit verschwinden ließe? Das wäre ein durchaus gangbarer Weg, will es scheinen. Ist es doch die Absicht der religiösen Erziehung – angefangen mit dem Ausziehen des alten Adam bis zurück zu den Wiedergeburtsriten primitiver Völker –, den Menschen in das Kommende, Neue zu verwandeln und das Alte absterben zu lassen.

Die Psychologie belehrt uns, dass es in der Seele in einem gewissen Sinne nichts Altes gibt, nichts, was wirklich endgültig absterben kann; sogar Paulus blieb ein Pfahl im Fleische stecken. Wer sich vor dem Neuen, Fremden schützt und zum Vergangenen regrediert, ist in der gleichen neurotischen Verfassung wie derjenige, der, mit dem Neuen sich identifizierend, der Vergangenheit davonläuft. Der einzige Unterschied ist, dass der eine der Vergangenheit und der andere der Zukunft sich entfremdet hat. Beide tun prinzipiell dasselbe: Sie retten ihre Bewusstseinsenge, anstatt sie durch den Kontrast der Gegensätze zu sprengen und dadurch einen weiteren und höheren Bewusstseinszustand aufzubauen.

Diese Konsequenz wäre ideal, wenn sie in dieser Lebensphase durchgeführt werden könnte. Der Natur scheint es nämlich nicht im geringsten an einem höheren Bewusstseinszustand zu liegen, im Gegenteil; auch weiß die Sozietät solche seelischen Kunststücke nicht zu schätzen, prämiiert sie doch immer in erster Linie die Leistung und nicht die Persönlichkeit; Letztere pflegt meistens postum zu sein. Diese Tatsachen erzwingen eine bestimmte Lösung, nämlich die Einschränkung auf das Erreichbare, die Differenzierung bestimmter Fähigkeiten, welche das eigentliche Wesen des sozial leistungsfähigen Individuums ist.

Leistung, Nützlichkeit usw. sind die Ideale, welche den Weg aus dem Wirrsal der Probleme zu weisen scheinen. Sie sind die Leitsterne für die Erweiterung und Verfestigung unseres physischen Daseins, für unsere Verwurzelung in der Welt, nicht aber für die weitere Entwicklung des menschlichen Bewusstseins, nämlich dessen, was man Kultur nennt. Für das Jugendalter allerdings ist diese Entscheidung die normale und unter allen Umständen besser als das Verharren im bloß Problematischen.

Das Problem wird also gelöst dadurch, dass das durch die Vergangenheit Gegebene an die Möglichkeiten und Forderungen des Kommenden angepasst wird. Man schränkt sich auf das Erreichbare ein, was psychologisch einen Verzicht auf alle anderen seelischen Möglichkeiten bedeutet. Beim einen geht damit ein Stück wertvoller Vergangenheit, beim anderen ein Stück wertvoller Zukunft verloren. Sie erinnern sich wohl alle an gewisse Freunde und Schulkameraden, die vielversprechende, ideale Jünglinge waren, denen Sie dann nach Jahren wieder begegnet sind und die Sie in einer Schablone vertrocknet und eingeengt gefunden haben. Das sind solche Fälle.

Die großen Lebensprobleme sind nie auf immer gelöst. Sind sie es einmal anscheinend, so ist es immer ein Verlust. Ihr Sinn und Zweck scheint nicht in ihrer Lösung zu liegen, sondern darin, dass wir unablässig an ihnen arbeiten. Das allein bewahrt uns vor Verdummung und Versteinerung. So ist auch die Lösung der Probleme des Jugendalters durch die Beschränkung auf das Erreichbare nur temporär gültig und, im Grunde genommen, nicht von Dauer. Es ist unter allen Umständen eine ganz erhebliche Leistung, sich eine soziale Existenz zu erkämpfen und seine ursprüngliche Natur so umzuformen, dass sie in diese Existenzform mehr oder weniger hineinpasst. Es ist ein Kampf nach innen und außen, vergleichbar dem Kampfe des Kindesalters um die Existenz des Ich. Jener Kampf verläuft allerdings für uns meistens im Dunkeln, aber wenn wir sehen, mit welcher Hartnäckigkeit kindliche Illusionen, Voraussetzungen, egoistische Gewohnheiten usw. später noch festgehalten werden, so können wir daraus ermessen, welche Intensitäten früher darauf verwendet worden sind, um sie zu erzeugen. Und so geschieht es nun auch mit den Idealen, Überzeugungen, leitenden Ideen, Einstellungen usw., die uns im Jugendalter ins Leben hineinführen, für die wir kämpfen, leiden und siegen: Sie verwachsen mit unserem Wesen, wir verwandeln uns anscheinend in sie, und deshalb setzen wir sie ad libitum fort mit jener Selbstverständlichkeit, mit der der junge Mensch sein Ich nolens volens der Welt oder sich selbst gegenüber zur Geltung bringt.

Je mehr man sich der Lebensmitte nähert und je mehr es einem gelungen ist, sich in seiner persönlichen Einstellung und sozialen Lage zu festigen, desto mehr will es einem scheinen, dass man den richtigen Lauf des Lebens und die richtigen Ideale und Prinzipien des Verhaltens entdeckt habe. Darum setzt man dann auch ihre ewige Gültigkeit voraus und macht sich eine Tugend daraus, an ihnen auf immer hängenzubleiben. Man übersieht dabei die eine wesentliche Tatsache, dass die Erreichung des sozialen Zieles auf Kosten der Totalität der Persönlichkeit erfolgt. Viel, allzu viel Leben, das auch hätte gelebt werden können, blieb vielleicht in den Rumpelkammern verstaubter Erinnerung liegen, manchmal sind es auch glühende Kohlen unter grauer Asche.

Statistisch zeigen die Depressionen von Männern um vierzig herum eine gesteigerte Häufigkeit. Bei Frauen beginnen die neurotischen Schwierigkeiten in der Regel etwas früher. In dieser Lebensphase, eben zwischen fünfunddreißig und vierzig, bereitet sich nämlich eine bedeutende Veränderung der menschlichen Seele vor. Es ist allerdings zunächst keine bewusste und auffallende Veränderung, vielmehr handelt es sich um indirekte Anzeichen von Veränderungen, die im Unbewussten ihren Anfang zu nehmen scheinen. Manchmal ist es etwas wie eine langsame Charakteränderung, ein anderes Mal kommen Eigenschaften wieder zum Vorschein, die seit dem Kindesalter verschwunden waren, oder die bisherigen Neigungen und Interessen fangen an zu verblassen, und an ihre Stelle treten andere, oder – was sehr häufig ist – die bisherigen Überzeugungen und Prinzipien, besonders die moralischen, beginnen sich zu verhärten und zu versteifen, was sich allmählich gegen fünfzig bis zu Unduldsamkeit und Fanatismus steigern kann – wie wenn diese Prinzipien in ihrer Existenz bedroht wären und deshalb erst recht betont werden müssten.

Nicht immer klärt sich im erwachsenen Alter der Wein der Jugend, manchmal trübt er sich auch. Am besten kann man alle diese Erscheinungen bei etwas einseitigen Menschen beobachten. Manchmal treten sie früher, manchmal später auf. Öfters wird, wie mir scheint, ihr Eintritt verzögert durch die Tatsache, dass die Eltern der betreffenden Person noch am Leben sind. Es ist dann, wie wenn die Jugendphase ungebührlich lange hinausgezogen würde. Ich habe dies namentlich bei Männern gesehen, wo der Vater noch lange am Leben war. Sein Tod wirkt dann wie eine überstürzte Reifung, sozusagen katastrophal.

Ich weiß von einem frommen Manne, der Kirchenvorsteher war und ungefähr von vierzig an sich in eine unerträgliche moralische und religiöse Unduldsamkeit hineinsteigerte. Dabei verdüsterte sich sein Gemüt zusehends. Er war schließlich nichts mehr als eine finster dreinschauende Säule der Kirche. So brachte er es auf fünfundfünfzig Jahre, wo er einmal, mitten in der Nacht, sich plötzlich im Bett aufsetzte und zu seiner Frau sagte: »Jetzt hab' ich's heraus. Ich bin eigentlich ein Lump.« Diese Selbsterkenntnis blieb praktisch nicht ohne Folgen. Er verbrachte die letzten Jahre seines Lebens in Saus und Braus, wobei auch ein großer Teil seines Vermögens draufging. Offenbar ein nicht ganz unsympathischer Mensch, der beider Extreme fähig war!

Die sehr häufigen neurotischen Störungen des erwachsenen

Alters haben alle das eine gemeinsam, dass sie nämlich die Psychologie der Jugendphase über die Schwelle des berühmten Schwabenalters hinüberretten wollen. Wer kennt nicht jene rührenden alten Herren, die die Studentenzeit immer wieder aufwärmen müssen und nur im Rückblick auf ihre homerische Heldenzeit ihre Lebensflamme anfachen können, im Übrigen aber in einem hoffnungslosen Philisterium verholzt sind? Sie haben allerdings in der Regel den einen, nicht zu unterschätzenden Vorteil, dass sie nämlich nicht neurotisch sind, sondern für gewöhnlich bloß langweilig und stereotyp.

Der Neurotische ist vielmehr der, dem es in der Gegenwart nie, wie er es möchte, gelingen will und der sich deshalb auch nicht am Vergangenen freuen kann. Wie er früher nicht von der Kindheit loskam, so vermag er sich jetzt nicht der Jugendphase zu entschlagen. Er kann sich anscheinend in den grauen Gedanken des Altwerdens nicht finden und schaut deshalb krampfhaft zurück, weil der Ausblick nach vorne unerträglich ist. Wie der kindhafte Mensch vor der Unbekanntheit der Welt und des Lebens furchtsam zurückschreckt, so weicht auch der Erwachsene vor der zweiten Lebenshälfte zurück, wie wenn dort unbekannte, gefährliche Aufgaben seiner harrten oder wie wenn er dort von Opfern und Verlusten bedroht wäre, die er nicht auf sich nehmen könnte, oder wie wenn ihm das bisherige Leben so schön und so teuer vorkäme, dass er es nicht missen könnte.

Ist es vielleicht in letzter Linie die Angst vor dem Tode? Das scheint mir nicht sehr wahrscheinlich, weil in der Regel der Tod noch weit weg und darum etwas abstrakt ist. Die Erfahrung zeigt vielmehr, dass Grund und Ursache aller Schwierigkeiten dieses Überganges eine tiefliegende, merkwürdige Veränderung der Seele ist. Um dies zu charakterisieren, möchte ich den täglichen Sonnenlauf zum Gleichnis nehmen. Denken Sie sich eine Sonne, von menschlichem Gefühl und menschlichem Augenblicksbewusstsein beseelt. Am Morgen entsteht sie aus dem nächtlichen Meere der Unbewusstheit und erblickt nun die weite, bunte Welt in immer weiterer Erstreckung, je höher sie sich am Firmament erhebt. In dieser Erweiterung ihres Wirkungskreises, die durch das Aufsteigen verursacht ist, wird die Sonne ihre Bedeutung erkennen und ihr höchstes Ziel in größtmöglicher Höhe und damit auch in größtmöglicher Erstreckung ihres Segens erblicken. Mit dieser Überzeugung erreicht die Sonne die unvorhergesehene Mittagshöhe – unvorhergesehen, weil ihre einmalige, individuelle Existenz ihren Kulminationspunkt nicht vorher wissen konnte. Um zwölf Uhr mittags beginnt der Untergang. Und der Untergang ist die Umkehrung aller Werte und Ideale des Morgens. Die Sonne wird inkonsequent. Es ist, wie wenn sie ihre Strahlen einzöge. Licht und Wärme nehmen ab bis zum schließlichen Erlöschen.

Alle Vergleiche hinken. Dieser Vergleich hinkt aber wenigstens nicht mehr als andere. Ein französisches Bonmot fasst die Wahrheit dieses Vergleiches zynisch und resigniert zusammen. Es heißt: »Si jeunesse savait, si vieillesse pouvait.«

Glücklicherweise sind wir Menschen keine Sonnen, sonst wäre es mit unseren Kulturwerten übel bestellt. Aber etwas ist sonnenhaft in uns, und Morgen und Frühling und Abend und Herbst des Lebens sind nicht bloß sentimentales Gerede, sondern psychologische Wahrheiten, ja noch mehr, es sind sogar physiologische Tatsachen, denn der Mittagsumsturz verkehrt sogar körperliche Eigenschaften. Besonders bei südlichen Völkern findet man, dass ältere Frauen raue, tiefe Stimmen, Schnurrbärte, harte Gesichtszüge und in verschiedenen anderen Hinsichten männliches Wesen entwickeln. Umgekehrt mildert sich der physische männliche Habitus durch weibliche Züge, wie Fettansatz und weicheren Gesichtsausdruck.

Es gibt in der ethnologischen Literatur einen interessanten Bericht über einen indianischen Häuptling und Krieger, dem um die Lebensmitte der Große Geist im Traum erschien und verkündete, dass er von nun an mit den Weibern und Kindern sitzen, Weiberkleider tragen und der Weiber Speise essen müsse. Er gehorchte diesem Traumgesicht, ohne seine Reputation einzubüßen. Diese

Vision ist der getreue Ausdruck der psychischen Mittagsrevolution, des Untergangsbeginnes. Die Werte, ja sogar die Körper verwandeln sich ins Gegenteil, wenigstens andeutungsweise.

Man könnte zum Beispiel das Männliche und das Weibliche zusammen mit den seelischen Eigenschaften mit einem bestimmten Vorrat von Substanzen vergleichen, die in der ersten Lebenshälfte gewissermaßen ungleich verbraucht werden. Der Mann verbraucht seinen großen Vorrat an männlicher Substanz und hat nur noch den kleineren Betrag an weiblicher Substanz übrig, der nunmehr zur Verwendung gelangt. Umgekehrt die Frau, die ihren bisher unbenutzten Bestand an Männlichkeit nunmehr in Tätigkeit treten lässt.

Mehr noch als im Physischen macht sich diese Veränderung im Psychischen geltend. Wie häufig kommt es zum Beispiel vor, dass der Mann mit fünfundvierzig bis fünfzig Jahren abgewirtschaftet hat und dass dann die Frau die Hosen anzieht und einen kleinen Kramladen eröffnet, wo der Mann vielleicht noch Handlangerdienste tut. Es gibt sehr viele Frauen, die zu sozialer Verantwortlichkeit und zu sozialem Bewusstsein überhaupt erst nach dem vierzigsten Lebensjahre erwachen. Im modernen Geschäftsleben zum Beispiel, besonders in Amerika, ist das sogenannte Break-down, der nervöse Zusammenbruch, nach dem vierzigsten Jahr ein ungemein häufiges Ereignis. Untersucht man die Opfer genauer, so sieht man, dass das, was zusammengebrochen ist, der bisherige, männliche Stil ist, und zurückgeblieben ist ein verweiblichter Mann. Umgekehrt beobachtet man in denselben Kreisen Frauen, welche in diesen Jahren eine ungemeine Männlichkeit und Härte des Verstandes entwickeln, welche Herz und Gefühl in den Hintergrund drängen. Sehr häufig sind diese Verwandlungen begleitet von Ehekatastrophen aller Art, denn es ist nicht allzu schwer, sich vorzustellen, was es dann gibt, wenn der Mann seine zarten Gefühle und die Frau ihren Verstand entdeckt.

Das Schlimmste an allen diesen Dingen ist, dass kluge und gebildete Menschen dahinleben, ohne von der Möglichkeit solcher

Veränderungen zu wissen. Gänzlich unvorbereitet treten sie die zweite Lebenshälfte an. Oder gibt es irgendwo Schulen, nicht bloß Hoch-, sondern Höhere Schulen für Vierzigjährige, die sie ebenso auf ihr kommendes Leben und seine Anforderungen vorbereiten, wie die gewöhnlichen und Hochschulen unsere jungen Leute in die Kenntnis von Welt und Leben einführen? Nein, aufs tiefste unvorbereitet treten wir in den Lebensnachmittag, schlimmer noch, wir tun es unter der falschen Voraussetzung unserer bisherigen Wahrheiten und Ideale. Wir können den Nachmittag des Lebens nicht nach demselben Programm leben wie den Morgen, denn was am Morgen viel ist, wird am Abend wenig sein, und was am Morgen wahr ist, wird am Abend unwahr sein. Ich habe zu viele alte Leute behandelt und in die Geheimkammern ihrer Seelen geblickt, um nicht von der Wahrheit dieser Grundregel erschüttert zu sein.

Der alternde Mensch sollte wissen, dass sein Leben nicht ansteigt und sich erweitert, sondern dass ein unerbittlicher innerer Prozess die Verengerung des Lebens erzwingt. Für den jugendlichen Menschen ist es beinahe Sünde oder wenigstens eine Gefahr, zu viel mit sich selber beschäftigt zu sein, für den alternden Menschen ist es eine Pflicht und eine Notwendigkeit, seinem Selbst ernsthafte Betrachtung zu widmen. Die Sonne zieht ihre Strahlen ein, um sich selber zu erleuchten, nachdem sie ihr Licht auf eine Welt verschwendet hat. Stattdessen ziehen es viele Alten vor, Hypochonder, Geizhälse, Prinzipienreiter und Laudatores temporis acti oder gar ewig Junge zu werden, ein kläglicher Ersatz für die Erleuchtung des Selbst, aber eine unausbleibliche Folge des Wahnes, dass die zweite Lebenshälfte von den Prinzipien der ersten regiert werden müsse.

Ich sagte vorhin, dass wir keine Schulen für Vierzigjährige hätten. Das ist nicht ganz wahr. Unsere Religionen sind seit alters solche Schulen oder waren es einmal. Aber für wie viele sind sie es noch? Wie viele von uns älteren Leuten sind in einer solchen Schule wirklich für das Geheimnis der zweiten Lebenshälfte, für das Greisenalter, den Tod und die Ewigkeit erzogen worden?

Der Mensch würde gewiss keine siebzig und achtzig Jahre alt, wenn diese Langlebigkeit dem Sinn seiner Spezies nicht entspräche. Deshalb muss auch sein Lebensnachmittag eigenen Sinn und Zweck besitzen und kann nicht bloß ein klägliches Anhängsel des Vormittags sein. Der Sinn des Morgens ist unzweifelhaft die Entwicklung des Individuums, seine Festsetzung und Fortpflanzung in der äußeren Welt und die Sorge für die Nachkommenschaft. Das ist der offensichtliche Naturzweck. Aber wenn dieser Zweck erfüllt, ja reichlich erfüllt ist, soll der Gelderwerb, die Weitereroberung und die Existenzausdehnung über jeden vernünftigen Sinn hinaus beständig weitergehen? Wer solchermaßen das Gesetz des Morgens, also den Naturzweck, in den Lebensnachmittag ohne Not hinüberschleppt, muss es mit seelischen Einbußen bezahlen, genau wie ein Junger, der seinen kindischen Egoismus ins erwachsene Alter hinüberretten will, seinen Irrtum mit sozialen Misserfolgen begleichen muss. Gelderwerb, soziale Existenz, Familie, Nachkommenschaft sind noch bloße Natur, keine Kultur. Kultur liegt jenseits des Naturzweckes. Könnte also Kultur der Sinn und Zweck der zweiten Lebenshälfte sein?

Bei primitiven Stämmen sehen wir zum Beispiel, dass fast stets die Alten die Hüter der Mysterien und Gesetze sind, und in diesen in erster Linie drückt sich die Kultur des Stammes aus. Wie steht es in dieser Hinsicht bei uns? Wo ist die Weisheit unserer Alten? Wo sind ihre Geheimnisse und Traumgesichte? Fast eher wollen es bei uns die Alten den Jungen gleichtun. In Amerika ist es sozusagen das Ideal, dass der Vater der Bruder seiner Söhne und die Mutter womöglich die jüngere Schwester ihrer Tochter ist.

Ich weiß nicht, wie vieles von dieser Verirrung auf Reaktion gegen frühere Übertreibung der Würde und wie vieles auf falsche Ideale zurückzuführen ist. Letztere bestehen zweifellos: Der Zielpunkt für diese Leute liegt nicht vor, sondern hinter ihnen. Deshalb streben sie danach zurück. Man muss es ihnen zugeben, es ist schwer zu sehen, welch andere Zielpunkte die zweite Lebenshälfte haben sollte als diejenigen der ersten: Erweiterung des Lebens,

Nützlichkeit, Wirksamkeit, Figurmachen im sozialen Leben, umsichtige Bugsierung der Nachkommenschaft in passende Ehen und gute Stellungen – Lebenszweck genug! Leider nicht genügend Sinn und Zweck für viele, die im Altern nur das bloße Abnehmen des Lebens zu erblicken und die früheren Ideale als verblasst und verbraucht zu empfinden vermögen! Gewiss, hätten diese Menschen früher schon ihre Lebensschale bis zum Überfließen gefüllt und bis zum Grunde geleert, so würden sie jetzt wohl anders empfinden, sie hätten nichts zurückgehalten, alles, was brennen wollte, wäre verbrannt, und die Stille des Alters wäre ihnen willkommen. Aber wir dürfen nicht vergessen, dass die wenigsten Menschen Lebenskünstler sind und dass zudem die Lebenskunst die vornehmste und seltenste aller Künste ist – den ganzen Becher in Schönheit zu leeren, wem gelänge das? So bleibt für viele Menschen zu viel Ungelebtes übrig – oftmals sogar Möglichkeiten, die sie beim besten Willen nicht hätten leben können, und so betreten sie die Schwelle des Alters mit einem unerfüllten Anspruch, der ihnen den Blick unwillkürlich rückwärts lenkt.

Solchen Menschen ist es besonders verderblich, zurückzublicken. Ihnen wäre eine Aussicht nach vorne, ein Zielpunkt in der Zukunft unerlässlich. Deshalb haben auch alle großen Religionen ihre Jenseitsverheißungen, ihren überweltlichen Zielpunkt, der es dem Sterblichen ermöglicht, die zweite Lebenshälfte mit einer ähnlichen Zielstrebigkeit zu leben wie die erste Hälfte. Aber so plausibel dem heutigen Menschen die Ziele der Erweiterung und der Kulmination des Lebens sind, so fragwürdig oder geradezu unglaubhaft ist ihm die Idee irgendeiner Fortdauer des Lebens nach dem Tode. Und doch kann das Ende des Lebens, nämlich der Tod, nur dann ein vernünftiges Ziel sein, wenn das Leben entweder so miserabel ist, dass man schließlich froh ist, wenn es überhaupt aufhört, oder wenn die Überzeugung besteht, dass die Sonne mit der gleichen Konsequenz, mit der sie zum Mittag aufstieg, auch ihren Untergang sucht, »um fernen Völkern zu leuchten«. Aber das Glaubenkönnen ist heutzutage eine so schwierige Kunst geworden, dass es besonders dem gebildeten Teil der Menschheit fast unzugänglich geworden ist. Man hat sich zu sehr an den Gedanken gewöhnt, dass in puncto Unsterblichkeit und dergleichen vielerlei widersprechende Ansichten und keinerlei überzeugende Beweise bestehen. Da unser zeitgenössisches Schlagwort von anscheinend unbedingter Überzeugungskraft »Wissenschaft« ist, so möchte man »wissenschaftliche« Beweise. Diejenigen aber unter den Gebildeten, die denken, wissen ganz genau, dass ein derartiger Beweis zu den philosophischen Unmöglichkeiten gehört. Man kann darüber schlechthin nichts wissen.

Darf ich vielleicht dazu noch anmerken, dass man aus denselben Gründen auch nicht wissen kann, ob nicht doch etwas nach dem Tode passiert? Die Antwort ist ein non liquet, weder positiv noch negativ. Wir wissen einfach nichts wissenschaftlich Bestimmtes darüber und sind damit genau in derselben Lage wie zum Beispiel in der Frage, ob der Mars bewohnt sei oder nicht; dabei macht es den Marsbewohnern, wenn es welche gibt, gar nichts aus, ob wir ihre Existenz bejahen oder verneinen. Sie können sein oder nicht sein. Und so ist es mit der sogenannten Unsterblichkeit, womit wir das Problem ad acta legen könnten.

Hier erwacht aber mein ärztliches Gewissen, das etwas Wesentliches zu dieser Frage noch zu sagen hat. Ich habe nämlich die Beobachtung gemacht, dass ein zielgerichtetes Leben im Allgemeinen ein besseres, reicheres, gesünderes ist als ein zielloses, und dass es besser ist, mit der Zeit vorwärts als gegen die Zeit rückwärts zu gehen. Dem Seelenarzte erscheint der Alte, der sich vom Leben nicht trennen kann, ebenso schwächlich und krankhaft wie der Junge, der es nicht aufzubauen vermag. Und tatsächlich handelt es sich in vielen Fällen um dieselbe kindliche Begehrlichkeit, dieselbe Furcht, denselben Trotz und Eigensinn im einen wie im anderen Falle. Ich bin als Arzt überzeugt, dass es sozusagen hygienischer ist, im Tode ein Ziel zu erblicken, nach dem gestrebt werden sollte, und dass das Sträuben dagegen etwas Ungesundes und Abnormes ist, denn es beraubt die zweite Lebenshälfte ihres Zieles. Ich finde deshalb alle Religionen mit einem überweltlichen Ziel äußerst vernünftig, vom Standpunkt einer seelischen Hygiene aus gesehen. Wenn ich ein Haus bewohne, von dem ich weiß, dass es innerhalb der nächsten vierzehn Tage über meinem Kopf zusammenbricht, so werden alle meine Lebensfunktionen von diesem Gedanken beeinträchtigt sein; wenn ich mich dagegen sicher fühle, so kann ich gemächlich und normal darin leben. Es wäre also vom seelenärztlichen Standpunkt aus gut, wenn wir denken könnten, dass der Tod nur ein Übergang sei, ein Teil eines unbekannt großen und langen Lebensprozesses.

Obschon weitaus die meisten Menschen nicht wissen, wozu der Körper Kochsalz braucht, so verlangen doch alle danach aus einem instinktiven Bedürfnis. So geht es auch in seelischen Dingen. Weitaus die meisten Menschen haben von jeher das Bedürfnis nach Fortdauer verspürt. Wir sind daher mit unserer Konstatierung nicht abseits, sondern in der Mitte der großen Heerstraße des Menschheitslebens. Daher denken wir im Sinne des Lebens richtig, auch wenn wir nicht verstehen, was wir denken.

Verstehen wir überhaupt je, was wir denken? Wir verstehen bloß jenes Denken, das nichts ist als eine Gleichung, aus der nie mehr herauskommt, als wir hineingesteckt haben. Das ist der Intellekt: Über ihn hinaus aber gibt es ein Denken in urtümlichen Bildern, in Symbolen, die älter sind als der historische Mensch, ihm seit Urzeiten angeboren und alle Generationen überdauernd, ewig lebendig die Untergründe unserer Seele erfüllend. Volles Leben ist nur in Übereinstimmung mit ihnen möglich, Weisheit ist Rückkehr zu ihnen. Es handelt sich in Wirklichkeit weder um Glauben noch um Wissen, sondern um die Übereinstimmung unseres Denkens mit den Urbildern unseres Unbewussten, welche die unvorstellbaren Mütter jedes Gedankens sind, welchen auch immer unser Bewusstsein zu ergrübeln vermag. Und einer dieser Urgedanken ist die Idee vom Leben jenseits des Todes. Die Wissenschaft ist mit diesen Urbildern inkommensurabel. Es sind irrationale Gegebenheiten, Bedingungen a priori der Imagination, welche schlechthin *sind*, und deren Zweckmäßigkeit und Berechtigung die Wissenschaft nur a posteriori erforschen kann, wie etwa die Funktion der Schilddrüse, die man vor dem 19. Jahrhundert ebenso gut als ein sinnloses Organ hätte erklären können. Urbilder sind für mich nämlich etwas wie seelische Organe, denen ich möglichst Sorge trage, weshalb ich etwa einem älteren Patienten sagen muss: »Ihr Gottesbild oder ihre Unsterblichkeitsidee ist atrophisch, infolgedessen ist ihr seelischer Stoffwechsel außer Rand und Band.« Sinnreicher und tiefer als wir dachten, ist das alte φάρμακον ἀθανασίας [pharmakon athanasias], das Heilmittel der Unsterblichkeit.

Lassen Sie mich zum Schluss noch für einen Augenblick zum Sonnengleichnis zurückkehren. Die 180 Grade unseres Lebensbogens zerfallen in vier Teile. Das erste östliche Viertel ist die Kindheit, das heißt derjenige problemlose Zustand, wo wir erst ein Problem für andere, aber eigener Problematik noch nicht bewusst sind. Die bewusste Problematik erstreckt sich über das zweite und dritte Viertel, und im letzten Viertel, im Greisenalter, tauchen wir wieder ein in jenen Zustand, wo wir, unbekümmert um unsere Bewusstseinslage, wieder mehr ein Problem für die anderen werden. Kindheit und hohes Alter sind zwar äußerst verschieden, aber haben das eine gemeinsam, nämlich das Eingetauchtsein in unbewusst Seelisches. Da die Seele des Kindes aus dem Unbewussten sich herausentwickelt, so ist seine Psychologie, obschon auch schwierig, so doch eher auszumachen als die des Greises, der in das Unbewusste wieder versinkt und zunehmend darin verschwindet. Kindheit und Greisenalter sind die problemlosen Zustände des Lebens, weshalb ich sie hier auch nicht in Betracht gezogen habe.

Die Ehe als psychologische Beziehung (1925)

Als psychologische Beziehung ist die Ehe ein kompliziertes Gebilde. Sie setzt sich zusammen aus einer ganzen Reihe von subjektiven und objektiven Gegebenheiten, die zum Teil sehr heterogener Natur sind. Da ich mich in meinem Beitrag auf das psychologische Problem der Ehe beschränken möchte, so muss ich im Wesentlichen die objektiven Gegebenheiten rechtlicher und sozialer Natur ausschließen, obschon diese Tatsachen die psychologische Beziehung zwischen den Gatten in hervorragendem Maße beeinflussen.

Wo immer wir von psychologischer Beziehung reden, setzen wir *Bewusstsein* voraus. Eine psychologische Beziehung zwischen zwei Menschen, die beide in einem unbewussten Zustand sind, existiert nicht. Sie wären gänzlich beziehungslos, vom psychologischen Standpunkt aus betrachtet. Von irgendeinem andern Standpunkt aus gesehen, zum Beispiel von einem physiologischen, könnten sie aber trotzdem in Beziehung stehen, jedoch dürfte diese Beziehung keine psychologische genannt werden. Die angenommene totale Unbewusstheit kommt allerdings in diesem Maße nicht vor, jedoch gibt es partielle Unbewusstheiten von nicht unbeträchtlicher Ausdehnung. In dem Maße, als solche Unbewusstheiten existieren, ist auch die psychologische Beziehung beschränkt.

Im Kinde taucht das Bewusstsein aus den Tiefen des unbewussten seelischen Lebens auf, zunächst wie einzelne Inseln, die sich erst allmählich zu einem »Kontinent«, zu einem zusammenhängenden Bewusstsein vereinigen. Der fortschreitende geistige Entwicklungsprozess bedeutet *Ausdehnung des Bewusstseins*. Mit dem Augenblick der Entstehung eines zusammenhängenden Bewusstseins ist die Möglichkeit einer psychologischen Beziehung gegeben. Bewusstsein ist, soweit unsere Auffassung reicht, immer Ichbewusstsein. Um meiner selbst bewusst zu sein, muss ich mich vom anderen unterscheiden können. Nur wo diese Unterscheidung existiert, kann Beziehung stattfinden. Obschon im Allgemeinen unterschieden wird, so ist normalerweise die Unterscheidung lückenhaft, indem vielleicht sehr umfangreiche Gebiete des seelischen Lebens unbewusst sind. In Bezug auf unbewusste Inhalte findet keine Unterscheidung statt, und daher kann in ihrem Bereiche auch keine Beziehung hergestellt werden; in ihrem Bereich herrscht noch der anfängliche unbewusste Zustand einer *primitiven Identität* des Ichs mit dem anderen, also eine vollständige Beziehungslosigkeit.

Der junge Mensch in heiratsfähigem Alter besitzt zwar Ichbewusstsein (das Mädchen in der Regel mehr als der junge Mann), aber es ist nicht allzu lange her, seitdem er aus den Nebeln der anfänglichen Unbewusstheit aufgetaucht ist. Er besitzt daher weite Gebiete, die noch im Schatten der Unbewusstheit liegen und die, soweit sie reichen, die Herstellung einer psychologischen Beziehung nicht ermöglichen. Praktisch heißt das, dass dem jungen Menschen nur eine unvollständige Erkenntnis des anderen sowohl wie seiner selbst gegeben ist, daher kann er über die Motive des anderen sowohl wie seiner selbst nur ungenügend unterrichtet sein. Er handelt in der Regel aus größtenteils unbewussten Motiven. Natürlich scheint es ihm subjektiv, als ob er sehr bewusst sei; denn man überschätzt stets die jeweils bewussten Inhalte, und es ist und bleibt eine große und überraschende Entdeckung, dass das, was wir für einen endlich erreichten Gipfel halten, in Wirklichkeit bloß die unterste Stufe einer sehr langen Treppe ist. Je größer der Umfang der Unbewusstheit ist, desto weniger handelt es sich bei der Verheiratung um freie Wahl, was sich subjektiv bemerkbar macht durch den in der Verliebtheit deutlich wahrnehmbaren *Schicksalszwang*. Wo keine Verliebtheit vorhanden ist, kann trotzdem der Zwang existieren, allerdings in weniger angenehmer Form.

Die noch unbewussten Motivationen sind persönlicher und allgemeiner Natur. Zunächst sind es Motive, die vom *elterlichen Ein-*

fluss stammen. In dieser Hinsicht ist für den jungen Mann das Verhältnis zur Mutter und für das Mädchen dasjenige zum Vater bestimmend. In erster Linie ist es der Grad der Verbundenheit mit den Eltern, welcher unbewusst die Wahl des Gatten beeinflusst, fördert oder erschwert. Eine bewusste Liebe zu Vater und Mutter fördert die Wahl eines vater- oder mutterähnlichen Gatten. Eine unbewusste Verbundenheit (die sich bewusst keineswegs als Liebe zu äußern braucht) dagegen erschwert eine solche Wahl und erzwingt eigentümliche Modifikationen. Um diese zu verstehen, muss man in erster Linie wissen, woher die unbewusste Verbundenheit mit den Eltern rührt und unter was für Umständen sie zwangsmäßig die bewusste Wahl modifiziert oder sogar verhindert. *In der Regel wird all das aus künstlichen Motiven verhinderte Leben, welches die Eltern leben könnten, in umgekehrter Form auf die Kinder vererbt,* das heißt, Letztere werden unbewusst in eine Lebensrichtung gezwungen, welche das Unerfüllte im Leben der Eltern kompensieren soll. Daher kommt es, dass übermoralische Eltern sogenannt unmoralische Kinder haben, dass ein unverantwortlicher und verbummelter Vater einen mit krankhaftem Ehrgeiz behafteten Sohn hat usw. Die schlimmsten Folgen hat die *künstliche Unbewusstheit* der Eltern. Zum Beispiel kettet eine Mutter, die sich künstlich unbewusst erhält, um den Anschein der guten Ehe nicht zu stören, unbewusst den Sohn an sich, gewissermaßen als Ersatz für ihren Mann. Dadurch wird der Sohn, wenn nicht immer geradewegs in die Homosexualität, so doch in andere ihm eigentlich nicht entsprechende Modifikationen seiner Wahl gedrängt. Er wird zum Beispiel ein Mädchen heiraten, das seiner (des Sohnes) Mutter offenkundig unterlegen ist und so mit der Mutter nicht konkurrieren kann, oder er wird einer Frau von tyrannischem und anmaßendem Charakter verfallen, welche ihn gewissermaßen von der Mutter losreißen soll. Die Gattenwahl kann bei unverkrüppeltem Instinkt von diesen Einflüssen frei bleiben, jedoch werden sich die Letzteren früher oder später als Hemmnisse bemerkbar machen. Eine mehr oder weniger rein instinktive Wahl dürfte vom Standpunkt der

Arterhaltung wohl das Beste sein, ist jedoch vom psychologischen Standpunkt aus nicht immer glücklich, indem zwischen der rein instinktiven und der individuell differenzierten Persönlichkeit oft ein ungemein großer Abstand besteht. In einem solchen Fall kann zwar die Rasse durch eine rein instinktive Wahl verbessert oder aufgefrischt werden, dafür aber wird ein individuelles Glück vernichtet. (Der Begriff Instinkt ist natürlich nichts anderes als ein Sammelbegriff für alle möglichen organischen und seelischen Faktoren, deren Natur uns größtenteils unbekannt ist.)

Wenn das Individuum nur als Instrument der Arterhaltung gedacht sein sollte, so ist die rein instinktive Gattenwahl wohl weitaus das Beste. Da ihre Grundlagen aber unbewusst sind, so lässt sich darauf nur eine Art unpersönlichen Verhältnisses gründen, wie wir dies bei Primitiven sehr schön beobachten können. Wenn wir dort überhaupt von »Beziehung« sprechen können, so ist es nur ein blasses, distantes Verhältnis von ausgesprochen unpersönlicher Natur, gänzlich reguliert durch hergebrachte Gewohnheiten und Vorurteile, ein Vorbild für jede konventionelle Ehe.

Sofern der Verstand oder die List oder die sogenannte fürsorgende Liebe der Eltern die Ehe der Kinder nicht arrangiert hat, und sofern bei den Kindern der primitive Instinkt weder durch falsche Erziehung noch durch die geheime Beeinflussung aus aufgestauten und vernachlässigten elterlichen Komplexen verkrüppelt ist, wird die Gattenwahl normalerweise aus unbewussten, instinktiven Motivationen erfolgen. Unbewusstheit bewirkt Nichtunterschiedenheit, unbewusste Identität. Die praktische Folge ist, dass der eine vom anderen eine gleichartige psychologische Struktur voraussetzt. Die normale Sexualität als ein gemeinsames und scheinbar gleichgerichtetes Erleben bestärkt das Gefühl der Einheit und der Identität. Dieser Zustand wird als völlige *Harmonie* bezeichnet und als ein großes Glück gepriesen (»Ein Herz und eine Seele«); wohl mit Recht, denn die Rückkehr zu jenem anfänglichen Zustand der Unbewusstheit und der bewusstlosen Einheit ist wie eine Rückkehr in die Kindheit (daher die kindische Geste aller Verliebten), ja noch mehr, wie eine Rückkehr in den Mutterschoß, in die ahnungsschweren Meere einer noch unbewussten schöpferischen Fülle. Ja es ist ein echtes und nicht zu leugnendes Erleben der Gottheit, deren Übergewalt alles Individuelle auslöscht und verschlingt. Es ist eine eigentliche Kommunion mit dem Leben und dem unpersönlichen Schicksal. Der sich selber behaltende Eigenwille wird gebrochen, die Frau wird Mutter, der Mann wird Vater, und so werden beide der Freiheit beraubt und zu Werkzeugen des weiterschreitenden Lebens gemacht.

Die Beziehung bleibt innerhalb der Grenzen des biologischen Instinktzieles, der Arterhaltung. Da dieser Zweck kollektiver Natur ist, so ist demgemäß auch die psychologische Beziehung der Gatten zueinander im Wesentlichen kollektiver Natur und kann deshalb im psychologischen Sinne nicht als *individuelle Beziehung* angesehen werden. Von einer solchen können wir erst dann sprechen, wenn die Natur der unbewussten Motivationen erkannt und die anfängliche Identität weitgehend aufgehoben ist. Selten oder sozusagen nie entwickelt sich eine Ehe glatt und ohne Krisen zu einer individuellen Beziehung. Es gibt keine Bewusstwerdung ohne Schmerzen.

Der Wege, die zur Bewusstwerdung führen, sind manche, aber sie folgen doch gewissen Gesetzen. Im Allgemeinen beginnt die Wandlung mit dem *Anbruch der zweiten Lebenshälfte*. Die Mitte des Lebens ist eine Zeit höchster psychologischer Wichtigkeit. Das Kind beginnt sein psychologisches Leben im Engsten, im Bannkreis der Mutter und der Familie. Mit fortschreitender Reifung erweitern sich der Horizont und die eigene Einflusssphäre. Hoffnung und Absicht zielen auf Erweiterung der persönlichen Macht- und Besitzsphäre, das Begehren greift nach der Welt in immer weiterem Umfang. Der Wille des Individuums wird immer mehr identisch mit den Naturzwecken der unbewussten Motivationen. So haucht der Mensch den Dingen gewissermaßen sein Leben ein, bis sie schließlich anfangen, von selbst zu leben und sich zu vermehren, und unmerklich wird er von ihnen überwachsen. Mütter werden von ihren Kindern überholt, Männer von ihren Schöpfungen, und was erst mühsam, vielleicht mit größter Anstrengung ins Dasein gebracht wurde, kann nicht mehr angehalten werden. Erst war es Leidenschaft, dann wurde es Verpflichtung, und schließlich wird es unerträgliche Last, ein Vampir, der das Leben seines Schöpfers in sich gesogen hat. Die Mitte des Lebens ist der Moment größter Entfaltung, wo der Mensch noch mit seiner ganzen Kraft und seinem ganzen Wollen in seinem Werke steht. Aber in diesem Augenblicke auch wird der Abend geboren, die zweite Lebenshälfte beginnt. Die Leidenschaft ändert ihr Gesicht und heißt jetzt Pflicht, das Wollen wird unerbittlich zum Muss, und die Wendungen des Weges, die früher Überraschung und Entdeckung waren, werden zur Gewohnheit. Der Wein ist vergoren und beginnt sich zu klären. Man entwickelt konservative Neigungen, wenn alles wohl steht. Statt vorwärts blickt man häufig unwillkürlicherweise rückwärts und beginnt, sich Rechenschaft zu geben über die Art und Weise, wie sich das Leben bisher entwickelt hat. Man sucht nach seinen wirklichen Motivationen und macht Entdeckungen. Die kritische Betrachtung seiner selbst und seines Schicksals lässt den Menschen seine Eigenart erkennen. Aber diese Erkenntnisse fließen ihm nicht ohne weiteres zu. Nur durch gewaltsame Erschütterungen werden solche Erkenntnisse gemacht.

Da die Ziele der zweiten Lebenshälfte andere sind als die der ersten, so entsteht durch zu langes Verharren in der jugendlichen Einstellung eine Uneinigkeit des Willens. Das Bewusstsein drängt nach vorwärts, gewissermaßen seiner eigenen Tätigkeit gehorchend; das Unbewusste aber hält zurück, da Kraft und innerer Wille für weitere Ausdehnung erschöpft sind. Diese Uneinigkeit mit sich selbst erzeugt Unzufriedenheit, und da man sich seines Zustandes nicht bewusst ist, so projiziert man die Gründe in der Regel auf den Gatten. Dadurch entsteht eine kritische Atmosphäre, die unerlässliche Vorbedingung für Bewusstwerdung. Dieser Zustand beginnt bei den Gatten allerdings in der Regel nicht gleichzeitig. So vollkommen kann auch die beste Ehe die individuellen Verschiedenheiten nicht auslöschen, dass die Zustände der Gatten absolut identisch würden. Gewöhnlich wird der eine sich rascher in die Ehe finden als der andere. Der eine, gegründet auf ein positives Verhältnis zu den Eltern, wird wenig oder keine Schwierigkeiten haben in der Anpassung an den Gatten, der andere hingegen wird gehindert sein durch eine tiefergehende unbewusste Verbundenheit mit den Eltern. Er wird darum erst später zu einer völligen Anpassung gelangen, und weil schwerer erworben, wird sie vielleicht auch länger festgehalten.

Die *Verschiedenheiten im Tempo* einerseits und der *Umfang der geistigen Persönlichkeit* anderseits sind die Momente, welche eine typische Schwierigkeit erzeugen, die im kritischen Augenblick ihre Wirksamkeit entfaltet. Ich möchte nicht den Eindruck erwecken, als ob ich unter einem großen »Umfang der geistigen Persönlichkeit« immer eine besonders reiche oder großzügige Natur verstünde. Dies wäre keineswegs der Fall. Ich verstehe vielmehr darunter eine gewisse *Kompliziertheit* der geistigen Natur, vergleichbar einem Stein mit vielen Facetten im Gegensatz zu einem einfachen Kubus. Es sind vielseitige, in der Regel problematische Naturen, behaftet mit mehr oder weniger schwer vereinbaren psychischen Erbeinheiten. Anpassung an solche Naturen oder deren Anpassung an einfachere Persönlichkeiten ist immer schwierig. Solche Menschen mit einigermaßen dissoziierter Anlage haben in der Regel auch die Fähigkeit, unvereinbare Charakterzüge auf längere Zeit hinaus abzuspalten und sich dadurch scheinbar einfach zu gestalten, oder ihre »Vielseitigkeit«, ihr schillernder Charakter kann ihren ganz besonderen Reiz ausmachen. In solchen etwas labyrinthischen Naturen kann sich der andere leicht verlieren, das heißt er findet eine solche Fülle von Erlebnismöglichkeiten in ihnen, dass sein persönliches Interesse vollauf beschäftigt ist; gewiss nicht immer in angenehmer Weise, indem seine Beschäftigung öfters darin besteht, Ersteren auf allen möglichen Neben- und Abwegen nachzuspüren. Immerhin ist dadurch so viel Erlebnismöglichkeit vorhanden, dass die einfachere Persönlichkeit davon umgeben, ja sogar davon gefangen ist; sie geht in der umfänglicheren Persönlichkeit gewissermaßen auf, sie sieht nicht über jene hinaus. Dies ist eine fast regelmäßige Erscheinung: eine Frau, die geistig ganz in ihrem Mann, ein Mann, der gefühlsmäßig ganz in seiner Frau enthalten ist. Man könnte dies als *das Problem des Enthaltenen und des Enthaltenden* bezeichnen.

Der *Enthaltene* ist im Wesentlichen ganz innerhalb der Ehe. Er wendet sich ungeteilt zum anderen, nach außen existieren keine wesentliche Verpflichtung und kein bindendes Interesse. Die unangenehme Seite dieses sonst »idealen« Zustandes ist die beunruhigende Abhängigkeit von einer etwas unübersehbaren, daher nicht ganz glaubhaften oder verlässlichen Persönlichkeit. Der Vorteil ist das eigene Ungeteiltsein – ein für die seelische Ökonomie nicht zu unterschätzender Faktor!

Der *Enthaltende*, der, gemäß seinen etwas dissoziierten Anlagen, ein besonderes Bedürfnis hätte, sich in einer ungeteilten Liebe zu einem anderen mit sich selber zu vereinigen, wird in diesem ihm natürlich schwerfallenden Bestreben von der einfacheren Persönlichkeit überholt. Während er nach all den Subtilitäten und Komplikationen im anderen sucht, die seinen eigenen Facetten Ergänzung und Widerpart sein sollten, stört er die Einfachheit des anderen. Da nun die Einfachheit unter allen gewöhnlichen Umständen gegenüber der Komplikation im Vorteil ist, so muss er seine Versuche, eine einfache Natur zu subtilen und problematischen Reaktionen zu veranlassen, bald aufgeben. Auch wird ihm der andere, der gemäß seiner einfachen Natur einfache Antworten in ihm sucht, bald genug zu tun geben dadurch, dass er gerade durch die Erwartung einfacher Antworten die Kompliziertheiten des Ersteren »konstelliert« (wie der technische Ausdruck lautet). Ersterer muss sich nolens volens auf sich zurückziehen vor der überzeugenden Kraft des Einfachen. Das Geistige (der Bewusstseinsprozess im Allgemeinen) bedeutet für den Menschen eine solche Anstrengung, dass er das Einfache unter allen Umständen vorzieht, sogar wenn es nicht einmal wahr ist. Und wenn es wenigstens eine halbe Wahrheit ist, dann ist er ihm sozusagen verfallen. Die einfache Natur wirkt auf den Komplizierteren wie ein zu kleines Zimmer, das ihm nicht Raum genug gewährt. Die komplizierte Natur dagegen gibt dem Einfacheren zu viele Zimmer mit zu viel Raum, so dass er nie recht weiß, wohin er eigentlich gehört. So kommt es ganz natürlicherweise, dass der Kompliziertere den Einfacheren enthält. Jener kann aber in diesem nicht aufgehen, er umgibt ihn, ist dabei selber nicht umgeben. Da er aber ein vielleicht noch größeres Bedürfnis hat, umgeben zu sein, als Letzterer, so fühlt er sich außerhalb der Ehe und spielt deshalb jeweils die problematische Rolle. Je mehr der Enthaltene festhält, desto mehr fühlt sich der Enthaltende hinausgedrängt. Durch das Festhalten dringt Ersterer hinein, und je mehr er hineindringt, desto weniger kann Letzterer dasselbe tun. Der Enthaltende späht deshalb immer mehr oder weniger zum Fenster hinaus, allerdings zunächst unbewusst. Wenn er aber zur Mitte des Lebens gelangt, so erwacht in ihm stärkere Sehnsucht nach jener Einheit und Ungeteiltheit, die ihm, gemäß seiner dissoziierten Natur, besonders Not täte, und dann ereignen sich gewöhnlich Dinge, die ihm den Konflikt zum Bewusstsein bringen. Es wird ihm bewusst, dass er eine Ergänzung, das Enthaltensein und das Ungeteiltsein, das ihm stets mangelte, sucht. Für den Enthaltenen bedeutet dieses Ereignis zunächst eine Bestätigung für die stets schmerzlich empfundene Unsicherheit; er findet, dass in den Zimmern, die scheinbar ihm gehörten, noch andere, unerwünschte Gäste leben. Die Hoffnung auf Sicherheit schwindet ihm, und diese Enttäuschung zwingt ihn auf sich selber zurück, wenn es ihm nicht gelingt, durch verzweifelte und gewalttätige Anstrengungen den anderen auf die Knie zu zwingen und ihn zum Bekenntnis und zur Überzeugung zu veranlassen, dass seine Sehnsucht nach Einheit nichts sei als eine kindische oder krankhafte Phantasie. Gelingt ihm dieser Gewaltstreich nicht, so verschafft ihm die Annahme des Verzichtes ein großes Gut, nämlich die Erkenntnis, dass jene Sicherheit, die er immer im anderen suchte, in ihm selber zu finden ist. Dadurch findet er sich selbst und entdeckt damit in seiner einfachen Natur alle jene Komplikationen, die der Enthaltende vergebens in ihm gesucht hatte.

Bricht der Enthaltende beim Anblick dessen, was man gemeinhin eine Ehe-Irrung zu nennen pflegt, nicht zusammen, sondern glaubt er an die innere Berechtigung seiner Sehnsucht nach Einheit, so wird er zunächst die *Zerrissenheit* auf sich nehmen. Nicht durch Abspaltung wird eine Dissoziation geheilt, sondern durch Zerreißung. Alle Kräfte, die nach Einheit streben, alles gesunde Sichselberwollen wird sich gegen die Zerreißung auflehnen, und dadurch wird ihm die Möglichkeit einer inneren Vereinigung, die er früher immer außen suchte, bewusst. Er findet als sein Gut das Ungeteiltsein in sich selber.

Dies ist, was zur Zeit des Lebensmittags überaus häufig geschieht; und auf diese Weise erzwingt die merkwürdige Natur des Menschen jenen Übergang aus der ersten in die zweite Lebenshälfte, die Verwandlung aus einem Zustand, wo der Mensch nur Werkzeug seiner Triebnatur ist, in einen anderen Zustand, wo er nicht mehr Werkzeug, sondern er selbst ist – eine Wandlung von Natur in Kultur, von Trieb in Geist.

Man sollte sich eigentlich hüten, diese notwendige Entwicklung durch moralische Gewalttätigkeiten zu unterbrechen, denn die Erzeugung einer geistigen Einstellung durch Abspaltung und Unterdrückung der Triebe ist eine *Fälschung*. Nichts ist ekelhafter als eine heimlich sexualisierte Geistigkeit; sie ist ebenso unreinlich wie eine überschätzte Sinnlichkeit. Der Übergang ist aber ein langer Weg, und die allermeisten bleiben auf diesem Wege stecken. Könnte man diese ganze seelische Entwicklung in der Ehe und durch die Ehe im Unbewussten lassen, wie dies beim Primitiven der Fall ist, so könnten sich diese Wandlungen ohne allzu große Reibungen und völliger vollziehen. Man begegnet unter sogenannten Primitiven geistigen Persönlichkeiten, vor denen man nur Ehrfurcht empfinden kann, als vor vollkommen gereiften Werken einer ungestörten Bestimmung. Ich spreche hier aus eigener Erfahrung. Wo unter den heutigen Europäern aber finden sich jene durch keine moralischen Gewalttätigkeiten verkrüppelten Gestalten? Wir sind immer noch barbarisch genug, um an Askese und ihr Gegenteil zu glauben. Das Rad der Geschichte lässt sich aber nicht zurückdrehen. Wir können nur vorwärtsstreben nach jener Einstellung, die es uns erlaubt, so zu leben, wie es die ungestörte Bestimmung des primitiven Menschen eigentlich will. Nur unter dieser Bedingung sind wir imstande, den Geist nicht in Sinnlichkeit und die Sinnlichkeit nicht in Geist zu pervertieren, denn beide müssen leben, da der eine vom anderen sein Leben bezieht.

Der wesentliche Inhalt der psychologischen Beziehung in der Ehe ist diese hier in gedrängtester Kürze geschilderte Wandlung. Vieles wäre zu sagen über die Illusionen, welche dem Naturzweck dienen und auch jene Wandlungen herbeiführen, welche für die Lebensmitte bezeichnend sind. Die der ersten Lebenshälfte eigentümliche Harmonie der Ehe (falls eine solche Anpassung überhaupt je zustande kam) ist wesentlich gegründet (wie sich dann in der kritischen Phase herausstellt) auf Projektionen gewisser typischer Bilder.

Jeder Mann trägt das Bild der Frau von jeher in sich, nicht das Bild *dieser* bestimmten Frau, sondern *einer* bestimmten Frau. Dieses Bild ist im Grunde genommen eine unbewusste, von Urzeiten herkommende und dem lebenden System eingegrabene Erbmasse, ein »Typus« («Archetypus«) von allen Erfahrungen der Ahnenreihe am weiblichen Wesen, ein Niederschlag aller Eindrücke vom Weibe, ein vererbtes psychisches Anpassungssystem. Wenn es keine Frauen gäbe, so ließe sich aus diesem unbewussten Bilde jederzeit angeben, wie eine Frau in seelischer Hinsicht beschaffen sein müsste. Dasselbe gilt auch von der Frau, auch sie hat ein ihr angeborenes Bild vom Manne. Die Erfahrung lehrt, dass man genauer sagen sollte: ein Bild von *Männern*, während beim Manne es eher ein Bild von *der* Frau ist. Da dieses Bild unbewusst ist, so ist es immer unbewusst projiziert in die geliebte Figur und einer der wesentlichsten Gründe für leidenschaftliche Anziehung und ihr Gegenteil. Ich habe dieses Bild als *Anima* bezeichnet und finde darum die scholastische Frage: »Habet mulier animam?« sehr interessant, indem ich der Ansicht bin, diese Frage sei insofern intelligent, als der Zweifel berechtigt erscheint. Die Frau hat keine Anima, sondern einen *Animus*. Die Anima hat einen erotisch-emotionalen, der Animus einen räsonierenden Charakter, daher das Meiste, was die Männer über weibliche Erotik und überhaupt über weibliches Gefühlsleben zu sagen wissen, auf der Projektion ihrer eigenen Anima beruht und darum schief ist. Die erstaunlichen Annahmen und Phantasien der Frauen über die Männer beruhen auf der Wirksamkeit des Animus, der unerschöpflich ist in der Erzeugung unlogischer Urteile und falscher Kausalitäten.

Anima sowohl wie Animus sind durch ungemeine Vielseitigkeit charakterisiert. Es ist in einer Ehe immer der Enthaltene, der dieses Bild auf den Enthaltenden projiziert, während es Letzterem nur teilweise gelingt, dieses Bild auf den Ehegatten zu projizieren. Je eindeutiger und einfacher jener ist, desto weniger gelingt die Projektion. In diesem Falle hängt dann dieses höchst faszinierende Bild im leeren Raume und wartet gewissermaßen darauf, durch einen realen Menschen ausgefüllt zu werden. Es gibt nun Frauentypen, die wie von Natur dazu gemacht scheinen, Animaprojektionen aufzunehmen. Man könnte fast von einem bestimmten Typus reden. Unerlässlich ist der sogenannte »Sphinx«-Charakter, die Zweideutigkeit oder Vieldeutigkeit; nicht eine vage Unbestimmtheit, in die man nichts hineinlegen kann, sondern eine verheißungsvolle Unbestimmtheit, mit dem sprechenden Schweigen einer Mona Lisa – alt und jung, Mutter und Tochter, von fragwürdiger Keuschheit, kindlich und von männerentwaffnender naiver Klugheit.[17] Nicht jeder Mann von wirklichem Geist kann Animus sein, denn er muss weniger gute Ideen als vielmehr gute Worte haben, bedeutungsschwere Worte, in die man noch vieles Unausgesprochene hineindeuten kann. Er muss auch etwas

[17] Vorzügliche Beschreibungen dieses Typus bei Rider Haggard: She, 1887, und Benoit: L'Atlantide, 1919.

unverstanden sein oder wenigstens in irgendeiner Weise im Gegensatz zu seiner Umwelt stehen, damit die Idee der Aufopferung mit hineinkommen kann. Er muss ein zweideutiger Heros sein, einer mit Möglichkeiten, wobei es keineswegs sicher ist, dass eine Animusprojektion nicht schon öfters einen wirklichen Helden viel früher herausgefunden hat als der langsame Verstand des sogenannten intelligenten Durchschnittsmenschen[18].

Für Mann sowohl wie Frau, sofern sie Enthaltende sind, bedeutet die Ausführung dieses Bildes ein folgenschweres Erlebnis, denn hier ergibt sich die Möglichkeit, die eigene Kompliziertheit durch eine entsprechende Vielgestaltigkeit beantwortet zu finden. Hier scheinen sich jene weiten Räume aufzutun, in denen man sich umgeben und enthalten fühlen kann. Ich sage ausdrücklich »scheinen«, denn es ist eine zweideutige Möglichkeit. So wie eine Animusprojektion der Frau tatsächlich einen von der Masse unerkannten Mann von Bedeutung herauswittert, und mehr als das, ihm sogar zu seiner eigentlichen Bestimmung durch moralische Unterstützung helfen kann, so kann auch der Mann durch die Animaprojektion eine »femme inspiratrice« sich erwecken. Aber vielleicht öfter war es eine Illusion mit destruktivem Erfolg. Ein Misserfolg deshalb, weil der Glaube nicht stark genug war. Den Pessimisten muss ich sagen, dass in diesen seelischen Urbildern außerordentlich positive Werte liegen; die Optimisten dagegen muss ich warnen vor verblendender Phantastik und der Möglichkeit absurdester Abwege.

Man darf nun diese Projektion nicht etwa als eine individuelle und bewusste Beziehung verstehen. Das ist sie zunächst keineswegs. Sie schafft eine zwangsmäßige Abhängigkeit auf der Basis unbewusster Motive, aber anderer als biologischer Motive. Rider Haggards »She« zeigt ungefähr, was für eine merkwürdige Vorstellungswelt der Animaprojektion zugrunde liegt. Es sind im We-

[18] Leidlich gute Beschreibung des Animus bei Marie Hay: The Evil Vineyard, 1923. Ferner Elinor Wylie: Jennifer Lorn: A Sedate Extravaganza, 1924, und Selma Lagerlöf, Gösta Berling, 1903.

sentlichen geistige Inhalte, oft in erotischer Verkleidung, offenkundige Stücke einer primitiven mythologischen Mentalität, die aus Archetypen besteht und deren Gesamtbild das sogenannte *kollektive Unbewusste* ausmacht. Dementsprechend ist eine solche Beziehung im Grunde genommen kollektiv und nicht individuell. (Benoit, der in der »Atlantide« eine bis in Einzelheiten mit »She« übereinstimmende Phantasiefigur geschaffen hat, bestreitet ein Plagiat an Rider Haggard.)

Geschieht einem der beiden Gatten eine solche Projektion, dann tritt der kollektiven biologischen Beziehung eine kollektive geistige gegenüber und bewirkt damit jene oben beschriebene Zerreißung des Enthaltenden. Gelingt es ihm, den Kopf über Wasser zu halten, so wird er eben gerade durch den Konflikt sich selber finden. In diesem Fall hat dann die an sich gefährliche Projektion ihm zum Übergang aus einer kollektiven in eine individuelle Beziehung verholfen. Diese ist gleichbedeutend mit einer völligen Bewusstheit der Beziehung in der Ehe. Da der Zweck dieses Aufsatzes eine Erörterung der Ehepsychologie ist, so fällt die Psychologie des Projektionsverhältnisses außer Betracht. Ich begnüge mich hier mit der Erwähnung der Tatsache.

Man kann wohl kaum von der psychologischen Beziehung in der Ehe handeln, ohne die Natur der kritischen Übergänge wenigstens andeutungsweise zu erwähnen, auf die Gefahr von Missverständnissen hin. Bekanntlich versteht man in psychologischer Hinsicht gar nichts, was man nicht selber erfahren hat. Diese Tatsache hindert aber niemand an der Überzeugung, dass sein Urteil das einzig wahre und kompetente sei. Diese befremdliche Tatsache rührt von der notwendigen Überschätzung des jeweiligen Bewusstseinsinhaltes her. (Ohne diese Häufung von Aufmerksamkeit könnte er ja gar nicht bewusst sein.) So kommt es, dass jedes Lebensalter seine eigene psychologische Wahrheit hat, seine programmatische Wahrheit sozusagen, ebenso jede Stufe der psychologischen Entwicklung. Es gibt sogar Stufen, welche nur die wenigsten erreichen, – eine Frage von Rasse, Familie, Erziehung, Begabung und Leidenschaft. Die Natur ist aristokratisch. Der Normalmensch ist eine Fiktion, obschon es gewisse allgemeingültige Gesetzmäßigkeiten gibt. Das seelische Leben ist eine Entwicklung, die schon auf den untersten Stufen zum Stillstand kommen kann. Es ist, wie wenn jedes Individuum ein spezifisches Gewicht hätte, dementsprechend es steigt oder sinkt zu jener Stufe, wo es seine Grenze erreicht. Dementsprechend sind auch seine Einsichten und Überzeugungen beschaffen. Es ist daher kein Wunder, wenn weitaus die meisten aller Ehen mit der biologischen Bestimmung ihre psychologische Höchstgrenze erreichen, ohne Schaden für geistige und moralische Gesundheit. Relativ wenige geraten in ein tieferes Uneinssein mit sich selbst. Wo viel äußere Not ist, kann der Konflikt aus Energiemangel keine dramatische Spannung erreichen. Aber proportional der sozialen Sicherheit steigt die psychologische Unsicherheit, zunächst unbewusst, und verursacht dann Neurosen; sodann bewusst, und veranlasst dann Trennungen, Streit, Scheidungen und sonstige »Ehe-Irrungen«. Auf noch höherer Stufe werden neue psychologische Entwicklungsmöglichkeiten erkannt, welche die religiöse Sphäre berühren, wo das kritische Urteil sein Ende erreicht.

Auf allen diesen Stufen kann ein dauernder Stillstand erfolgen mit völliger Unbewusstheit dessen, was auf einer nächsten Entwicklungsstufe folgen könnte. In der Regel ist sogar der Zugang zur nächsten Stufe durch heftigste Vorurteile und abergläubische Ängste verbarrikadiert, was gewiss von höchster Zweckmäßigkeit ist, indem ein Mensch, der zufälligerweise veranlasst sein sollte, auf einer ihm zu hohen Stufe zu leben, zu einem schädlichen Narren wird.

Die Natur ist nicht nur aristokratisch, sie ist auch esoterisch. Kein Einsichtiger wird sich aber dadurch verleiten lassen, Geheimnisse zu verbergen, denn er weiß nur zu gut, dass das Geheimnis der seelischen Entwicklung nie verraten werden kann, einfach darum nicht, weil die Entwicklung eine Frage der Fähigkeit des Einzelnen ist.

Analytische Psychologie und Weltanschauung (1927)

Das deutsche Wort Weltanschauung lässt sich kaum in eine andere Sprache übersetzen. Aus diesem Umstand kann man erkennen, dass dieses Wort eine eigentümliche psychologische Beschaffenheit hat: Es drückt nämlich nicht nur einen Begriff von Welt – ein solcher ließe sich wohl anstandslos übersetzen –, sondern zugleich auch die Art und Weise aus, wie einer die Welt anschaut. Im Worte Philosophie liegt zwar etwas Ähnliches, aber intellektuell Beschränktes, während das Wort Weltanschauung alle Arten von Einstellungen zur Welt, einschließlich der philosophischen, umfasst. So gibt es ästhetische, religiöse, idealistische, realistische, romantische, praktische Weltanschauungen, um nur einige der möglichen zu nennen. In diesem Sinne hat der Begriff von Weltanschauung sehr vieles gemeinsam mit dem Begriff von »Einstellung«; man könnte daher Weltanschauung auch als eine *begrifflich formulierte Einstellung* umschreiben.

Was ist nun unter Einstellung zu verstehen? Einstellung ist ein psychologischer Begriff, welcher eine auf ein Ziel oder durch eine sogenannte Obervorstellung orientierte besondere Anordnung der psychischen Inhalte bezeichnet. Wenn wir unsere psychischen Inhalte einer Armee vergleichen und die verschiedenen Formen von Einstellung durch besondere Zustände der Armee ausdrücken, so würde zum Beispiel Aufmerksamkeit durch eine konzentrierte, in Alarmquartieren liegende Armee, umgeben von rekognoszierenden Truppenteilen, dargestellt sein. Sobald die Stärke und Position des Feindes genügend bekannt ist, ändert sich der Zustand: Die Armee setzt sich in Bewegung mit Richtung auf ein bestimmtes Angriffsziel. In ganz ähnlicher Weise verändert sich die psychische Einstellung. Während im Zustand bloßer Aufmerksamkeit die leitende Idee die der Wahrnehmung war, wobei die eigene Gedankenarbeit sowie sonstige, subjektive Inhalte möglichst unterdrückt wurden, erscheinen jetzt, beim Übergang in eine handelnde Einstellung, subjektive Inhalte im Bewusstsein, welche aus Zielvorstellungen und aus Handlungsimpulsen bestehen. Und wie die Armee einen Führer mit einem Generalstab hat, so hat auch die psychische Einstellung eine allgemeine leitende Idee, welche durch umfangreiche Materialien, wie Erfahrungen, Grundsätze, Affekte und dergleichen, unterstützt und begründet ist.

Man handelt nämlich nicht bloß einfach *so*, gewissermaßen isoliert auf einen bestimmten Reiz reagierend, sondern jede unserer Reaktionen und Handlungen geschieht unter dem Einfluss komplizierter psychischer Vorbedingungen. Um wieder das militärische Gleichnis zu benützen, könnten wir diese Vorgänge mit jenen im großen Hauptquartier vergleichen. Für den gewöhnlichen Soldaten mag es so aussehen, als ob man einfach zurückschlüge, weil man angegriffen wurde, oder als ob man einfach angriffe, weil man den Feind gesehen hat. Unser Bewusstsein ist immer geneigt, die Rolle des gemeinen Soldaten zu spielen und an die Einfachheit seiner Aktion zu glauben. In Wirklichkeit aber wird an dieser Stelle und in diesem Moment gekämpft, weil ein allgemeiner Angriffsplan besteht, welcher den gemeinen Soldaten schon Tage zuvor an diesen Punkt gerückt hat. Und dieser allgemeine Plan ist nun wiederum nicht bloß eine Reaktion auf Aufklärungsmeldungen, sondern ist eine schöpferische Initiative des Führers, mitbedingt durch die Aktion des Feindes und vielleicht auch durch gänzlich unmilitärische, dem gemeinen Soldaten unbekannte politische Rücksichten. Diese letzteren Faktoren sind sehr komplexer Natur und liegen weit jenseits des Begreifens des Soldaten, wenn sie auch dem Heerführer nur allzu deutlich sind. Aber auch ihm sind gewisse Faktoren unbekannt, nämlich seine eigene persönliche Vorbedingung mit ihren komplizierten Voraussetzungen. So steht nun das Handeln der Armee zwar unter einem einfachen und einheitlichen Befehl, der aber seinerseits bloß ein Resultat des Zusammenwirkens von unabsehbar komplizierten Faktoren ist.

So geschieht auch das psychische Handeln auf Grund einer ähnlich komplizierten Voraussetzung. Bei aller Einfachheit des Impulses beruht doch jede Nuance seiner besonderen Beschaffenheit, seine Stärke und Richtung, sein zeitlicher und örtlicher Ablauf, seine Zielabsicht usw. auf besonderen psychischen Voraussetzungen, eben der Einstellung, welche ihrerseits wieder aus einer Konstellation von Inhalten besteht, deren Mannigfaltigkeit kaum abzusehen ist. Das Ich ist der Heerführer; seine Überlegungen und Entschlüsse, seine Gründe und Zweifel, seine Absichten und seine Erwartungen sind ein Generalstab, und seine Abhängigkeit von äußeren Faktoren ist die Abhängigkeit des Führers von den schwer übersehbaren Einflüssen des Hauptquartiers und der jenseits im Dunkel operierenden Politik.

Wir belasten unser Gleichnis wohl nicht zu viel, wenn wir das Verhältnis von *Mensch zu Welt* auch in seinen Rahmen spannen – das menschliche Ich als Führer einer kleinen Armee im Kampf mit seiner Umgebung, nicht selten ein Krieg auf zwei Fronten, vorne der Kampf ums Dasein, hinten der Kampf gegen die eigene rebellische Triebnatur. Auch wenn man kein Pessimist ist, so fühlt sich unser Dasein eher als ein Kampf an als irgendetwas anderes. Der Friedenszustand ist ein Desideratum, und wenn einer mit der Welt und mit sich selber Frieden geschlossen hat, so ist dies ein bemerkenswertes Ereignis. Entsprechend dem mehr oder weniger chronischen Kriegszustand bedürfen wir einer sorgfältig organisierten Einstellung, und sollte bei irgendeinem Vollendeten ein dauernder Seelenfrieden ausgebrochen sein, so muss wohl seine Einstellung einen noch viel höheren Grad an sorgfältigster Vorbereitung und feinster Ausarbeitung besitzen, wenn sein Friedenszustand auch nur von bescheidener Dauer sein sollte. Es ist nämlich seelisch viel leichter, in einem Bewegungszustand, in einem Auf- und Abwogen des Geschehens, als in einem ausgeglichenen Dauerzustand zu leben, denn in letzterem Zustand – unbekümmert um seine vielleicht bewundernswerte Höhe und Vollendung – droht die Erstickung in unerträglicher Langeweile. Wir täuschen uns daher nicht, wenn wir annehmen, dass seelische Friedenszustände, das heißt konfliktlose, heitere, überlegene und ausgeglichene Stimmungen – sofern sie von Dauer sind – immer auf besonders entwickelten Einstellungen beruhen.

Man wundert sich vielleicht, dass ich dem Worte »Einstellung« den Vorzug vor dem Worte »Weltanschauung« gebe. Mit dem Begriff Einstellung habe ich einfach die Frage offengelassen, ob es sich um eine bewusste oder eine unbewusste Weltanschauung handelt. Es kann einer nämlich sein eigener Heerführer sein und den Kampf ums Dasein nach außen und innen erfolgreich bestehen und sogar einen relativ gesicherten Friedenszustand erreichen, ohne eine bewusste Weltanschauung zu besitzen. Er kann es aber nicht ohne Einstellung machen. Von Weltanschauung dürfen wir aber wohl erst reden, wenn einer wenigstens den ernstlichen Versuch gemacht hat, seine Einstellung begrifflich oder anschaulich zu formulieren, sich selber klar zu werden, warum und wozu er so handelt und so lebt.

Wozu dann aber eine Weltanschauung – werden Sie mich fragen –, wenn es ohne eine solche ebenso gut geht? Sie könnten mich aber ebenso wohl fragen: Wozu denn ein Bewusstsein, wenn es ohne ein solches ebenso gut geht? Denn was ist schließlich Weltanschauung? Doch nichts als ein erweitertes oder vertieftes Bewusstsein! Der Grund, warum ein Bewusstsein vorhanden ist und warum Letzteres danach drängt, sich zu erweitern und zu vertiefen, ist ein sehr einfacher: *Es geht ohne Bewusstsein weniger gut.* Darum offenbar hat sich Mutter Natur herbeigelassen, diese merkwürdigste Schöpfung unter all den unerhörten Naturkuriosa, das Bewusstsein, hervorzubringen. Auch der fast unbewusste Primitive kann sich anpassen und sich behaupten, aber nur in seiner primitiven Welt, und darum fällt er unter anderen Umständen unzähligen Gefahren zum Opfer, die wir auf höherer Bewusstseinsstufe spielend vermeiden. Gewiss erwachsen dem höheren Bewusstsein Gefahren, von denen der Primitive nicht einmal träumt, aber Tatsache bleibt, dass der bewusste Mensch die Erde erobert hat und nicht der unbewusste. Ob dies nun in letzter und übermenschlicher Absicht günstig oder ungünstig sei, das zu entscheiden, ist nicht unsere Angelegenheit.

Höheres Bewusstsein bedingt Weltanschauung. Jedes Bewusstsein von Gründen und Absichten ist eine keimende Weltanschauung. Jeder Zuwachs an Erfahrung und Erkenntnis bedeutet einen weiteren Schritt in der Entwicklung der Weltanschauung. *Und mit dem Bilde, das der denkende Mensch von der Welt erschafft, verändert er sich selber auch.* Derjenige Mensch, dessen Sonne sich noch um die Erde dreht, ist ein anderer als der, dessen Erde der Trabant der Sonne ist. Nicht vergebens stellt Giordano Brunos Unendlichkeitsgedanke einen der wichtigsten Anfänge des modernen Bewusstseins dar. Der Mensch, dessen Kosmos im Empyreum hängt, ist ein anderer als der, dessen Geist von Keplers Vision erleuchtet ist. Einer, dem es noch fraglich ist, was das Resultat von zwei mal zwei sein könnte, ist ein anderer als der, dem es nichts Unzweifelhafteres als die A-priori-Wahrheiten der Mathematik gibt. Mit anderen Worten, es ist nicht gleichgültig, ob und was für eine Weltanschauung man besitzt, denn wir erschaffen nicht nur ein Weltbild, sondern rückwirkend verändert es auch uns.

Die Auffassung, die wir uns von der Welt machen, ist das Bild dessen, was wir Welt nennen. Und dieses Bild ist es, nach dessen Beschaffenheit wir unsere Anpassung orientieren. Wie gesagt, geschieht dies nicht bewusst. Der gemeine Soldat im Schützengraben hat keine Einsicht in die Tätigkeit des Generalstabs. Allerdings sind wir Generalstab und Heerführer ebenfalls. Aber es bedarf fast immer eines gewaltsamen Entschlusses, das Bewusstsein von augenblicklichen, vielleicht dringlichen Beschäftigungen loszureißen, um es auf die allgemeineren Probleme der Einstellung zu richten. Tun wir es nicht, so bleiben wir unserer Einstellung unbewusst, und dann haben wir insofern keine Weltanschauung, sondern bloß eine unbewusste Einstellung. Wenn man sich darüber keine Rechenschaft gibt, so bleiben die leitenden Gründe und Absichten unbewusst, das heißt, es scheint, als ob alles sehr einfach wäre und bloß so geschähe. In Wirklichkeit aber finden komplizierte Hintergrundsvorgänge statt, mit Gründen und Absichten, die an Subtilität nichts zu wünschen übrig lassen. So gibt es viele Wissenschaftler, die es vermeiden, eine Weltanschauung zu haben, weil dies angeblich nicht wissenschaftlich ist. Es ist diesen Leuten aber offenbar nicht ganz klar, was sie eigentlich damit tun. Was nämlich in Wirklichkeit geschieht, ist, dass sie sich selber absichtlich über ihre leitenden Ideen im Dunkeln lassen, sich mit anderen Worten auf einer tieferen, primitiveren Bewusstseinsstufe halten als ihrer Bewusstseinsfähigkeit entspräche. Eine gewisse Kritik und Skepsis ist keineswegs immer der Ausdruck von Intelligenz, sondern eher vom Gegenteil, besonders dann, wenn man Skepsis vorschützt, um den Mangel an Weltanschauung zu bemänteln. Nicht selten fehlt es mehr an moralischem Mut als an Intelligenz. Denn man kann die Welt nicht sehen, ohne sich selber zu sehen, und so wie einer die Welt sieht, sieht er auch sich, und dazu bedarf es keines geringen Mutes. Daher ist es immer fatal, keine Weltanschauung zu haben.

Weltanschauung haben heißt: ein Bild von der Welt und sich selber erschaffen, wissen, was die Welt ist und wer ich bin. Wörtlich genommen, wäre das zu viel. Niemand kann wissen, was die Welt ist, und ebenso wenig, wer er selber ist. Aber cum grano salis will es heißen: *bestmögliche Erkenntnis*. Bestmögliche Erkenntnis erfordert Wissen und verabscheut unbegründete Annahmen, willkürliche Behauptungen, autoritäre Meinungen. Sie sucht aber die wohlbegründete Hypothese, ohne zu vergessen, dass alles Wissen beschränkt und dem Irrtum unterworfen ist.

Wenn das Bild von der Welt, das wir erschaffen, nicht wieder auf uns selber zurückwirkte, so könnte man sich mit irgendeinem schönen oder sonstwie ergötzlichen Scheine begnügen. Die Selbsttäuschung aber wirkt auf uns zurück, sie macht uns unwirklich, närrisch und untauglich. Weil wir mit einem Trugbild von Welt fechten, so unterliegen wir der Übermacht der Wirklichkeit. Auf diese Weise erfahren wir, wie wichtig und wie wesentlich es ist, eine sorgfältig begründete und ausgebaute Weltanschauung zu besitzen.

Weltanschauung ist Hypothese und kein Glaubensartikel. Die Welt verändert ihr Gesicht – »tempora mutantur et nos in illis«[19] –, denn die Welt ist uns nur fassbar als ein psychisches Bild in uns, und es wird nicht immer leichthalten, auszumachen, wenn das Bild sich verändert, ob die Welt oder wir oder beide sich verändert haben. Das Bild von der Welt kann sich jederzeit verändern, so wie auch unsere Auffassung von uns selbst sich jederzeit ändern kann. Jede neue Entdeckung, jeder neue Gedanke kann der Welt ein neues Gesicht aufsetzen. Das will berücksichtigt sein, sonst leben wir plötzlich in einer antiquierten Welt, selber ein altmodisches Überbleibsel tieferer Bewusstseinsstufen. Jeder wird einmal erledigt sein, aber im Interesse des Lebendigseins liegt es, diesen Moment so lange wie möglich hinauszuschieben, und das kann nur dann gelingen, wenn wir das Weltbild nie erstarren lassen, sondern jeden neuen Gedanken darauf prüfen, ob er unserem Weltbilde etwas hinzufügt oder nicht.

Wenn ich mich nun anschicke, das Problem der Beziehung zwischen Analytischer Psychologie und Weltanschauung zu diskutieren, so geschieht dies unter dem Gesichtswinkel des eben erläuterten Standpunktes, nämlich der Frage: Fügen die Erkenntnisse der Analytischen Psychologie unserer Weltanschauung etwas Neues hinzu oder nicht? Um diese Frage mit Nutzen behandeln zu können, müssen wir uns zuerst Rechenschaft geben vom Wesen der Analytischen Psychologie. Was ich mit diesem Namen bezeichne, ist eine besondere Richtung der Psychologie, welche sich hauptsächlich mit den sogenannten komplexen seelischen Phänomenen beschäftigt, im Gegensatz zur physiologischen oder experimentellen Psychologie, welche sich bestrebt, komplexe Phänomene möglichst in ihre Elemente aufzulösen. Die Bezeichnung »analytisch«

[19] Die Zeiten ändern sich und wir in ihnen.

stammt von der Tatsache, dass sich diese Richtung der Psychologie aus der ursprünglich Freud'schen »Psychoanalyse« entwickelt hat. Freud hat die Psychoanalyse mit seiner Sexual- und Verdrängungstheorie identifiziert und sie damit doktrinär fixiert. Ich vermeide daher den Ausdruck Psychoanalyse, wenn ich andere als bloß technische Dinge diskutiere.

Was nun zunächst die Freud'sche Psychoanalyse anbetrifft, so besteht sie aus einer Technik, die uns erlaubt, sogenannte verdrängte, unbewusst gewordene Inhalte dem Bewusstsein wiederum zuzuführen. Diese Technik ist eine therapeutische Methode, bestimmt, Neurosen zu behandeln und zu heilen. Im Lichte dieser Methode erscheint es, als ob die Neurosen dadurch zustande kämen, dass peinliche Erinnerungen und Tendenzen, sogenannte inkompatible Inhalte, durch eine Art von moralischem Ressentiment, welches auf Erziehungseinflüssen beruht, aus dem Bewusstsein verdrängt und unbewusst gemacht werden. So betrachtet, erscheint die unbewusste seelische Tätigkeit, das sogenannte Unbewusste, hauptsächlich als ein Receptaculum aller dem Bewusstsein lästigen Inhalte sowie aller vergessenen Eindrücke. Man kann sich aber anderseits auch nicht der Einsicht verschließen, dass eben gerade die inkompatiblen Inhalte aus unbewussten Trieben hervorgehen, das heißt mithin das Unbewusste nicht bloß ein Rezeptakel, sondern geradezu die Mutter derjenigen Dinge ist, welche das Bewusstsein los sein möchte. Wir dürfen aber noch einen Schritt weiter gehen: Das Unbewusste produziert auch schöpferisch *neue* Inhalte. Alles, was der menschliche Geist je schuf, ist aus Inhalten hervorgegangen, welche in letzter Linie unbewusste Keime waren. Während Freud einen besonderen Nachdruck auf ersteren Aspekt legte, habe ich letzteren hervorgehoben, ohne den ersteren zu leugnen. Obschon es nicht unwesentlich ist, dass der Mensch alles Unangenehme umgeht und möglichst zu vermeiden sucht und darum gerne vergisst, was ihm nicht passt, so erscheint es mir doch viel wichtiger, festzustellen, was eigentlich die *positive* Tätigkeit des Unbewussten ist. Von dieser Seite aus betrachtet, erscheint dann *das*

Unbewusste als die Gesamtheit aller in statu nascendi begriffenen seelischen Inhalte. Diese unzweifelhafte Funktion des Unbewussten wird durch Verdrängungen aus dem Bewusstsein in der Hauptsache bloß gestört, und diese Störung der natürlichen Tätigkeit des Unbewussten ist wohl die wesentliche Quelle der sogenannten psychogenen Erkrankungen. Das Unbewusste ist vielleicht am besten verstanden, wenn wir es als ein natürliches Organ mit einer ihm spezifischen produktiven Energie auffassen. Wenn infolge der Verdrängungen seine Produkte im Bewusstsein keine Aufnahme finden, so entsteht eine Art von Rückstauung, eine unnatürliche Hemmung einer zweckmäßigen Funktion, genauso wie wenn die Galle, das natürliche Produkt der Leberfunktion, am Abfluss in den Darm gehindert wird. Infolge der Verdrängung entstehen falsche psychische Abläufe. Wie die Galle ins Blut übertritt, so irradiiert der verdrängte Inhalt in andere seelische und physiologische Gebiete. In der Hysterie werden besonders physiologische, in anderen Neurosen, wie Phobien, Obsessionen und Zwangsneurosen, hauptsächlich seelische Funktionen gestört, inbegriffen die Träume. So wie man in den körperlichen Symptomen der Hysterie und in den seelischen Symptomen anderer Neurosen (auch der Psychosen) die Wirksamkeit verdrängter Inhalte nachweisen kann, so kann man dasselbe auch für die Träume tun. Der Traum ist an sich eine normale Funktion, welche durch Stauungen ebenso gestört werden kann wie andere Funktionen. Die Freud'sche Traumtheorie berücksichtigt, ja erklärt die Träume nur unter diesem Gesichtswinkel, nämlich wie wenn sie nichts anderes wären als Symptome. Auch andere geistige Gebiete werden von der Psychoanalyse bekanntlich in ähnlicher Weise behandelt, zum Beispiel Kunstwerke, wo es aber dann schmerzhaft an den Tag kommt, dass ein Kunstwerk kein Symptom, sondern eine genuine Schöpfung ist. Eine schöpferische Leistung kann nur aus sich selbst verstanden werden. Wenn sie aber als pathologisches Missverständnis aufgefasst wird, das man ebenso erklären möchte wie eine Neurose, dann entsteht aus diesem Erklärungsversuch ein beklagenswertes Kuriosum.

Das Gleiche gilt vom Traum. Er ist eine eigentümliche Schöpfung des Unbewussten, welche durch Verdrängung bloß entstellt und verzerrt wird. Man gerät mit der Erklärung des Traumes daher völlig daneben, wenn er bloß als Verdrängungssymptom gedeutet wird.

Beschränken wir uns nun für einen Moment auf die Ergebnisse der Freud'schen Psychoanalyse. In ihrer Theorie erscheint der Mensch als ein Triebwesen, welches in verschiedenen Hinsichten an die Schranken der Gesetze der sittlichen Gebote und der eigenen Einsicht stößt und infolgedessen genötigt ist, gewisse Triebe oder Teilbeträge derselben zu verdrängen. Das Ziel der Methode ist, diese Triebinhalte dem Bewusstsein zuzuführen und durch bewusste Korrektur ihre Verdrängung aufzuheben. Ihrer bedrohlichen Befreiung wird die Erklärung entgegengesetzt, dass sie nichts anderes seien als infantile Wunschphantasien, die man vernünftigerweise bloß unterdrücken könne. Es wird auch angenommen, dass man sie – wie der technische Ausdruck lautet – »sublimieren« könne, worunter eine Art Umbiegung in eine zweckmäßige Anpassungsform verstanden wird. Wenn jemand glauben sollte, dass diese willkürlich gemacht werden könne, so täuscht er sich allerdings. Nur die absolute Not kann einen natürlichen Trieb wirkungsvoll hemmen. Wo diese Not oder unerbittliche Notwendigkeit aber nicht besteht, ist das »Sublimieren« nichts als eine Selbsttäuschung, eine erneute, diesmal etwas subtilere Verdrängung.

Liegt nun in dieser Theorie und in dieser Auffassung des Menschen irgendetwas, das für unsere Weltanschauung als fordernd in Betracht käme? Ich glaube kaum. Es ist der wohlbekannte rationalistische Materialismus des ausgehenden 19. Jahrhunderts, der als führende Idee über der Deutungspsychologie der Freud'schen Psychoanalyse steht. Daraus ergibt sich kein anderes Weltbild und darum auch keine andere Einstellung des Menschen zur Welt. Man darf aber nicht vergessen, dass die Einstellung nur in den wenigsten Fällen durch Theorien beeinflusst wird. Ein weit wirksamerer Weg geht über den Gefühlsfaktor. Allerdings könnte ich nicht sehen, wie eine trockene theoretische Darstellung das Gefühl erreichen sollte. Ich könnte Ihnen eine sehr ausführliche Statistik des Gefängniswesens vorlegen, und Sie würden dabei einschlafen. Wenn ich Sie aber durch ein Zuchthaus oder durch ein Irrenhaus führe, so werden Sie nicht einschlafen. Sie werden tiefe Eindrücke empfangen. Hat irgendeine Lehre den Buddha gemacht? Nein, es war der Anblick von Alter, Krankheit und Tod, der ihm in der Seele brannte.

So sagen uns die teils einseitigen, teils irrtümlichen Auffassungen der Freud'schen Psychoanalyse eigentlich nichts. Wenn wir aber einen Einblick nehmen in die Psychoanalyse wirklicher Neurosenfälle und dort sehen, welche Verwüstungen die sogenannten Verdrängungen anrichten, welche Zerstörungen die Nichtbeachtung elementarer Triebvorgänge im Gefolge hat, dann empfangen wir einen – gelinde gesagt – nachhaltigen Eindruck. Es gibt keine Form menschlicher Tragik, die nicht gegebenenfalls aus diesem Kampf des Ich gegen das Unbewusste hervorginge. Wer jemals die Schrecken eines Zuchthauses, eines Irrenhauses und eines Spitals gesehen hat, der wird durch den Eindruck dieser Dinge eine wohl nennenswerte Bereicherung seiner Weltanschauung erfahren. Dasselbe wird ihm zustoßen, wenn er einen Blick getan hat in den Abgrund menschlichen Leidens, das sich hinter einer Neurose eröffnet. Wie viele Male habe ich den Ausruf gehört: »Das ist ja schrecklich! Wer hätte an so etwas gedacht!« Man kann es wirklich nicht leugnen, es ist ein gewaltiger Eindruck, den man von der Wirksamkeit des Unbewussten empfängt, wenn man mit der nötigen Gewissenhaftigkeit und Gründlichkeit die Struktur einer Neurose zu erforschen versucht. Es ist auch ein Verdienst, jemand die Slums von London zu zeigen, und wer sie gesehen hat, hat mehr gesehen als ein anderer, der sie nicht gesehen hat. Aber es ist bloß ein Anstoß, und noch ist die Frage: Was soll damit geschehen? unbeantwortet.

Die Psychoanalyse hat die Hülle von Tatsachen, die nur wenigen bekannt waren, weggezogen und hat sogar einen Versuch gemacht, mit diesen Tatsachen umzugehen. Welche Einstellung aber hat sie dazu? Ist ihre Einstellung neu, mit anderen Worten, hat der große Eindruck befruchtend gewirkt? Hat er das Weltbild verändert und somit unsere Weltanschauung gefördert? Die Weltanschauung der Psychoanalyse ist ein rationalistischer Materialismus, die Weltanschauung einer wesentlich praktischen Naturwissenschaft. Und diese Anschauung empfinden wir als ungenügend. Wenn wir ein Gedicht von Goethe aus seinem Mutterkomplex ableiten, wenn wir Napoleon als einen Fall von männlichem Protest und einen Franziskus aus Sexualverdrängung erklären wollen, so befällt uns tiefe Unbefriedigung. Es ist ungenügend und wird der bedeutsamen Wirklichkeit der Dinge nicht gerecht. Wo bleiben Schönheit, Größe und Heiligkeit? Diese sind doch lebendigste Wirklichkeiten, ohne welche menschliches Leben über alle Maßen stumpfsinnig wäre. Wo bleibt die richtige Antwort auf die Frage unerhörter Leiden und Konflikte? Es müsste in dieser Antwort doch wenigstens etwas erklingen, was an die Größe des Leidens erinnerte. Aber so wünschenswert die bloß vernünftige Einstellung des Rationalismus ist, so sehr übergeht sie auch den *Sinn des Leidens*. Es wird beiseitegeschoben und als unerheblich erklärt. Es war ein großer Lärm um nichts. Vieles fällt in diese Kategorie, aber nicht alles.

Der Fehler liegt, wie schon erwähnt, bei der Tatsache, dass die sogenannte Psychoanalyse eine zwar wissenschaftliche, aber bloß rationalistische Auffassung des Unbewussten hat. Wenn man von Trieben spricht, so meint man, damit etwas Bekanntes auszudrücken. In Wirklichkeit spricht man von etwas Unbekanntem. In Wirklichkeit wissen wir nur, dass uns aus der dunkeln Sphäre der Psyche Wirkungen zukommen, welche irgendwie ins Bewusstsein aufgenommen werden müssen, damit verheerende Störungen anderer Funktionen vermieden werden. Es ist ohne weiteres ganz unmöglich zu sagen, von welcher Natur diese Wirkungen sind, ob sie auf Sexualität, auf Machttrieb oder sonstigen Trieben beruhen. Sie sind schlechthin zwei- oder sogar vieldeutig wie das Unbewusste selber.

Ich habe schon vorhin erläutert, dass das Unbewusste zwar ein Behälter für alles Vergessene, Vergangene und Verdrängte ist; es ist aber ebenso wohl jene Sphäre, in der alle subliminalen Vorgänge stattfinden, das heißt zum Beispiel Sinneswahrnehmungen, die zu schwach sind, um das Bewusstsein erreichen zu können, und schließlich ist es auch der Mutterboden, aus welchem alle psychische Zukunft wächst. So wie wir wissen, dass jemand einen unbequemen Wunsch verdrängen und dadurch dessen Energie zwingen kann, sich anderen Funktionen beizumischen, so wissen wir auch, dass jemand einen neuen, ihm sehr fernliegenden Einfall sich nicht bewusstmachen kann, weshalb dann dessen Energie in andere Funktionen störend abströmt. Ich habe vielmals Fälle gesehen, bei denen abnorme Sexualphantasien plötzlich vollständig verschwanden im Moment, wo ein neuer Gedanke oder Inhalt bewusst wurde, oder wo eine Migräne plötzlich aufhörte, als ein unbewusstes Gedicht bewusst wurde. *So wie Sexualität sich uneigentlich in Phantasie, so kann auch schöpferische Phantasie sich uneigentlich in Sexualität ausdrücken.* Wie Voltaire einmal sagte: »En étymologie n'importe quoi peut désigner n'importe quoi«, so müssen wir dasselbe vom Unbewussten sagen. Auf jeden Fall wissen wir nie von vornherein, was was ist. In Bezug auf das Unbewusste haben wir bloß die Gabe des Nachwissens, und überdies ist es auch a priori unmöglich, irgendetwas über den Zustand der Dinge im Unbewussten zu wissen. Jeder Schluss in dieser Hinsicht ist ein zugestandenes Als-ob.

Bei dieser Sachlage erscheint uns das Unbewusste als ein großes X, von dem als das einzig Unbezweifelbare beträchtliche Wirkungen ausgehen. Ein Blick auf die Religionen der Weltgeschichte zeigt uns, wie bedeutsam diese Wirkungen historisch sind. Ein Blick auf das Leiden des heutigen Menschen zeigt uns das Gleiche. Wir drücken uns nur etwas anders aus. Vor fünfhundert Jahren sagte man, »sie ist vom Teufel besessen«, jetzt hat sie eine Hysterie; früher hieß es, man sei verhext, jetzt nennt man es eine Magenneurose. Die Tatsachen sind dieselben, nur ist die frühere

Erklärung, psychologisch genommen, beinahe exakt. Jetzt haben wir rationalistische Symptombezeichnungen, die eigentlich inhaltlos sind. Denn wenn ich sage, dass jemand von einem bösen Geist besessen sei, so beschreibe ich damit die Tatsache, dass der Besessene nicht eigentlich legitim krank ist, sondern unter einem unsichtbaren geistigen Einfluss leidet, dessen er auf keinerlei Weise Herr werden kann. Dieses unsichtbare Etwas ist ein sogenannter *autonomer Komplex*, ein unbewusster Inhalt, welcher dem Griff des bewussten Willens entzogen ist. Wenn man nämlich die Psychologie einer Neurose analysiert, so entdeckt man einen sogenannten Komplex, der sich nicht verhält wie die Bewusstseinsinhalte, nämlich kommt oder geht, wie wir befehlen, sondern er folgt eigenen Gesetzen, ist mit anderen Worten unabhängig, *autonom*, wie der technische Ausdruck lautet. Er benimmt sich ebenso wie ein Kobold, dessen man nicht habhaft werden kann. Und wenn man – was der Absicht der Analyse entspricht – den Komplex bewusstmacht, so sagt man vielleicht mit Erleichterung: »Ach, war es das, was mich so störte!« Und anscheinend ist damit etwas gewonnen: Nämlich die Symptome verschwinden; der Komplex ist, wie man sagt, gelöst. Wir können mit Goethe ausrufen: »Wir haben ja aufgeklärt!« Aber mit Goethe müssen wir fortfahren, »und dennoch spukt's in Tegel!«[20] Jetzt enthüllt sich erst die wahre Sachlage; wir werden nämlich inne, dass dieser Komplex gar nicht hätte zustande kommen können, wenn nicht unsere Natur ihm eine geheime Triebkraft verliehen hätte. Was ich damit meine, will ich an einem kurzen Beispiel erläutern:

Ein Patient leidet an nervösen Magensymptomen, die in schmerzhaften Zusammenziehungen bestehen, ähnlich einem Hungerzustand. Die Analyse ergibt eine infantile Sehnsucht nach der Mutter, einen sogenannten Mutterkomplex. Mit dieser neugewonnenen Einsicht verschwinden die Symptome, dafür aber bleibt eine Sehnsucht, die sich mit der Konstatierung, sie sei nichts als ein

[20] Faust, 1. Teil, Walpurgisnacht. Proktophantasmist.

infantiler Mutterkomplex, niemals stillen lässt. Was ein quasi physischer Hunger und ein physischer Schmerz zuvor war, wird nun seelischer Hunger und seelischer Schmerz. Man sehnt sich nach etwas und weiß, dass man nur fälschlicherweise die Mutter meinte. Die Tatsache einer vorderhand unstillbaren Sehnsucht besteht, und die Antwort auf diese Frage ist bedeutend schwieriger als die Rückführung der Neurose auf den Mutterkomplex. Die Sehnsucht ist eine beständige Forderung, eine quälende, aktive Leere, die man bloß zeitweise vergessen, aber niemals durch Willenskraft überwinden kann. Sie erscheint immer wieder. Man weiß zunächst nicht, woraus diese Sehnsucht hervorgeht, man weiß vielleicht nicht einmal, wonach man sich eigentlich sehnt. Man kann vieles darüber vermuten, aber das Einzige, was mit Sicherheit darüber ausgesagt werden kann, ist, dass jenseits des Mutterkomplexes ein unbewusstes Etwas diese Forderung äußert und unabhängig von unserem Bewusstsein, unangreifbar für unsere Kritik, immer wieder seine Stimme erhebt. Dieses Etwas ist das, was ich als den autonomen Komplex bezeichne. Aus diese Quelle stammt die Triebkraft, welche ursprünglich den infantilen Anspruch an die Mutter unterhielt und damit die Neurose verursachte, denn das erwachsene Bewusstsein musste einen solchen kindischen Anspruch als unvereinbar ablehnen und verdrängen.

Alle infantilen Komplexe gehen in letzter Linie auf autonome Inhalte des Unbewussten zurück. Der primitive Geist hat diese als fremd und unverständlich empfundenen Inhalte als Geister, Dämonen und Götter personifiziert und versucht, mit sakralen und magischen Riten deren Ansprüche zu erfüllen. In der richtigen Anerkennung der Tatsache, dass dieser Hunger oder Durst weder durch Speise noch durch Trank noch durch Rückkehr in der Mutter Schoß gestillt werden kann, hat der primitive Geist Bilder von unsichtbaren, eifersüchtigen und anspruchsvollen Wesen erschaffen, einflussreicher, stärker und gefährlicher als der Mensch, Angehörige einer unsichtbaren Welt, doch mit der sichtbaren verschmolzen, so eins mit ihr, dass Geister selbst in den Kochtöpfen wohnen. Geister und Zauberei sind die Ursachen der Krankheiten beim Primitiven. Die autonomen Inhalte haben sich bei ihm in diese übernatürlichen Figuren projiziert. Unsere Welt dagegen ist von Dämonen befreit – bis auf bedeutsame Reste. Die autonomen Inhalte und ihre Ansprüche aber sind geblieben. In den Religionen könnten sie sich zum Teil ausdrücken, aber je mehr die Religionen rationalisiert und verwässert werden – ein fast unvermeidliches Schicksal – desto verworrener und geheimnisvoller werden die Wege, auf denen uns die Inhalte des Unbewussten dennoch erreichen. Einer der gewöhnlichsten Wege ist die Neurose, was man zunächst wohl am wenigsten vermuten würde. Unter Neurose stellt man sich gewöhnlich irgendeine Minderwertigkeit, eine medizinische quantité négligeable vor. Sehr zu Unrecht, wie wir gesehen haben! Denn hinter der Neurose verbergen sich jene gewaltigen psychischen Einflüsse, welche unserer geistigen Einstellung und ihren einflussreichsten, führenden Ideen zugrunde liegen. Der rationalistische Materialismus, diese anscheinend ganz unverdächtige geistige Haltung, ist eine psychologische Gegenbewegung gegen den Mystizismus. Dieser ist der geheime Antagonist, der bekämpft werden soll. Materialismus und Mystizismus sind nichts als ein psychologisches Gegensatzpaar, genau wie Atheismus und Theismus. Es sind feindliche Brüder, zwei verschiedene Methoden, mit den dominierenden unbewussten Einflüssen irgendwie fertigzuwerden, der eine durch Ableugnung, der andere durch Anerkennung.

Wenn ich daher das Wesentlichste bezeichnen soll, welches die Analytische Psychologie unserer Weltanschauung hinzufügen könnte, so ist es die Erkenntnis, dass unbewusste Inhalte existieren, welche unleugbare Forderungen erheben oder Einflüsse ausstrahlen, mit denen sich das Bewusstsein nolens volens auseinanderzusetzen hat.

Man würde meine bisherigen Auseinandersetzungen wohl als unbefriedigend empfinden, wenn ich jenes Etwas, das ich als autonomen Inhalt des Unbewussten bezeichnete, in dieser unbestimmten Form ließe und nicht wenigstens den Versuch machte, zu beschreiben, was unsere Psychologie über diese Inhalte empirisch ausgemacht hat.

Wäre, wie die Psychoanalyse annimmt, damit eine definitive und befriedigende Antwort gegeben, dass zum Beispiel die ursprüngliche, infantile Abhängigkeit von der Mutter die Ursache der Sehnsucht sei, so müsste mit dieser Erkenntnis auch eine Lösung eintreten. Es gibt solche infantilen Abhängigkeiten, welche tatsächlich verschwinden, wenn sie gründlich eingesehen werden. Diese Tatsache sollte aber nie zum Glauben verführen, dass dem in allen Fällen so sei. Es bleibt in allen Fällen etwas zurück, gelegentlich anscheinend so wenig, dass der Fall praktisch erledigt ist, gelegentlich aber auch so viel, dass weder Patient noch Arzt mit dem Resultat zufrieden sind, oft sogar so viel, dass man das Gefühl hat, als ob überhaupt nichts geschehen sei. Überdies habe ich schon viele Patienten behandelt, die sich ihres ursächlichen Komplexes bis in alle Einzelheiten bewusst waren, ohne dass diese Einsicht ihnen irgendwie wesentlich geholfen hätte.

Eine ursächliche Erklärung kann wissenschaftlich relativ befriedigend sein, aber sie hat doch etwas psychologisch Unbefriedigendes an sich, insofern als man damit über den Zweck der zugrunde liegenden Triebkraft, den Sinn der Sehnsucht zum Beispiel, noch nichts weiß und man ebenso wenig sieht, was damit zu tun wäre. Wenn ich schon weiß, dass eine Typhusepidemie von infiziertem Trinkwasser kommt, so ist damit der Verunreinigung der Quellen doch noch nicht abgeholfen. Eine befriedigende Antwort ist daher erst gegeben, wenn man weiß, was jenes Etwas ist, welches die infantile Abhängigkeit bis ins erwachsene Alter lebendig erhalten hat und worauf dieses Etwas hinzielt.

Wenn der menschliche Geist als völlige Tabula rasa geboren würde, so gäbe es nichts von diesen Problemen, denn dann wäre nichts im Geiste, was er nicht erworben hätte oder was nicht dreingepflanzt worden wäre. In der individuellen menschlichen Seele gibt es aber vielerlei Dinge, die man nie erworben hat, denn der menschliche Geist wird nicht als Tabula rasa geboren, sowenig wie jeder Mensch ein gänzlich neues und einzigartiges Gehirn hat. Es ist ihm ein Gehirn angeboren, welches das Resultat der Entwicklung in einer unendlich langen Ahnenreihe ist. Dieses Gehirn stellt sich in jedem Embryo in seiner ganzen differenzierten Vollendung her und wird unfehlbar, wenn es in Funktion tritt, Resultate ergeben, welche schon unzählige Male zuvor in der Ahnenreihe produziert worden sind. Die ganze Anatomie des Menschen ist ein vererbtes, mit der anzestralen Konstitution identisches System, das unfehlbar auf dieselbe Weise wie früher funktionieren wird. Infolgedessen ist die Möglichkeit, dass irgendetwas Neues, von Früherem wesentlich Verschiedenes produziert wird, sogar verschwindend gering. Alle jene Faktoren also, welche unseren nahen und fernen Vorfahren wesentlich waren, werden auch uns wesentlich sein, denn sie entsprechen dem vererbten organischen System. Sie sind sogar Notwendigkeiten, die sich als Bedürfnisse geltend machen werden.

Sie müssen nicht befürchten, dass ich Ihnen von vererbten Vorstellungen sprechen werde. Das liegt mir fern. Die autonomen Inhalte des Unbewussten oder die Dominanten des Unbewussten, wie ich sie auch genannt habe, sind keine vererbten Vorstellungen, sondern vererbte Möglichkeiten, ja Notwendigkeiten, jene Vorstellungen wieder zu erzeugen, welche von jeher die Dominanten des Unbewussten ausgedrückt haben. Gewiss hat jede Religion der Erde und jede Zeit ihre besondere Sprache, welche unendlich variieren kann. Aber es will wenig bedeuten, wenn in der Mythologie der Held bald einen Drachen, bald einen Fisch oder ein anderes Ungetüm überwindet; das fundamentale Motiv bleibt dasselbe, und das ist das Gemeingut der Menschheit, nicht die vorübergehenden Formulierungen der verschiedenen Regionen und Zeitalter.

So wird der Mensch mit einer komplizierten geistigen Anlage geboren, die nichts weniger als Tabula rasa ist. Auch der kühnsten Phantasie sind durch die geistige Erbmasse bestimmte Grenzen gezogen, und durch den Schleier auch der wildesten Phantastik schimmern jene Dominanten, welche seit uralters dem menschlichen Geiste inhärent waren. Es scheint uns sehr merkwürdig, wenn wir entdecken, dass ein Geisteskranker Phantasien entwickelt, wie man sie fast identisch bei Primitiven wiederfinden kann. Es wäre aber merkwürdig, wenn dem nicht so wäre.

Ich habe die Sphäre der psychischen Erbmasse das *kollektive Unbewusste* genannt. Die Inhalte unseres Bewusstseins sind alle individuell erworben. Wenn nun die menschliche Psyche einzig und allein aus dem Bewusstsein bestünde, so gäbe es nichts Psychisches, das nicht im Laufe des individuellen Lebens erst entstanden wäre. In diesem Falle würden wir vergeblich irgendwelche Bedingungen oder Einflüsse hinter einem simplen Elternkomplex suchen. Mit der Rückführung auf Vater und Mutter wäre das letzte Wort gesagt, denn diese sind die Figuren, die zuerst und ausschließlich auf unsere bewusste Psyche eingewirkt haben. In Wirklichkeit aber sind die Inhalte unseres Bewusstseins nicht bloß durch die Einwirkung der individuellen Umgebung zustande gekommen, sondern sie sind auch beeinflusst und angeordnet durch die psychische Erbmasse, durch das kollektive Unbewusste. Gewiss ist zum Beispiel das Bild der individuellen Mutter eindrucksvoll, aber es ist noch ganz besonders eindrucksvoll infolge der Tatsache, dass es verschmolzen ist mit einer unbewussten Bereitschaft, nämlich mit einem angeborenen System oder Bilde, welches sein Dasein dem Umstand verdankt, dass Mutter und Kind seit Ewigkeit in einem symbiotischen Verhältnis standen. Wo die individuelle Mutter in diesem oder jenem Sinne fehlt, entsteht ein Verlust, das heißt ein Anspruch des kollektiven Mutterbildes auf Erfüllung. Ein *Instinkt* ist sozusagen zu kurz gekommen. Daraus entstehen sehr häufig neurotische Störungen oder wenigstens charakterologische Eigentümlichkeiten. Wenn das kollektive Unbewusste nicht bestünde, so könnte man schlechthin alles durch Erziehung machen, man könnte ohne Schaden den Menschen zu einer seelischen Maschine verkrüppeln oder zu einem Ideal emporzüchten. Aber all diesen

Bemühungen sind enge Grenzen gezogen, weil es Dominanten des Unbewussten gibt, welche fast unüberwindliche Ansprüche auf Erfüllung erheben.

Wenn ich also im Beispiel des Patienten mit der Magenneurose genau bezeichnen soll, was jenes Etwas im Unbewussten ist, welches jenseits des persönlichen Mutterkomplexes eine ebenso unbestimmte wie quälende Sehnsucht unterhält, so lautet die Antwort: Es ist das *kollektive Bild der Mutter*, nicht dieser persönlichen Mutter, sondern der Mutter schlechthin.

Warum aber, so wird man wohl fragen, soll dieses kollektive Bild eine solche Sehnsucht auslösen? Diese Frage zu beantworten, ist nicht ganz leicht. Ja, wenn wir uns unmittelbar vorstellen könnten, was das kollektive Bild, das ich technisch auch als *Archetypus* bezeichnet habe, ist und heißt, dann wäre es einfach, seine Wirkung zu verstehen.

Um dies zu erklären, möchte ich folgende Überlegung machen: Die Beziehung Mutter–Kind ist jedenfalls die tiefste und am meisten einschneidende, die wir kennen; ist doch das Kind für eine ganze Zeit sozusagen ein Teil des mütterlichen Körpers! Später ist es ein Bestandteil der seelischen Atmosphäre der Mutter auf Jahre hinaus, und auf diese Weise ist alles Ursprüngliche im Kinde sozusagen unlösbar mit dem Mutterbilde verschmolzen. Dies ist nicht nur wahr für den einzelnen Fall, sondern noch viel mehr historisch. Es ist das absolute Erlebnis der Ahnenreihe, eine schlechthin organische Wahrheit, wie die Beziehung der Geschlechter zueinander. So liegt natürlich auch im Archetypus, im kollektiv-vererbten Mutterbilde, jene außerordentliche Intensität der Beziehung, die zunächst instinktiv das Kind zur Anklammerung an seine Mutter veranlasst. Mit den Jahren entwächst der Mensch natürlicherweise der Mutter, nicht aber ebenso natürlicherweise dem Archetypus, vorausgesetzt, dass er nicht mehr in einem Zustand von fast tierähnlicher Primitivität ist, sondern bereits eine gewisse Bewusstheit und damit eine gewisse Kultur erreicht hat. Ist er bloß instinktiv, so verläuft sein Leben ohne Willkür, welche immer Bewusstsein voraussetzt. Es verläuft nach unbewussten Gesetzen, und es entsteht nirgends eine Abweichung vom Archetypus. Existiert aber eine einigermaßen wirksame Bewusstheit, so wird der bewusste Inhalt immer zuungunsten des Unbewussten überschätzt, woraus die Illusion hervorgeht, dass bei der Trennung von der Mutter nichts weiteres geschehen sei, als dass man aufgehört habe, das Kind dieser individuellen Frau zu sein. Das Bewusstsein kennt ja nur individuell erworbene Inhalte, infolgedessen kennt es nur die individuelle Mutter und weiß nichts davon, dass diese zugleich auch die Trägerin und Repräsentantin des Archetypus, der sozusagen »ewigen« Mutter ist. Die Ablösung von der Mutter ist aber nur dann genügend, wenn auch der Archetypus inbegriffen ist. Das Gleiche gilt natürlich von der Ablösung vom Vater.

Die Entstehung des Bewusstseins und damit einer relativen Freiheit des Willens bedingte natürlich die Möglichkeit von Abweichungen vom Archetypus und damit vom Instinkt. Tritt die Abweichung ein, so erfolgt eine Dissoziation zwischen dem Bewussten und dem Unbewussten, und damit fängt die wahrnehmbare, meist sehr unangenehme Wirksamkeit des Unbewussten an, und zwar in Form einer inneren, unbewussten Gebundenheit, die sich nur symptomatisch, das heißt indirekt äußert. Es entstehen dann Situationen, in denen es erscheint, als ob man immer noch nicht von der Mutter gelöst sei.

Der primitive Geist hat dieses Dilemma zwar nicht verstanden, aber umso deutlicher empfunden, und daher höchst wichtige Riten zwischen Kindheit und erwachsenem Alter eingeschaltet, Mannbarkeitsriten und Männerweihen, welche ganz unmissverständlich den Zweck haben, die Loslösung von den Eltern magisch zu bewirken. Diese Veranstaltung wäre gänzlich überflüssig, wenn die Beziehung zu den Eltern nicht ebenfalls als magisch empfunden würde. Magisch aber ist alles, wo unbewusste Einflüsse im Spiele sind. Diese Riten bezwecken aber nicht nur Loslösung von den Eltern, sondern auch die Überleitung in den erwachsenen Zustand. Dazu gehört, dass keine nach der Kindheit zurückschauende Sehnsucht übrig bleibt, das heißt, dass der Anspruch des verletzten Archetypus gedeckt wird. Dies geschieht dadurch, dass dem innigen Zusammenhang mit den Eltern nunmehr ein anderer Zusammenhang entgegengestellt wird, nämlich derjenige mit dem Klan oder Stamm. Diesem Zweck dienen meistens gewisse körperliche Markierungen, wie Beschneidung und Narben, sodann die mystischen Belehrungen, die der junge Mann in den Weihen empfängt. Vielfach sind die Weihen von ausgesprochen grausamer Natur.

Dies ist die Art, wie der Primitive es, aus ihm unbewussten Gründen, für nötig erachtet, den Ansprüchen des Archetypus gerecht zu werden. Eine einfache Trennung von den Eltern genügt ihm nicht, sondern für ihn bedarf es einer drastischen Zeremonie, welche wie ein Opfer an jene Mächte, die den jungen Mann zurückhalten könnten, aussieht. Daraus lässt sich auch ohne weiteres die Macht des Archetypus erkennen: *Er zwingt den Primitiven, gegen die Natur zu handeln, um ihr nicht zu verfallen.* Das ist wohl der Anfang aller Kultur, die unausweichliche Folge der Bewusstheit mit ihrer Möglichkeit, vom unbewussten Gesetz abzuweichen.

Unserer Welt sind diese Dinge längst fremd geworden, aber damit hat die Natur in uns nichts an ihrer Macht eingebüßt. Wir haben bloß gelernt, sie zu unterschätzen. Wir sind aber in Verlegenheit, wenn es zu der Frage kommt, was denn unsere Art und Weise sei, der Wirkung der unbewussten Inhalte zu begegnen. Für uns kann es sich ja nicht mehr um primitive Riten handeln. Das wäre ein künstlicher und überdies unwirksamer Rückschritt. Dazu sind wir schon viel zu kritisch und zu psychologisch. Wenn Sie mir die Frage vorlegen sollten, so bin ich mit Ihnen in Verlegenheit. Ich kann nur so viel sagen, dass ich seit Jahren bei vielen meiner Patienten beobachte, welche Wege sie instinktiv beschreiten, um der Forderung der unbewussten Inhalte gerecht zu werden. Ich würde natürlich den Rahmen eines Vortrages bei weitem überschreiten, wenn ich Ihnen über die Beobachtungen berichten wollte. Ich muss Sie in dieser Beziehung auf die Fachliteratur verweisen, wo diese Frage eingehend erörtert wird.

Wenn es mir gelungen sein sollte, im heutigen Vortrag die Erkenntnis zu vermitteln, dass in unserer eigenen unbewussten Seele jene Mächte tätig sind, welche der Mensch von jeher als Götter in den Raum projizierte und dort mit Opfern verehrte, so muss ich mich damit zufriedengeben. Mit dieser Erkenntnis könnte es uns gelingen, nachzuweisen, dass all die mannigfachen religiösen Übungen und Überzeugungen, welche in der Menschheitsgeschichte von jeher eine so große Rolle gespielt haben, nicht auf willkürliche Erfindungen und Meinungen Einzelner zurückgehen, sondern ihren Ursprung vielmehr der Existenz einflussreicher unbewusster Mächte verdanken, welche man nicht ohne Störung des seelischen Gleichgewichtes vernachlässigen darf. Was ich Ihnen an Hand des Beispiels vom Mutterkomplex erörtert habe, ist natürlich nur einer von vielen Fällen. Der Archetypus der Mutter ist ein einzelner Fall, dem man leicht eine Reihe von anderen Archetypen anfügen könnte. Diese Vielheit der unbewussten Dominanten erklärt die Mannigfaltigkeit religiöser Vorstellungen.

Alle diese Faktoren sind noch immer wirksam in unserer Seele, nur ihre Ausdrücke und ihre Bewertungen sind überholt, nicht ihre tatsächliche Existenz und Wirksamkeit. Die Tatsache, dass wir sie jetzt als psychische Größen verstehen können, ist eine neue Formulierung, ein neuer Ausdruck, der es vielleicht auch ermöglichen wird, Wege zu entdecken, auf denen eine neue Beziehung zu ihnen hergestellt werden kann. Ich halte diese Möglichkeit für etwas sehr Bedeutsames, denn das kollektive Unbewusste ist keineswegs eine Art von obskurem Winkel, sondern der alles beherrschende Niederschlag der Ahnenerfahrung seit ungezählten Jahrmillionen, das Echo prähistorischen Weltgeschehens, dem jedes Jahrhundert einen unmessbar kleinen Betrag an Variation und Differenzierung hinzufügt. Weil das kollektive Unbewusste ein in letzter Linie in der Hirn- und Sympathikus-Struktur sich ausdrückender Niederschlag des Weltgeschehens ist, so bedeutet es in seiner Gesamtheit eine Art von zeitlosem, gewissermaßen ewigem Weltbild, das unserem momentanen Bewusstseinsweltbild gegenübergestellt ist. Das heißt, mit anderen Worten ausgedrückt, nichts Geringeres als eine andere Welt, eine Spiegelwelt, wenn Sie so wollen. Aber unähnlich einem bloßen Spiegelbild hat das unbewusste Bild eine ihm eigentümliche, vom Bewusstsein unabhängige Energie, vermöge welcher es gewaltige seelische Wirkungen entfalten kann, Wirkungen, die nicht breit an der Oberfläche der Welt erscheinen, sondern umso mächtiger von innen, aus dem Dunkeln heraus, uns beeinflussen, unsichtbar jedem, der das momentane Weltbild keiner genügenden Kritik unterzieht und damit auch sich selber verborgen bleibt. Dass die Welt nicht nur ein Außen, sondern auch ein Innen hat, dass sie nicht nur draußen sichtbar ist, sondern auch in zeitloser Gegenwart aus dem tiefsten und anscheinend subjektivsten Hintergrund der Seele übermächtig auf uns wirkt, halte ich für eine Erkenntnis, die unbeschadet der Tatsache, dass sie eine alte Weisheit ist, in dieser Form es verdient, als ein neuer weltanschauungsbildender Faktor gewertet zu werden.

Die Analytische Psychologie ist keine Weltanschauung, sondern eine Wissenschaft, und als solche liefert sie die Bausteine oder die Werkzeuge, womit einer seine Weltanschauung aufbauen, niederreißen oder auch ausbessern kann. Es gibt heutzutage viele, welche in der Analytischen Psychologie eine Weltanschauung wittern. Ich möchte, sie wäre eine, denn dann wäre ich der Mühsal des Forschens und Zweifelns enthoben und vermöchte überdies Ihnen klar und einfach zu sagen, welches der Weg ist, der zum Paradies führt. Leider sind wir noch nicht so weit. Ich experimentiere bloß in Weltanschauung, indem ich versuche, mir klarzuwerden, welches die Bedeutung und Reichweite der neuen Geschehnisse ist. Und dieses Experimentieren ist in gewissem Sinne ein Weg, denn schließlich ist auch unsere eigenste Existenz ein Experiment der Natur, ein Versuch mit einer neuen Kombination.

Eine Wissenschaft ist niemals eine Weltanschauung, sondern bloß das Werkzeug zu einer solchen. Ob einer dies Werkzeug in die Hand nehmen wird oder nicht, diese Frage hängt von der Gegenfrage ab, was der Betreffende für eine Weltanschauung bereits hat. Denn niemand ist ohne Weltanschauung. Im äußersten Fall hat er wenigstens *die* Weltanschauung, welche ihm Erziehung und Umgebung aufgenötigt haben. Sagt ihm diese Weltanschauung zum Beispiel, dass das »höchste Glück der Erdenkinder nur die Persönlichkeit sei«[21], so wird er ohne Zögern die Wissenschaft und ihre Ergebnisse willig ergreifen, um mit diesen als Werkzeug eine Weltanschauung und damit sich selber aufzubauen. Wird ihm aber seine hereditäre Ansicht sagen, dass Wissenschaft nicht Werkzeug, sondern Ziel und Zweck in sich selber sei, so wird er der Parole folgen, welche sich seit etwa hundertfünfzig Jahren mehr und mehr als die gültige, das heißt als die praktisch ausschlaggebende herausgestellt hat. Einzelne haben sich zwar verzweifelt dagegen gewehrt, denn ihre Idee von Vollendung und Sinn gipfelte in der Vervollkommnung der menschlichen Persönlichkeit und nicht in der Differenzierung der technischen Mittel, welche unvermeidlich zu einer höchst einseitigen Differenzierung *eines* Triebes, zum Beispiel des Erkenntnistriebes, führt. Ist die *Wissenschaft* ein Selbstzweck, so hat der Mensch seine raison d'être bloß als ein Intellekt. Ist die Kunst ein Selbstzweck, so bedeutet die darstellerische Fähigkeit den einzigen Wert des Menschen, und der Intellekt wandert in die Rumpelkammer. Ist der *Gelderwerb* ein Selbstzweck, so können Wissenschaft und Kunst ruhig ihren Kram einpacken. Niemand kann leugnen, dass das moderne Bewusstsein in diese Selbstzwecke fast hoffnungslos aufgesplittert ist. Damit aber werden die Menschen bloß als Einzelqualitäten gezüchtet, sie werden selber zu Werkzeugen.

In den letzten hundertfünfzig Jahren haben wir zahlreiche Weltanschauungen erlebt – ein Beweis, dass die Weltanschauung selbst

[21] Goethe, West-östlicher Divan, Buch Suleika.

diskreditiert ist, denn je schwerer eine Krankheit zu behandeln ist, desto mehr Arzneimittel gibt es für sie, und je mehr Mittel es gibt, desto anrüchiger ist jedes einzelne. Es scheint, als ob das Phänomen »Weltanschauung« überhaupt obsolet geworden wäre.

Man kann sich schwer vorstellen, dass diese Entwicklung ein bloßer Zufall, eine bedauerliche und sinnlose Abirrung sei, denn etwas an sich Treffliches und Tüchtiges pflegt nicht dermaßen kläglich und verdächtig von der Bildfläche der Welt zu verschwinden. Es muss ihm schon etwas Unnützliches und Verwerfliches anhaften. Wir müssen uns daher die Frage vorlegen: Wo liegt denn der Irrtum der Weltanschauung überhaupt?

Mir scheint, als ob der fatale Irrtum der bisherigen Weltanschauung darin besteht, dass sie den Anspruch erhebt, eine objektiv gültige Wahrheit zu sein, in letzter Linie sogar eine Art wissenschaftlicher Evidenz, was dann beispielsweise zu der unerträglichen Folgerung führt, dass derselbe liebe Gott den Deutschen, den Franzosen, den Engländern, den Türken und Heiden, und schließlich allen gegen alle helfen muss. Das moderne Bewusstsein in seiner weiteren Erfassung des Weltgeschehens hat sich mit Schaudern von einer derartigen Monstrosität abgewendet, um es zunächst mit philosophischen Ersatzmitteln zu versuchen. Es stellte sich aber heraus, dass auch diese Anspruch auf objektiv gültige Wahrheit erhoben. Das diskreditierte sie, und so gelangten wir schließlich zur differenzierten Zersplitterung mit ihren nichts weniger als empfehlenswerten Folgen.

Der Grundirrtum jeder Weltanschauung ist ihr merkwürdiger Hang, für die Wahrheit der Dinge selber zu gelten, während sie doch in Wirklichkeit nur ein Name ist, den wir den Dingen geben. Werden wir uns in der Wissenschaft darüber streiten, ob der Name des Planeten Neptun dem Wesen dieses Himmelskörpers entspricht und mithin sein einzig »richtiger« Name sei? Mitnichten – und das ist der Grund, warum die Wissenschaft höher steht, denn sie kennt nur Arbeitshypothesen. Nur der primitive Geist glaubt an den »richtigen Namen«. Sie können Rumpelstilzchen im Märchen in Stücke zersprengen, wenn Sie seinen richtigen Namen nennen. Der Häuptling verbirgt seinen wahren Namen und legt sich für den täglichen Gebrauch einen exoterischen Namen bei, damit ihn niemand durch Kenntnis seines wahren Namens bezaubern kann. Dem ägyptischen Pharao werden in Wort und Bild die wahren Namen der Götter mit ins Grab gegeben, damit er sie durch die Kenntnis des wahren Namens zwinge. Dem Kabbalisten bedeutet der Besitz des wahren Gottesnamens absolute Zaubermacht. Kurz gesagt: Für den primitiven Geist ist durch den Namen die Sache selber gesetzt. »Was er spricht, wird«, sagt der alte Spruch von Ptah.

Die Weltanschauung leidet an diesem Stück unbewusster Primitivität. Wie es der Astronomie noch unbekannt ist, dass die Marsbewohner wegen falscher Benennung ihres Planeten hierorts reklamiert hätten, so dürfen wir auch ruhig annehmen, dass es der Welt furchtbar einerlei ist, was wir von ihr denken. Deshalb aber brauchen wir nicht aufzuhören, über sie zu denken. Wir tun es ja auch nicht, sondern die Wissenschaft lebt weiter, als die Tochter und Erbin alter, zerfallener Weltanschauungen. Wer bei dieser Handänderung aber verarmt ist, ist der Mensch. In der Weltanschauung alten Stils hat er seinen Geist naiverweise für die Dinge gesetzt, er durfte *sein* Gesicht als das Antlitz der Welt betrachten, sich als ein Ebenbild Gottes sehen, welche Herrlichkeit mit etwelchen Höllenstrafen nicht zu schwer bezahlt war. In der Wissenschaft aber denkt der Mensch nicht an sich, sondern nur an die Welt, an das Objekt: Er hat sich abgetan und seine Persönlichkeit dem objektiven Geist geopfert. Darum steht der wissenschaftliche Geist auch ethisch höher als die Weltanschauung alten Stils.

Wir beginnen aber die Folgen dieser Verkümmerung der menschlichen Persönlichkeit zu fühlen. Allerorts erhebt sich die Frage nach Weltanschauung, nach Sinn von Leben und Welt. Zahlreich sind auch die Versuche in unserer Zeit, rückfällig zu werden und Weltanschauung ältesten Stils zu treiben, nämlich Theosophie, mundgerechter: Anthroposophie. Wir haben das Bedürfnis nach Weltanschauung, jedenfalls hat es die jüngere Generation. Wenn wir uns aber nicht rückwärts entwickeln wollen, so muss eine neue Weltanschauung jeden Aberglauben an ihre objektive Gültigkeit von sich abtun, sie muss sich zugeben können, dass sie nur ein Bild ist, das wir unserer Seele zuliebe hinmalen, und nicht ein Zaubername, mit dem wir objektive Dinge setzen. Wir haben Weltanschauung nicht für die Welt, sondern für uns. Wenn wir nämlich kein Bild von der Welt als Ganzem erschaffen, so sehen wir auch uns nicht, die wir doch getreue Abbilder eben dieser Welt sind. Und nur im Spiegel unseres Weltbildes können wir uns völlig sehen. Nur in dem Bilde, das wir erschaffen, erscheinen wir. Nur in unserer schöpferischen Tat treten wir völlig ins Licht und werden uns selber als Ganzes erkennbar. Nie setzen wir der Welt ein anderes Gesicht auf als unser eigenes, und eben darum müssen wir es auch tun, um uns selbst zu finden. Denn höher als der Selbstzweck der Wissenschaft oder Kunst steht der Mensch, der Schöpfer seiner Werkzeuge. Nirgends stehen wir näher dem vornehmsten Geheimnis aller Ursprünge als in der Erkenntnis des eigenen Selbst, das wir immer schon zu kennen wähnen. Aber die Tiefen des Weltraumes sind uns bekannter als die Tiefen des Selbst, wo wir das schöpferische Sein und Werden fast unmittelbar belauschen können, allerdings ohne es zu verstehen.

In diesem Sinne gibt uns die Analytische Psychologie neue Möglichkeiten, indem sie die Existenz von Phantasiebildern nachweist, die dem dunklen psychischen Hintergrund entspringen und somit Kunde geben von den im Unbewussten stattfindenden Vorgängen. Die Inhalte des kollektiven Unbewussten sind die Resultate des psychischen Funktionierens der Ahnenreihe, in ihrer Gesamtheit also ein natürliches Weltbild, zusammengeflossen und verdichtet aus millionenjähriger Erfahrung. Diese Bilder sind mythisch und darum *symbolisch*, denn sie drücken den Zusammenklang des erfahrenden Subjektes mit dem erfahrenen Objekt aus. Selbstverständlich ist alle Mythologie und alle Offenbarung aus dieser Erfahrungsmatrix hervorgegangen, und darum wird auch alle zukünftige Idee von Welt und Mensch aus ihr hervorgehen. Es wäre allerdings ein Missverständnis, anzunehmen, dass die Phantasiebilder des Unbewussten unmittelbar, gleichsam wie eine Offenbarung, verwendet werden könnten. Sie sind nur die Rohmaterialien, die, um sinnvoll zu werden, noch der Übersetzung in die Sprache der jeweiligen Zeit bedürfen. Gelingt diese Übersetzung, so ist unsere Anschauungswelt durch das Symbol einer Weltanschauung wieder verbunden mit der Urerfahrung der Menschheit; der historische, allgemeine Mensch in uns reicht dem eben gewordenen individuellen Menschen die Hand, ein Erlebnis, das jenem des Primitiven, der in der rituellen Mahlzeit sich mythisch mit dem Totem-Ahnen vereinigt, nahekommen dürfte.

Die Analytische Psychologie ist in diesem Sinne eine Reaktion gegen eine übertriebene Rationalisierung des Bewusstseins, das, im Bestreben, gerichtete Prozesse zu erzeugen, sich gegen die Natur isoliert und so auch den Menschen seiner natürlichen Geschichte entreißt und in eine rational begrenzte Gegenwart verpflanzt, die sich über die kurze Zeitspanne zwischen Geburt und Tod erstreckt. Diese Beschränkung erzeugt das Gefühl von Zufälligkeit und Sinnlosigkeit, und dieses Gefühl ist es, das uns verhindert, das Leben mit jener Bedeutungsschwere zu leben, die es verlangt, um völlig ausgeschöpft zu werden. Das Leben wird flach und stellt den Menschen nicht mehr völlig dar. Dadurch verfällt eine Menge von ungelebtem Leben dem Unbewussten. Man lebt, wie man geht, wenn man zu enge Schuhe hat. Die Ewigkeitsqualität, die für das Leben des Primitiven so kennzeichnend ist, fehlt unserem Leben völlig. Wir sind in unserer rationalen Ummauerung isoliert gegen die Ewigkeit der Natur. Die Analytische Psychologie versucht die Mauern zu durchbrechen, indem sie die Phantasiebilder des Unbewussten wieder ausgräbt, die der rationale Verstand ehedem verworfen hatte. Diese Bilder liegen jenseits der Mauer, sie gehören zur *Natur in uns*, die tief verschüttet anscheinend hinter uns liegt und gegen die wir uns hinter den Mauern der Ratio verschanzt haben. Daraus entstand der Konflikt mit der Natur, welchen die Analytische Psychologie aufzuheben trachtet, nicht dadurch, dass sie mit Rousseau »zurück zur Natur« strebt, sondern indem sie, die glücklich erreichte moderne Stufe der Ratio festhaltend, unser Bewusstsein mit der Kenntnis des natürlichen Geistes bereichert.

Wem immer dieser Durchblick gelungen ist, beschreibt den Eindruck als überwältigend. Aber er wird sich nicht lange dieses Eindruckes erfreuen können, denn sofort erhebt sich die Frage, wie sich das Neugewonnene assimilieren ließe. Was diesseits und was jenseits der Mauer ist, erweist sich nämlich zunächst als unvereinbar. Hier eröffnet sich das Problem der Übersetzung in die zeitgenössische Sprache oder vielleicht sogar das Problem einer neuen Sprache überhaupt, und damit ist schon die Frage der Weltanschauung gestellt, jener Anschauung nämlich, die uns helfen soll, den Einklang mit unserem historischen Menschen so zu finden, dass seine tiefen Akkorde nicht überklungen werden von den grellen Tönen des rationalen Bewusstseins, oder dass umgekehrt das unschätzbare Licht des individuellen Geistes nicht in den unendlichen Finsternissen der Naturseele ertrinkt. Kaum sind wir aber bei dieser Frage angelangt, so müssen wir das Gebiet der Wissenschaft verlassen, denn jetzt brauchen wir den schöpferischen Entschluss, unser Leben dieser oder jener Hypothese anzuvertrauen; mit anderen Worten, hier beginnt das ethische Problem, ohne welches Weltanschauung nicht zu denken ist.

Wenn ich also sagte, dass die Analytische Psychologie zwar keine Weltanschauung sei, aber etwas Bedeutsames zur Bildung einer solchen beizutragen habe, so glaube ich dies im eben Gesagten hinreichend erörtert zu haben.

Geist und Leben (1926)

Der Zusammenhang von Geist und Leben gehört zu jenen Problemen, deren Behandlung mit dermaßen komplizierten Faktoren zu rechnen hat, dass wir uns hüten müssen, uns nicht selber in die Wortnetze zu verstricken, mit denen wir die großen Rätsel einfangen wollten. Denn wie anders können wir jene fast horizontlosen Tatsachenkomplexe, die wir als »Geist« oder als »Leben« bezeichnen, in die Bewegung eines Denkvorganges einbeziehen, als dass wir sie durch Wortbegriffe – bloße Rechenpfennige des Intellektes – dramatisch darstellen? Dieser Zweifel am Wortbegriff scheint mir zwar beschwerlich, jedoch immer dann ganz besonders am Platze zu sein, wenn man sich anschickt, von grundlegenden Dingen zu reden. Gewiss sind uns die Worte Geist und Leben geläufig, sogar uralte Bekannte, seit einigen tausend Jahren auf dem Schachbrett des Denkers hin- und hergeschobene Figuren. Das Problem begann wohl in grauer Vorzeit, als einer die verwirrende Entdeckung machte, dass der lebendige Atem, der im letzten »Röcheln« des Sterbenden den Körper verließ, ein mehreres bedeutete als bloß bewegte Luft. Es ist daher kaum zufällig, dass onomatopoetische Worte wie ruach, ruch, roho (hebräisch, arabisch, swahili) auch den Geist bezeichnen, nicht minder deutlich als das griechische πνεῦμα [pneuma] und das lateinische spiritus.

Wissen wir denn wirklich – bei aller Bekanntschaft mit dem Wortbegriff –, was Geist eigentlich ist? Oder sind wir sicher, dass, wenn wir dieses Wort gebrauchen, wir auch alle ein und dieselbe Sache meinen? Ist nicht das Wort Geist vieldeutig und zweifelhaft, ja sogar verzweifelt vieldeutig? Derselbe Wortlaut – Geist – gebraucht für eine unvorstellbare, transzendente Idee von allumfassender Bedeutung; banaler, ein Begriff, dem englischen »mind«

entsprechend; ferner ein Wort für intellektuellen Witz, sodann für ein Gespenst, weiter für einen unbewussten Komplex, der spiritistische Erscheinungen, wie Tischrücken, automatisches Schreiben, Klopflaute usw., verursacht, und dann, in übertragenem Sinne, für die vorherrschende Einstellung einer gewissen sozialen Gruppe – »der Geist, der dort herrscht« – und schließlich in stofflicher Körperlichkeit, in Weingeist, Salmiakgeist und geistigen Getränken überhaupt endend. Dies ist kein schlechter Witz, sondern ein ehrwürdiges Altertum der deutschen Sprache einerseits, andererseits aber eine lähmende Erdenschwere des Gedankens, ein tragisches Hemmnis für alle die, welche die erdentrückten Höhen reiner Ideen auf Leitern von Worten zu erreichen hoffen. Denn wenn ich das Wort Geist ausspreche, so reicht alle Einschränkung auf den augenblicklich betonten Sinn nicht aus, um das vieldeutige Schillern des Wortes gänzlich zu verhindern.

Darum müssen wir uns die grundsätzliche Frage vorlegen: Was soll eigentlich mit dem Wort Geist bezeichnet sein, wenn man es im Zusammenhang mit dem Begriff Leben gebraucht? Man darf unter keinen Umständen stillschweigend voraussetzen, dass im Grunde genommen jedermann genau wisse, was mit »Geist« oder »Leben« gemeint ist.

Ich bin kein Philosoph, sondern ein bloßer Empiriker, und in allen schwierigen Fragen bin ich geneigt, nach der Erfahrung zu entscheiden. Wo aber keine greifbare Erfahrungsgrundlage vorhanden ist, da lasse ich aufgeworfene Fragen lieber unbeantwortet. Ich werde daher stets danach trachten, abstrakte Größen auf ihren Erfahrungsgehalt zurückzuführen, um einigermaßen sicher zu sein, dass ich auch weiß, wovon ich spreche. Ich muss gestehen, dass ich nicht weiß, was Geist schlechthin ist, ebenso wenig weiß ich, was Leben ist. Ich kenne »Leben« nur in Gestalt des lebenden Körpers; was es dagegen an und für sich, in einem abstrakten Zustande, außer einem bloßen Wort noch sein könnte, vermag ich nicht einmal dunkel zu ahnen. So muss ich wohl zunächst, statt von Leben, vom lebenden Körper und, statt von

Geist, vom Seelischen reden. Dies geschieht nun keineswegs, um der gestellten Frage in eine Betrachtung über Leib und Seele auszuweichen; im Gegenteil hoffe ich gerade mit Hilfe der Erfahrungsgrundlage dem Geiste zu einem wirklichen Dasein zu verhelfen – und dies nicht etwa auf Kosten des Lebens.

Der Begriff des lebenden Körpers bereitet der Erklärung für unsere Zwecke wohl geringere Schwierigkeit als ein allgemeiner Begriff vom Leben, denn der Körper ist ein anschauliches und erfahrbares Ding, das dem Vorstellungsvermögen hilfreich entgegenkommt. Wir werden uns daher leicht dahin verständigen, dass der Körper ein dem Zwecke des Lebens angepasstes und innerlich zusammenhängendes System stofflicher Einheiten und als solches eine den Sinnen erfassbare Erscheinung des lebenden Wesens oder, einfacher ausgedrückt, eine lebendes Wesen ermöglichende, zweckmäßige Anordnung des Stoffes ist. Um Unklarheiten zu vermeiden, möchte ich darauf aufmerksam machen, dass ich in der Definition des Körpers ein gewisses Etwas nicht einbezogen habe, nämlich das, was ich undeutlich als »lebendiges Wesen« bezeichne. Mit dieser Abtrennung, die ich zunächst weder verteidigen noch kritisieren will, soll der Körper aber nicht bloß als tote Anhäufung von Stoff, sondern als ein lebensbereites, Leben ermöglichendes stoffliches System verstanden sein, jedoch mit der Bedingung, dass er, ohne das Dazutreten des »lebendigen Wesens«, trotz aller Bereitschaft nicht leben könnte. Denn, ganz abgesehen von der möglichen Bedeutung des lebendigen Wesens, fehlt dem bloßen Körper etwas zum Leben Unerlässliches, nämlich das *Seelische.* Das wissen wir zunächst aus der unmittelbaren Erfahrung an uns selber, mittelbar aus der Erfahrung am Mitmenschen, durch wissenschaftliche Erschließung an den höheren Wirbeltieren, und, durch den völligen Mangel an Gegengründen, wenigstens bei den niederen Tieren und den Pflanzen.

Soll ich nun das »lebendige Wesen«, von dem ich vorhin sprach, dem Seelischen, das uns im menschlichen Bewusstsein unmittelbar sozusagen greifbar ist, gleichsetzen und damit die bekannte uralte Zweiheit von Seele und Körper wiederherstellen? Oder gibt es irgendwo Gründe, die eine Abtrennung des lebendigen Wesens von der Seele rechtfertigen würden? Damit würden wir auch die Seele als ein zweckmäßiges System auffassen, als eine Anordnung nicht von bloß lebensbereitem Stoff, sondern von lebendem Stoff, oder, genauer noch, von Lebensvorgängen. Ich bin keineswegs sicher, dass diese Ansicht allgemeiner Billigung begegne, denn man ist dermaßen an die Anschauung gewöhnt, dass Seele und Körper die lebendige Zweiheit sei, dass man wohl kaum ohne weiteres geneigt ist, die Seele als eine bloße Anordnung von Lebensprozessen, die sich im Körper abspielen, anzusehen.

Soweit unsere Erfahrung überhaupt Schlüsse auf das Wesen der Seele ermöglicht, zeigt sie uns den seelischen Vorgang als eine vom Nervensystem abhängige Erscheinung. Man weiß mit hinlänglicher Sicherheit, dass die Zerstörung gewisser Hirnteile entsprechende seelische Verluste bedingt. Rückenmark und Gehirn enthalten im Wesentlichen die Verknüpfungen sensorischer und motorischer Bahnen, die sogenannten *Reflexbogen*. Was damit gemeint ist, schildere ich am besten an einem einfachen Beispiel. Man berührt mit dem Finger einen heißen Gegenstand: Sofort werden durch die Hitze die Enden der Tastnerven in Erregung versetzt. Durch die Erregung wird der Zustand der ganzen Leitungsbahn bis zum Rückenmark und von da bis ins Gehirn verändert. Aber schon im Rückenmark wird von den Ganglienzellen, die den Tastreiz auffangen, die Zustandsänderung an benachbarte motorische Ganglienzellen weitergegeben, welche nun ihrerseits Reize zu den Armmuskeln aussenden und damit eine plötzliche Zusammenziehung der Muskulatur und ein Zurückziehen der Hand bewirken. Dies alles geschieht mit solcher Schnelligkeit, dass die bewusste Schmerzwahrnehmung öfters erst eintritt, wenn die Hand schon zurückgezogen ist. Die Reaktion erfolgt also automatisch und wird erst nachträglich bewusst. Was aber im Rückenmark geschehen ist, wird in der Form eines mit Begriffen und Namen belegbaren Abbildes dem wahrnehmenden Ich zugeführt. Man kann sich nun auf Grund eines solchen Reflexbogens, also eines von außen nach innen sich bewegenden Reizes und eines von innen nach außen erfolgenden Anstoßes, ein Bild von den Vorgängen machen, die dem Seelischen zugrunde liegen.

Nehmen wir nun einen weniger einfachen Fall: Wir hören einen undeutlichen Ton, der zunächst keinen anderen Einfluss hat, als dass er uns veranlasst, hinzuhören, um herauszufinden, was er bedeutet. In diesem Fall löst der Gehörreiz im Gehirn eine ganze Reihe von Vorstellungen, das heißt Bildern, aus, welche sich mit dem Gehörreiz verknüpfen. Teils werden es Tonbilder, teils Gesichtsbilder, teils Gefühlsbilder sein. Dabei gebrauche ich das Wort Bild im Sinne von Vorstellung schlechthin. Ein seelisches Etwas kann natürlich nur dann Bewusstseinsinhalt sein, das heißt vorgestellt werden, wenn es Vorstellbarkeit, eben Bildhaftigkeit, besitzt. Ich nenne daher alle Bewusstseinsinhalte *Bilder*, weil sie Abbilder sind von Vorgängen im Gehirn.

Der durch den Gehörreiz angeregten Bilderreihe fügt sich nun plötzlich ein Erinnerungstonbild, verknüpft mit einem Gesichtsbild an, nämlich das Rasseln der Klapperschlange. Unmittelbar damit verbunden erfolgt ein Alarmsignal an die ganze Körpermuskulatur. Der Reflexbogen ist vollständig; aber in diesem Fall unterscheidet er sich vom früheren durch die Tatsache, dass ein Gehirnvorgang, eine seelische Bilderfolge, sich zwischen den sensorischen Reiz und den motorischen Anstoß eingeschoben hat. Die plötzliche Spannung des Körpers löst nun rückwirkend Erscheinungen am Herzen und an den Blutgefäßen aus, Vorgänge, die seelisch als Schreck abgebildet werden.

Auf diese Weise kann man sich eine Vorstellung machen von der Art des Seelischen. Es besteht aus Abbildern einfacher Vorgänge im Gehirn und aus Abbildern solcher Abbilder in fast unendlicher Reihenfolge. Diese Abbilder haben die Eigenschaft des *Bewusstseins*. Das Wesen des Bewusstseins ist ein Rätsel, dessen Lösung ich nicht kenne. Rein formal aber lässt sich sagen, dass ein seelisches Etwas dann als bewusst gilt, wenn es mit dem Ich in Beziehung tritt. Besteht diese Beziehung nicht, so ist es unbewusst. Das Vergessen zeigt, wie oft und wie leicht Inhalte ihre Verbindung mit dem Ich verlieren. Wir vergleichen daher das Bewusstsein gerne mit dem Licht eines Scheinwerfers. Nur die Gegenstände, auf die der Lichtkegel fällt, treten in das Feld meiner Wahrnehmung. Ein Gegenstand, der zufällig im Dunkeln ist, hat aber nicht aufgehört zu existieren, er wird bloß nicht gesehen. So ist das mir unbewusste Seelische irgendwo, und höchst wahrscheinlich ist es in keinem anderen Zustand, als wenn es vom Ich gesehen wird.

Das Bewusstsein dürfte damit als Beziehung zum Ich genügend verständlich sein. Der kritische Punkt aber ist das Ich. Was sollen wir unter dem Ich verstehen? Offenbar handelt es sich bei aller Einheit des Ich um eine mannigfaltig zusammengesetzte Größe. Es beruht auf den Abbildern der Sinnesfunktionen, welche Reize von innen und außen vermitteln, und es beruht des Ferneren auf einer ungeheuren Ansammlung von Bildern vergangener Vorgänge. Alle diese überaus verschiedenen Bestandteile bedürfen eines starken Zusammenhaltes, als welchen wir eben das Bewusstsein erkannt haben. Das Bewusstsein scheint damit die unerlässliche Vorbedingung des Ich zu sein. Ohne Ich ist aber auch kein Bewusstsein denkbar. Dieser scheinbare Widerspruch löst sich vielleicht dadurch auf, dass wir das Ich auch als Abbild, allerdings nicht eines, sondern sehr vieler Vorgänge und ihres Zusammenspielens auffassen, nämlich aller jener Vorgänge und Inhalte, die das Ichbewusstsein zusammensetzen. Ihre Vielheit bildet tatsächlich eine Einheit, indem die Bewusstseinsbeziehung wie eine Art Schwerkraft die einzelnen Teile in der Richtung auf ein vielleicht virtuelles Zentrum zusammenzieht. Ich spreche daher nicht bloß von dem Ich, sondern von einem *Ichkomplex*, mit der begründeten Voraussetzung, dass das Ich von wechselnder Zusammensetzung und darum veränderlich sei, und daher nicht schlechthin *das* Ich sein könne. (Auf die klassischen Ich-Veränderungen, die man bei Geisteskranken oder im Traume antrifft, kann ich hier nicht eingehen.)

Durch diese Auffassung des Ich als einer Zusammensetzung von seelischen Elementen werden wir logisch zu der Frage geführt: Ist das Ich das zentrale Bild, und damit der ausschließliche Vertreter des ganzen menschlichen Wesens? Hat es alle Inhalte und Funktionen auf sich bezogen und in sich ausgedrückt?

Diese Frage müssen wir verneinen. Das Ichbewusstsein ist ein Komplex, der nicht das Ganze des menschlichen Wesens umfasst: Es hat vor allem unendlich mehr vergessen, als es weiß. Es hat unendlich vieles gehört und gesehen und ist sich dessen nie bewusst geworden. Gedanken wachsen jenseits seines Bewusstseins, ja sie stehen schon fix und fertig bereit, und es weiß nichts davon. Von der unglaublich wichtigen Regulierung der inneren Körpervorgänge, zu welcher das sympathische Nervensystem dient, hat das Ich kaum eine dämmerhafte Ahnung. Was das Ich in sich begreift, ist vielleicht der kleinste Teil von dem, was ein vollständiges Bewusstsein in sich begreifen müsste.

Das Ich kann darum nur ein Teilkomplex sein. Vielleicht ist es jener einzigartige Komplex, dessen innerer Zusammenhalt Bewusstsein bedeutet? Aber ist nicht vielleicht jeder Zusammenhalt seelischer Teile eben Bewusstsein? Man sieht nicht gerade ein, warum nur der Zusammenhalt eines gewissen Teiles der Sinnesfunktionen und eines gewissen Teiles des Erinnerungsmateriales Bewusstsein sein sollte, der Zusammenhalt anderer seelischer Teile dagegen nicht. Der Komplex des Sehens, Hörens usw. hat einen starken und wohlorganisierten inneren Zusammenhang. Es besteht kein Grund, anzunehmen, dass dieser nicht auch Bewusstsein sein könnte. Wie der Fall der taubblinden Helen Keller zeigt, genügt der Tastsinn und die Körperempfindung, um ein Bewusstsein herzustellen oder zu ermöglichen, allerdings ein zunächst auf diese Sinne eingeschränktes Bewusstsein. Ich denke mir daher das Ichbewusstsein als eine Zusammensetzung der verschiedenen »Sinnesbewusstseine«, wobei die Selbstständigkeit des einzelnen Bewusstseins in der Einheit des übergeordneten Ich untergegangen ist.

Da nun das Ichbewusstsein keineswegs alle seelischen Tätigkeiten und Erscheinungen umfasst, das heißt nicht alle Abbilder in sich enthält, und auch der Wille mit aller Anstrengung es nicht vermag, in gewisse ihm verschlossene Regionen vorzudringen, so entsteht natürlich die Frage, ob es nicht einen dem Ichbewusstsein ähnlichen Zusammenhalt *aller* seelischen Tätigkeiten, eine Art höheren oder weiteren Bewusstseins gebe, in welchem unser Ich ein angeschauter Inhalt wie zum Beispiel die Tätigkeit des Sehens in meinem Bewusstsein und ebenso wie dieses in einem höheren Zusammenhang mit den mir unbewussten Tätigkeiten verschmolzen wäre. Unser Ichbewusstsein könnte möglicherweise in einem vollständigen Bewusstsein, wie ein kleinerer Kreis in einem größeren, eingeschlossen sein.

Wie die Tätigkeit des Sehens, Hörens usw. ein Abbild erzeugt von sich, welches, auf ein Ich bezogen, Bewusstheit der betreffenden Tätigkeit ergibt, so kann auch das Ich, wie schon erwähnt, als ein Abbild der Gesamtheit aller ihm erfassbaren Tätigkeiten verstanden werden. Man dürfte fast erwarten, dass alle seelischen Tätigkeiten ein Abbild hervorbringen und dass darin sogar ihre wesentliche Natur liege, ansonst man sie gar nicht seelisch nennen könnte. Es ist darum nicht einzusehen, warum unbewusste seelische Tätigkeiten nicht ebenso gut die Eigenschaft der Bildhaftigkeit haben sollten wie die meinem Bewusstsein vorstellbaren. Und da nun einmal der Mensch, wie es uns scheinen will, eine in sich geschlossene Lebenseinheit ist, so läge der Schluss nahe, dass die Abbilder aller seelischen Tätigkeiten unter einem Gesamtbilde des ganzen Menschen zusammengefasst und von ihm als einem Ich angeschaut und gewusst wären.

Gegen diese Annahme könnte ich keine wesentlichen Gegengründe anführen; aber sie bliebe so lange eine müßige Träumerei, als kein Bedürfnis besteht, etwas damit zu erklären. Auch wenn wir die Möglichkeit eines höheren Bewusstseins zur Erklärung gewisser seelischer Tatsachen benötigen sollten, so bliebe es doch bei einer bloßen Annahme, denn es überstiege bei weitem das Vermögen des Verstandes, ein höheres Bewusstsein als das uns bekannte zu beweisen. Immer bestünde die Möglichkeit, dass im Dunkel jenseits unseres Bewusstseins die Dinge auch noch ganz anders liegen könnten, als wir uns, auch mit der kühnsten Erfindungsgabe, zu erdenken vermögen.

Ich werde im weiteren Verlauf meiner Darstellung auf diese Frage zurückkommen. Wir wollen sie darum vorderhand beiseitelegen und uns der ursprünglichen Frage von Seele und Körper wieder zuwenden. Aus dem vorhin Gesagten dürfte man einen Eindruck von dem *abbildhaften Wesen der Seele* erhalten haben. Die Seele ist eine Bilderfolge in weitestem Sinne, aber nicht ein zufälliges Neben- oder Nacheinander, sondern ein über alle Maßen sinnreicher und zweckmäßiger Aufbau, eine in Bildern ausgedrückte Anschaulichkeit der Lebenstätigkeiten. Und ebenso sehr nun, wie der lebensbereite Stoff des Körpers des Seelischen bedarf, um lebenstätig zu sein, so muss auch die Seele den lebendigen Körper voraussetzen, damit ihre Bilder leben können.

Seele und Körper sind wohl ein Gegensatzpaar und als solches der Ausdruck *eines* Wesens, dessen Natur weder aus der stofflichen Erscheinung noch aus der inneren unmittelbaren Wahrnehmung erkennbar ist. Man weiß, dass eine altertümliche Anschauung aus dem Zusammenkommen einer Seele mit einem Körper den Menschen entstehen lässt. Es ist aber wohl richtiger zu sagen, dass ein unerkennbares lebendiges Wesen – über dessen Natur schlechthin nichts auszusagen ist, als dass wir damit undeutlich einen Inbegriff von Leben bezeichnen – äußerlich als stofflicher Körper erscheint, innerlich angeschaut aber als Folge von Bildern der im Körper stattfindenden Lebenstätigkeit. Das eine ist das andere, und der Zweifel befällt uns, ob nicht am Ende diese ganze Trennung von Seele und Körper nichts sei als eine zum Zwecke der Bewusstmachung getroffene Verstandesmaßnahme, eine für die Erkenntnis unerlässliche Unterscheidung eines und desselben Tatbestandes in zwei Ansichten, denen wir unberechtigterweise sogar selbstständige Wesenheit zugedacht haben.

Es ist dem wissenschaftlichen Griffe nicht gelungen, das Rätsel des Lebens zu erfassen, weder im organischen Stoff noch in den geheimnisvollen Bilderfolgen der Seele, weshalb wir noch immer auf der Suche sind nach dem »lebendigen Wesen«, dessen Dasein wir in einem Jenseits der Erfahrbarkeit fordern müssen. Wer die Abgründe der Physiologie kennt, dem wird davor schwindeln, und wer etwas von der Seele weiß, der wird verzweifeln ob des Gedankens, dass dieses sonderbare Spiegelwesen jemals irgendetwas auch nur annähernd »erkennen« sollte.

Von diesem Standpunkt aus möchte einem leicht alle Hoffnung schwinden, irgendetwas Gründliches ausmachen zu können über jenes undeutliche, vielfach schillernde Ding, das man »Geist« nennt. Nur eines scheint mir klar zu sein, nämlich das: Wie »lebendiges Wesen« ein Inbegriff des Lebens im Körper ist, so ist »Geist« ein Inbegriff des seelischen Wesens, wie ja auch oft der Begriff Geist vermischt mit dem Begriff Seele gebraucht wird. Als solcher ist »Geist« in demselben Jenseits wie das »lebendige Wesen«, das heißt in derselben nebelhaften Ununterscheidbarkeit. Und der Zweifel, ob Seele und Körper nicht am Ende ein und dasselbe Ding sind, gilt auch dem scheinbaren Gegensatz von Geist und lebendigem Wesen. Sie sind wohl ebenfalls ein und dasselbe Ding.

Sind dergleichen Inbegriffe überhaupt nötig? Könnten wir es nicht bei dem schon genügend geheimnisvollen Gegensatz von Seelischem und Körperlichem bewenden lassen? Vom naturwissenschaftlichen Standpunkt aus müssten wir hier stehen bleiben. Es gibt aber einen der Erkenntnismoral genügenden Standpunkt, der es uns nicht nur ermöglicht, sondern es sogar von uns fordert, weiterzugehen und damit jene anscheinend unüberschreitbare Grenze zu überspringen. Dieser Standpunkt ist der *psychologische*.

Ich habe mich nämlich in der bisherigen Überlegung auf den realistischen Standpunkt des naturwissenschaftlichen Denkens gestellt, ohne dabei die Grundlage, auf der ich stehe, in Zweifel zu ziehen. Um aber in Kürze erklären zu können, was ich unter dem psychologischen Standpunkt verstehe, muss ich zeigen, dass ernsthafte Zweifel an der ausschließlichen Berechtigung des realistischen Standpunktes möglich sind. Nehmen wir zum Beispiel das, was der einfache Verstand als etwas vom Allerrealsten auffassen würde, nämlich den Stoff: Wir haben über die Natur des Stoffes nur dunkle theoretische Vermutungen, Bilder, die unsere Seele geschaffen hat. Die Wellenbewegung oder Sonnenemanation, die mein Auge trifft, wird von meiner Wahrnehmung in Licht übersetzt. Es ist meine bilderreiche Seele, die der Welt Farbe und Ton verleiht, und was ich jene allerrealste, rationale Sicherheit, die Erfahrung nenne, so ist auch ihre einfachste Form noch ein über alle Maßen kompliziertes Gebäude seelischer Bilder: So gibt es gewissermaßen nichts von unmittelbarer Erfahrung als nur gerade das Seelische selbst. Alles ist durch dasselbe vermittelt, übersetzt, filtriert, allegorisiert, verzerrt, ja sogar verfälscht. Wir sind dermaßen in eine Wolke wechselnder und unendlich vielfach schillernder Bilder eingehüllt, dass man mit einem bekannten großen Zweifler ausrufen möchte: »Nichts ist ganz wahr – und auch das ist nicht ganz wahr.« So dick und so trügerisch ist dieser Nebel um uns, dass wir exakte Wissenschaften erfinden mussten, um wenigstens einen Schimmer der sogenannten »wirklichen« Natur der Dinge erhaschen zu können. Allerdings einem einfachen Verstande will diese fast überwache Welt keineswegs nebelhaft erscheinen, aber lassen wir ihn eintauchen in die Seele eines Primitiven und dessen Weltbild mit dem Bewusstsein eines Kulturmenschen betrachten, so wird er eine Ahnung von der großen Dämmerung bekommen, in der auch wir uns noch befinden.

Was immer wir von der Welt wissen und wessen wir unmittelbar innewerden, das sind Bewusstseinsinhalte, die aus fernen, dunklen Quellen erflossen sind. Ich möchte weder die relative Gültigkeit des realistischen, des »esse in re«, noch die des idealistischen Standpunktes, des »esse in intellectu solo«, bestreiten, sondern ich möchte diese äußersten Gegensätze durch ein »esse in anima«, eben durch den psychologischen Gesichtspunkt vereinigen. *Wir leben unmittelbar nur in der Bilderwelt.*

Nehmen wir diesen Standpunkt ernst, so ergeben sich eigentümliche Folgerungen, indem dann nämlich die Gültigkeit seelischer Tatsachen weder der Erkenntniskritik noch der naturwissenschaftlichen Erfahrung unterstellt werden kann. Die einzige Frage wird sein: Ist ein Bewusstseinsinhalt vorhanden oder nicht? Ist er vorhanden, so ist er in sich selbst gültig. Die Naturwissenschaft kann nur angerufen werden, im Falle der Inhalt beanspruchen sollte, eine Aussage zu sein über ein Ding, das in der äußeren Erfahrung angetroffen werden kann; die Erkenntniskritik nur dann, wenn ein Unerkennbares als ein Erkennbares gesetzt wird. Nehmen wir ein Beispiel, das jedermann kennt: Die Naturwissenschaft hat nirgends einen Gott entdeckt, die Erkenntniskritik beweist die Unmöglichkeit der Gotteserkenntnis, die Seele aber tritt hervor mit der Behauptung der Erfahrung Gottes. Gott ist eine seelische Tatsache von unmittelbarer Erfahrbarkeit. Wenn dem nicht so wäre, so wäre von Gott überhaupt nie die Rede gewesen. Die Tatsache ist in sich selbst gültig, ohne irgendwelcher nichtpsychologischer Nachweise zu bedürfen, und unzugänglich für jegliche Form nichtpsychologischer Kritik. Sie kann sogar die unmittelbarste und damit die allerrealste Erfahrung sein, die weder belächelt noch wegbewiesen werden kann. Nur Leute mit schlecht entwickeltem Tatsachensinn oder abergläubischer Verbohrtheit können sich dieser Wahrheit gegenüber verschließen. Solange die Gotteserfahrung nicht den Anspruch auf Allgemeingültigkeit oder auf ein absolutes Sein Gottes erhebt, ist jede Kritik unmöglich, denn ein irrationales Faktum wie zum Beispiel die Tatsache, dass es Elefanten gibt, kann nicht kritisiert werden. Immerhin gehört die Gotteserfahrung zu den relativ allgemeingültigen Erfahrungen, so dass fast jedermann ungefähr weiß, was mit dem Ausdruck »Gotteserfahrung« gemeint ist. Als relativ häufig vorkommende Tatsache muss sie von einer wissenschaftlichen Psychologie anerkannt werden. Wir dürfen auch nicht mehr über das, was als Aberglauben verschrieen ist, einfach hinweggehen. Wenn jemand behauptet, Geister zu sehen oder behext zu sein, und es bedeutet ihm mehr als bloßes Gerede, so handelt es sich wieder um eine Tatsache, die dermaßen allgemein ist, dass jedermann weiß, was mit »Geist« oder »Behexung« gemeint ist. Wir können daher sicher sein, dass wir es auch in einem solchen Falle mit einem bestimmten psychischen Tatsachenkomplex zu tun haben, der in diesem Sinn ebenso »real« ist wie das Licht, das ich sehe. Ich weiß zwar nicht, wie ich den Geist eines Verstorbenen in der äußeren Erfahrung nachweisen könnte, noch kann ich mir die logischen Mittel vorstellen, mittels deren ich ein Fortleben nach dem Tode zwingend zu erschließen vermöchte, aber ich habe mich trotzdem mit der Tatsache, dass die Seele zu allen Zeiten und an allen Orten die Erfahrung von Geistern behauptet, auseinanderzusetzen, ebenso sehr als ich auch zu berücksichtigen habe, dass viele Menschen diese subjektive Erfahrung durchaus leugnen.

Nach dieser mehr allgemeinen Erläuterung möchte ich nun auf den Begriff des Geistes zurückkommen, den wir mit unserer früheren realistischen Anschauung nirgends erfassen konnten. »Geist« bezeichnet (so gut wie »Gott«) einen Gegenstand der seelischen Erfahrung, der außen nirgends nachgewiesen und auch rational nicht erkannt werden kann, sofern wir das deutsche Wort Geist in seinem besten Verstande anwenden. Wenn wir uns einmal vom Vorurteil befreit haben, dass wir einen Begriff entweder auf Gegenstände der äußeren Erfahrung oder auf apriorische Kategorien des Verstandes zurückführen müssen, so können wir unsere Aufmerksamkeit und Neugier ganz jenem besonderen und noch unbekannten Wesen, das mit dem Worte Geist gekennzeichnet wird, zuwenden. Es ist in einem solchen Fall stets nützlich, einen Blick auf die mutmaßliche Etymologie des Namens zu werfen, denn überaus häufig wirft gerade die Geschichte eines Wortes überraschende Lichter auf die Natur des ihm zugrunde liegenden psychischen Gegenstandes.

»Geist« hat seit alten Zeiten, schon im Althochdeutschen und dann im Angelsächsischen gást, die Bedeutung eines überirdischen Wesens, im Gegensatz zum Körper. Nach Kluge ist die Grundbedeutung des Wortes nicht ganz sicher, jedoch scheinen Beziehungen zu existieren zum altnordischen geisa, wüten, zum gotischen us-gaisjan, außer sich bringen, zum schweizerdeutschen üf-gaistä, außer sich geraten, und zum englischen aghast, aufgeregt, zornig. Dieser Zusammenhang wird durch andere Sprachfiguren aufs Beste unterstützt. »Von Wut befallen werden« heißt: Etwas fällt auf ihn, sitzt auf ihm, reitet ihn, er ist vom Teufel geritten, er ist besessen, etwas ist in ihn gefahren usw. Affekte werden auf präpsychologischer Stufe und jetzt noch in der dichterischen Sprache, die ihre Wirksamkeit ihrer noch lebendigen Primitivität verdankt, gerne als Dämonen personifiziert. Verliebt sein heißt: Amors Geschoss hat ihn getroffen. Eris hat den Zankapfel zwischen die Männer geworfen usw. Wenn wir »außer uns geraten vor Wut«, so sind wir offenbar nicht mehr identisch mit uns selbst, sondern sind von einem Dämon, einem Geist, in Besitz genommen worden.

Die Uratmosphäre, aus der das Wort Geist einstmals hervorgegangen ist, lebt auch in uns noch weiter, allerdings auf einer etwas unterhalb des Bewusstseins liegenden psychischen Stufe. Aber wie der moderne Spiritismus zeigt, genügt schon sehr wenig, um jenes Stück primitiver Geistesart wieder an die Oberfläche zu bringen. Sollte sich die etymologische Ableitung (die an sich sehr wahrscheinlich ist) bewähren, so wäre der »Geist« in diesem Sinne ein Abbild des personifizierten Affektes. Wenn zum Beispiel jemand sich zu unvorsichtigen Äußerungen hinreißen lässt, so sagt man, seine Zunge sei mit ihm davongelaufen, womit offenbar ausgedrückt wird, dass sein Reden zu einem selbstständigen Wesen geworden sei, das ihn weggerissen habe und mit ihm davongelaufen sei. Psychologisch würden wir sagen, *jeder Affekt hat die Neigung, zu einem autonomen Komplex zu werden*, sich von der Hierarchie des Bewusstseins loszutrennen und womöglich das Ich hinter sich herzuschleppen. Kein Wunder daher, dass der primitive Verstand darin die Tätigkeit eines fremden, unsichtbaren Wesens erblickt, eines Geistes. Der Geist in diesem Fall ist das Abbild des selbstständigen Affektes, weshalb die Alten passender Weise die Geister auch imagines, Bilder, nannten.

Wenden wir uns nun anderen Vorkommen des Begriffes Geist zu! Die Phrase »er handelt im Geiste seines verstorbenen Vaters« ist noch zweideutig, denn das Wort Geist in diesem Fall spielt ebenso wohl auf einen Totengeist an wie auf eine Sinnesart. Andere Redensarten sind: »Es ist ein neuer Geist eingezogen«, »ein neuer Geist weht einem entgegen«, womit eine Erneuerung der Sinnesart ausgedrückt sein soll. Die Grundvorstellung ist wiederum die der Besitznahme durch einen Geist, der zum Beispiel in einem Hause zum Spiritus rector geworden ist. Man kann aber auch bedenklich sagen: »Es ist ein böser Geist, der in jener Familie herrscht.«

Es handelt sich hier nicht mehr um Personifikationen von Affekten, sondern um die Veranschaulichung einer ganzen Sinnesart oder – psychologisch ausgedrückt – einer Einstellung. Eine schlechte Einstellung, als »böser Geist« ausgedrückt, hat also laut naiver Auffassung ungefähr die gleiche psychologische Funktion wie ein personifizierter Affekt. Dies dürfte insofern für viele überraschend sein, als man unter »Einstellung« gewöhnlich ein »Sich-Einstellen-zu-etwas«, also eine Ichtätigkeit und damit eine Absichtlichkeit meint. Die Einstellung oder Sinnesart ist aber bei weitem nicht immer das Produkt eines Wollens, sondern verdankt ihre Eigenart vielleicht noch häufiger der geistigen Ansteckung, das heißt dem Beispiel und Einfluss der Umgebung. Es gibt bekanntlich Leute, deren schlechte Einstellung die Atmosphäre vergiftet, ihr böses Beispiel steckt an, sie machen andere nervös durch ihre Unausstehlichkeit. In Schulen kann ein einziger Unhold von Schüler den Geist einer ganzen Klasse verderben, und umgekehrt kann die fröhliche und harmlose Sinnesart eines Kindes die sonst düstere Atmosphäre einer Familie erhellen und verklären, was natürlich nur möglich ist, wenn die Einstellung jedes Einzelnen durch das gute Beispiel verbessert wird. So kann sich eine Einstellung auch gegen den bewussten Willen durchdrücken – »schlechte Gesellschaft verdirbt gute Sitten«. In der Massensuggestion zeigt sich dies am deutlichsten.

Die Einstellung oder Sinnesart kann sich daher von außen

oder von innen dem Bewusstsein ebenso aufdrängen wie ein Affekt und daher auch durch dieselben Sprachmetaphern ausgedrückt werden. Die Einstellung scheint auf den ersten Blick etwas wesentlich Komplizierteres zu sein als ein Affekt. Bei näherer Untersuchung ist dies aber nicht der Fall, denn sozusagen die meisten Einstellungen sind bewusst oder unbewusst auf eine Art *Sentenz* gegründet, die oft sogar proverbialen Charakter hat. Es gibt Einstellungen, denen man die dahinterliegende Sentenz sofort anfühlt und sogar merkt, wo jener Weisheitsspruch aufgelesen wurde. Oft lässt sich die Einstellung auch durch ein einziges Wort, in der Regel ein Ideal, charakterisieren. Nicht selten ist die Quintessenz einer Einstellung weder eine Sentenz noch ein *Ideal*, sondern eine verehrte und nachgeahmte Persönlichkeit.

Die Erziehung benützt diese psychologischen Tatsachen und versucht mit Sentenzen und Idealen passende Einstellungen zu suggerieren, von denen in der Tat viele als dauernde Obervorstellungen das ganze Leben hindurch wirksam bleiben. Sie haben, wie Geister, von einem Menschen Besitz genommen. Auf primitiverer Stufe ist es sogar die Vision des lehrenden Meisters, des Hirten, des Poimen oder Poimandres, welche die führende Obervorstellung personifiziert und bis zur bildlichen Erscheinung konkretisiert.

Hier nähern wir uns einem Begriff von »Geist«, der die animistische Wortform bei weitem überschreitet. Die Lehrsentenz oder Spruchweisheit ist in der Regel das Resultat vieler Erfahrungen und Bemühungen Einzelner, eine Summe von Einsichten und Schlüssen, in wenige, prägnante Worte verdichtet. Wenn man zum Beispiel das evangelische Wort »Die Ersten werden die Letzten sein«[22] einer eingehenden Analyse unterzieht, indem man versucht, alle jene Erlebnisse zu rekonstruieren, welche zu dieser Quintessenz der Lebensweisheit geführt haben, so kann man nicht umhin, die Fülle und Reife der dahinterliegenden Lebenserfahrung zu bewundern.

22 »Und siehe, es sind Letzte, die werden Erste sein, und es sind Erste, die werden Letzte sein« (Lk 13,30; vgl. auch Mt 19,30).

Es ist ein »imposantes« Wort, das sich mit Macht auf den empfänglichen Sinn legt und ihn vielleicht dauernd in Besitz nimmt. Jene Sentenzen oder Ideale, welche die umfänglichste Lebenserfahrung und die tiefste Überlegung in sich enthalten, machen das aus, was wir als »Geist« im besten Verstande des Wortes bezeichnen. Gelangt eine Obervorstellung dieser Art zu unumschränkter Herrschaft, so nennen wir das unter ihrer Führung gelebte Leben ein geistbedingtes oder geistiges Leben. Je unbedingter und je zwingender der Einfluss der Obervorstellung ist, desto mehr hat sie die Natur eines autonomen Komplexes, welcher dem Ichbewusstsein als unerschütterliche Tatsache gegenübertritt.

Es ist aber nicht zu übersehen, dass solche Sentenzen oder Ideale – auch die besten nicht ausgenommen – keine Zauberworte von unbedingter Wirkung sind, sondern nur unter gewissen Bedingungen zur Herrschaft gelangen können, nämlich dann, wenn von innen, vom Subjekt, ihnen etwas entgegenkommt, nämlich ein Affekt, der bereit ist, die dargebotene Form zu ergreifen. Nur mittels der Reaktion des Gemütes kann die Idee, oder was die Obervorstellung immer ist, zu einem autonomen Komplex werden: Ohne diese bliebe die Idee ein dem Gutdünken des Bewusstseins untergeordneter Begriff, ein bloßer intellektueller Rechenpfennig, ohne bestimmende Kraft. Die Idee als ein nur intellektueller Begriff hat keinen Einfluss auf das Leben, da sie in diesem Zustand nicht viel mehr ist als ein bloßes Wort. Umgekehrt aber, wenn die Idee die Bedeutung eines autonomen Komplexes erreicht, so wirkt sie durch das Gemüt auf das Leben der Persönlichkeit.

Man darf nun dergleichen autonome Einstellungen ja nicht für etwas halten, das durch unseren bewussten Willen und unsere bewusste Wahl zustande käme. Wenn ich vorhin sagte, dazu sei die Mithilfe des Gemütes nötig, so könnte ich ebenso gut sagen, dass eine jenseits bewusster Willkür liegende unbewusste Bereitschaft vorhanden sein muss, um eine autonome Einstellung hervorzubringen. Man kann sozusagen nicht geistig sein *wollen*. Denn alles, was wir etwa von Prinzipien wählen und erstreben können, ist immer innerhalb unseres Gutdünkens und unterhalb unseres Bewusstseins und kann darum niemals zu etwas werden, was der bewussten Willkür nicht unterstellt wäre. Es ist somit eher eine Schicksalsfrage, welches Prinzip unsere Einstellung regieren werde.

Man wird sich gewiss fragen, ob es denn keine Menschen gebe, bei denen der eigene freie Wille oberstes Prinzip ist, so dass jede Einstellung von ihnen absichtlich gewählt werde. Ich glaube nicht, dass irgendjemand diese Gottähnlichkeit erreicht oder erreicht hat, aber ich weiß, dass sehr viele nach diesem Ideal streben, weil sie von der heroischen Idee absoluter Freiheit besessen sind. Irgendwo sind alle Menschen abhängig, irgendwie sind alle bestimmbar, denn sie sind keine Götter.

Unser Bewusstsein drückt eben die menschliche Totalität nicht aus, sondern es ist und bleibt ein Teil. Im einleitenden Abschnitt meiner Ausführungen habe ich die Möglichkeit angedeutet, dass unser Ichbewusstsein nicht notwendigerweise die einzige Bewusstheit in unserem System, sondern vielleicht einer weiteren Bewusstheit untergeordnet sei, ebenso wie einfachere Komplexe dem Ichkomplex untergeordnet sind.

Ich wüsste gar nicht, wie wir je beweisen könnten, dass eine höhere oder weitere Bewusstheit als das Ichbewusstsein in uns existiere; aber, wenn eine solche existiert, so muss und wird sie das Ichbewusstsein empfindlich stören. Was ich damit meine, möchte ich an einem einfachen Beispiel klarmachen: Nehmen wir an, unser optisches System habe ein eigenes Bewusstsein und sei daher eine Art von Persönlichkeit, die wir als »Augenpersönlichkeit« bezeichnen wollen. Die Augenpersönlichkeit habe nun eine schöne Aussicht entdeckt, in deren Bewunderung sie sich versenkt. Nun hört das akustische System plötzlich das Signal eines Automobils. Diese Wahrnehmung bleibt dem optischen System unbewusst. Vom Ich her erfolgt nun, dem optischen System wiederum unbewusst, der Befehl an die Muskeln, den Körper an eine andere Stelle im Raum zu versetzen. Durch die Bewegung wird dem Augenbewusstsein plötzlich das Objekt weggenommen. Könnten die Augen denken, so kämen sie wohl zum Schluss, dass die Lichtwelt allen möglichen dunkeln Störungsfaktoren ausgesetzt sei.

Etwas in der Art müsste unserem Bewusstsein geschehen, wenn ein weiteres Bewusstsein existieren sollte, ein Bewusstsein, das, wie ich vorhin anführte, ein Abbild des ganzen Menschen wäre. Gibt es nun tatsächlich dergleichen dunkle Störungen, die kein Wille beherrschen und keine Absicht beseitigen kann? Und gibt es irgendwo in uns ein Nichtberührbares, das wir als Quelle solcher Störungen verdächtigen könnten? Die erste Frage können wir ohne weiteres bejahen. Ganz zu schweigen von neurotischen Menschen, können wir schon beim Normalen ohne Schwierigkeit die allerdeutlichsten Eingriffe und Störungen aus einer anderen Sphäre beobachten: Eine Laune kann plötzlich wechseln, ein Kopfschmerz kommt angeflogen, der Name eines Bekannten, den man vorstellen sollte, ist weggeblasen, eine Melodie verfolgt uns für einen ganzen Tag, man möchte etwas tun, aber die Lust dazu ist auf unerklärliche Weise abhandengekommen, man vergisst das, was man unter keinen Umständen vergessen wollte, man freut sich aufs Schlafen, und der Schlaf ist weggezaubert, man schläft, und phantastische, ärgerliche Träume stören den Schlaf, die Brille, die auf der Nase sitzt, wird gesucht, der neue Schirm wird, unbekannt wo, stehen gelassen. Diese Liste ließe sich leicht ins Unendliche vermehren. Wenn wir gar die Psychologie Neurotischer untersuchen, so bewegen wir uns inmitten der paradoxesten Störungen. Es entstehen fabelhafte Krankheitssymptome, und doch ist kein Organ krank. Ohne die leiseste Störung des Körpers schnellt die Temperatur auf 40 Grad empor, erstickende Angstzustände von gänzlicher Grundlosigkeit, Zwangsvorstellungen, deren Unsinnigkeit selbst der Patient einsieht, Hautausschläge, die kommen und gehen und sich weder um Gründe noch um Therapie kümmern. Auch hier ist die Liste unendlich. Man hat natürlich für jeden Fall eine passende oder meist unpassende Erklärung, die aber schon den nächsten Fall nicht mehr erklärt. Über die Existenz der Störungen aber kann keine Unsicherheit herrschen.

Was nun die zweite Frage, die Herkunft der Störungen betreffend, angeht, so ist darauf aufmerksam zu machen, dass die medizinische Psychologie den Begriff eines *Unbewussten* aufgestellt und die Nachweise erbracht hat, dass diese Störungen auf unbewussten Vorgängen beruhen. Es ist also, wie wenn unsere Augenpersönlichkeit entdeckt hätte, dass außer den sichtbaren noch unsichtbare bestimmende Faktoren existieren müssen. Wenn nicht alles trügt, so scheinen die unbewussten Vorgänge nichts weniger als unintelligent zu sein. Der Charakter des Automatischen und Mechanischen fehlt ihnen sogar in besonderem Maße. Sie sind daher an Feinheit den bewussten Vorgängen in keinerlei Weise unterlegen, im Gegenteil, nicht allzu selten überragen sie die bewusste Einsicht um ein Beträchtliches.

Unsere gedachte optische Person mag daran zweifeln, ob die plötzlichen Störungen ihrer Lichtwelt aus einem Bewusstsein hervorgehen. Und so können auch wir an einem weiteren Bewusstsein zweifeln, ohne mehr Grund zum Zweifeln zu haben als die optische Person. Da es uns aber nicht gelingen wird, uns in den Zustand und damit in das Begreifen eines weiteren Bewusstseins zu versetzen, so tun wir wohl gut daran, die dunkle Sphäre, von unserem Standpunkt aus, das »Unbewusste« zu nennen, ohne damit zu präjudizieren, dass dieses auch seiner selbst unbewusst sei.

Ich bin an dieser Stelle der Erörterung wieder auf die eingangs angeschnittene Frage eines höheren Bewusstseins zurückgekommen, weil dieses uns hier beschäftigende Problem der lebenbestimmenden Kraft des Geistes mit Vorgängen jenseits des Ichbewusstseins zusammenhängt. Ich habe vorhin mehr beiläufig bemerkt, dass eine Idee ohne den Affekt niemals zu einer lebenbestimmenden Größe werden könne. Ich habe das Entstehen eines gewissen Geistes auch eine Schicksalsfrage genannt, um damit auszudrücken, dass unser Bewusstsein nicht in der Lage sei, willkürlich einen autonomen Komplex zu erzeugen. Er ist eben nie autonom, wenn er uns nicht zustößt und seine Überlegenheit über den bewussten Willen augenscheinlich erweist. Er ist nämlich auch eine jener Störungen, die aus der dunkeln Sphäre stammen. Wenn ich vorhin sagte, der Idee müsse eine Reaktion des Gemütes entgegenkommen, so meinte ich damit eine unbewusste Bereitschaft, welche durch ihre affektive Art in Tiefen reicht, die unserem Bewusstsein nicht mehr zugänglich sind. So vermag unsere bewusste Vernunft niemals die Wurzeln nervöser Symptome zu zerstören; dazu bedarf es emotionaler Vorgänge, welche selbst das sympathische Nervensystem zu beeinflussen vermögen. Wir könnten daher ebenso gut sagen, wenn es dem weiteren Bewusstsein passend erscheint, wird dem Ichbewusstsein eine zwingende Idee wie ein unbedingter Befehl vorgesetzt. Wer immer seines leitenden Prinzips bewusst ist, weiß, mit welch undiskutierbarer Autorität es über unser Leben verfügt. Aber in der Regel ist das Bewusstsein zu geschäftig mit der Erreichung seiner ihm vorschwebenden Ziele, so dass es sich nie Rechenschaft gibt über die Natur des Geistes, der sein Leben bestimmt.

Unter dem psychologischen Gesichtswinkel betrachtet, erscheint das Phänomen des Geistes, wie jeder autonome Komplex, als eine dem Ichbewusstsein übergeordnete oder mindestens beigeordnete Absicht des Unbewussten. Wenn wir dem Wesen dessen, was wir Geist nennen, gerecht werden sollen, so müssen wir statt von dem Unbewussten eher von einem höheren Bewusstsein reden, denn der Begriff von Geist bringt es mit sich, dass wir mit ihm den Gedanken einer Überlegenheit über das Ichbewusstsein verbinden. Die Überlegenheit ist dem Geiste nicht durch bewusste Erklügelung angedichtet, sondern haftet seiner Erscheinung als wesentliche Eigenschaft an, wie aus den Urkunden aller Zeiten, angefangen mit der Heiligen Schrift bis zu Nietzsches »Zarathustra«, ersichtlich ist. Der Geist tritt psychologisch auf als ein persönliches Wesen von bisweilen visionärer Deutlichkeit. Im christlichen Dogma ist er sogar die dritte Person der Trinität. Diese Tatsachen beweisen, dass der Geist nicht immer bloß eine formulierbare Idee oder Sentenz ist, sondern in seinen stärksten und unmittelbarsten Offenbarungen sogar ein eigentümlich selbstständiges Leben entfaltet, welches wie das eines von uns unabhängigen Wesens empfunden wird. Solange ein Geist durch ein fassbares Prinzip oder eine ausdrückbare Idee benannt und umschrieben werden kann, wird er allerdings nicht als ein selbstständiges Wesen empfunden werden. Wenn aber seine Idee oder sein Prinzip unübersehbar wird, wenn seine Absichten in Ursprung und Ziel dunkel werden und sich dennoch zwingend durchsetzen, dann wird er notwendigerweise als selbstständiges Wesen erfahren, als eine Art höheren Bewusstseins, und seine unübersehbare, überlegene Natur kann nicht mehr in den Begriffen des menschlichen Verstandes ausgedrückt werden. Unser Ausdrucksvermögen greift dann nach anderen Mitteln: Es erschafft ein *Symbol.*

Unter Symbol verstehe ich keineswegs eine Allegorie oder ein bloßes Zeichen, sondern vielmehr ein Bild, das die nur dunkel geahnte Natur des Geistes bestmöglich kennzeichnen soll. Ein Symbol umfasst nicht und erklärt nicht, sondern weist über sich selbst hinaus auf einen noch jenseitigen, unerfasslichen, dunkel geahnten Sinn, der in keinem Worte unserer derzeitigen Sprache sich genügend ausdrücken könnte. Ein Geist, der sich in einen Begriff übersetzen lässt, ist ein seelischer Komplex innerhalb der Reichweite unseres Ichbewusstseins. Er wird nichts hervorbringen und nichts mehr tun, als wir in ihn hineingelegt haben. Ein Geist aber, der ein Symbol zu seinem Ausdruck erfordert, ist ein seelischer Komplex, der schöpferische Keime von noch unabsehbaren Möglichkeiten enthält. Das nächste und beste Beispiel ist die historisch festgelegte und wohl überblickbare Wirksamkeit der christlichen Symbole. Wenn man vorurteilsfrei die Wirkung des frühchristlichen Geistes auf die Köpfe bescheidener Durchschnittsmenschen des zweiten Jahrhunderts betrachtet, so kann man nur staunen. Aber dieser Geist war schöpferisch wie kaum je einer. Kein Wunder daher, dass er als von göttlicher Überlegenheit empfunden wurde.

Es ist gerade diese deutlich gefühlte Überlegenheit, welche der Erscheinung des Geistes Offenbarungscharakter und unbedingte

Autorität verleiht – eine gefährliche Eigenschaft; denn was wir vielleicht *höheres Bewusstsein* nennen dürfen, ist keineswegs immer »höher« im Sinne unserer Bewusstseinswerte, sondern öfters in strengstem Gegensatz zu unseren anerkannten Idealen. Man dürfte dieses hypothetische Bewusstsein eigentlich bloß als ein »weiteres« bezeichnen, um nicht das Vorurteil zu erregen, dass es in intellektueller oder moralischer Beziehung auch immer notwendigerweise höher stehe. Der Geister sind viele, helle und finstere. Man darf sich daher der Einsicht nicht verschließen, dass auch der Geist nichts Absolutes, sondern etwas Relatives ist, welches der Ergänzung und der Vervollständigung *durch das Leben* bedarf. Wir haben nämlich allzu viele Beispiele von Fällen, wo ein Geist dermaßen von Menschen Besitz ergriff, dass nicht mehr der Mensch, sondern nur noch der Geist lebte, und zwar nicht im Sinne eines für den Menschen reicheren und völligeren Lebens, sondern in lebenswidriger Weise. Ich meine damit keineswegs, dass der Tod der christlichen Märtyrer eine sinn- und zwecklose Zerstörung gewesen sei – im Gegenteil, ein solcher Tod kann auch ein völligeres Leben als irgendeines bedeuten –, ich meine vielmehr den Geist gewisser, das Leben gänzlich verneinender Sekten. Was soll es mit dem Geist, wenn er die Menschen ausgerottet hat? Die strenge montanistische Auffassung entsprach gewiss den höchsten sittlichen Anforderungen jener Zeit, aber sie war lebenzerstörend. Ich glaube daher, dass auch ein unseren höchsten Idealen entsprechender Geist am Leben seine Schranken findet. Gewiss, er ist dem Leben unerlässlich, denn ein bloßes Ich-Leben ist, wie wir zur Genüge wissen, eine höchst unzulängliche und unbefriedigende Sache. Nur ein Leben, das in einem gewissen Geiste gelebt wird, ist lebenswert. Es ist eine merkwürdige Tatsache, dass ein Leben, das bloß aus dem Ich gelebt wird, in der Regel nicht nur auf den Betreffenden selbst, sondern auch auf die Zuschauer als dumpf wirkt. Die Fülle des Lebens erfordert mehr als bloß ein Ich; sie bedarf eines Geistes, das heißt eines unabhängigen und übergeordneten Komplexes, der offenbar allein imstande ist, alle jene seelischen Möglichkeiten, die das Ichbewusstsein nicht erreichen kann, in lebendige Erscheinung zu rufen.

Aber wie es eine Leidenschaft gibt, die nach blindem, schrankenlosem Leben strebt, so gibt es auch eine Leidenschaft, die dem Geiste, eben um seiner schöpferischen Überlegenheit willen, alles Leben zum Opfer bringen möchte. Diese Leidenschaft macht den Geist zu einer bösartigen Geschwulst, die das menschliche Leben sinnlos zerstört.

Das Leben ist ein Kriterium der Wahrheit des Geistes. Ein Geist, der den Menschen über alle Lebensmöglichkeit hinausreißt und nur Erfüllung in sich selbst sucht, ist ein Irrgeist – nicht ohne die Schuld des Menschen, der es in der Hand hat, sich selbst aufzugeben oder nicht.

Leben und Geist sind zwei Mächte, oder Notwendigkeiten, zwischen die der Mensch hineingestellt ist. Der Geist gibt seinem Leben Sinn und die Möglichkeit größter Entfaltung. Das Leben aber ist dem Geiste unerlässlich, denn seine Wahrheit ist nichts, wenn sie nicht leben kann.

Das Seelenproblem des modernen Menschen (1928)

Das Seelenproblem des modernen Menschen gehört zu jenen Fragen, die eben gerade wegen ihrer Modernität unabsehbar sind. Der Moderne ist der eben gewordene Mensch, ein modernes Problem eine Frage, die sich eben erhoben hat und deren Antwort noch in der Zukunft liegt. Das Seelenproblem des modernen Menschen ist daher bestenfalls eine Fragestellung, die vielleicht ganz anders ausfallen würde, wenn wir auch nur eine kleine Ahnung von der zukünftigen Antwort hätten; zudem betrifft die Frage etwas so unerhört Allgemeines – um nicht zu sagen Vages – welches die Fassungskraft eines einzelnen Menschen so grenzenlos übersteigt, dass wir allen Grund haben, uns einem solchen Problem in tiefster Bescheidenheit und Bescheidung zu nahen. Ich halte diese ausdrückliche Anerkennung der Beschränkung für unerlässlich, denn nichts verleitet dermaßen dazu, den Mund mit großen und umso hohleren Worten voll zu nehmen, wie die Behandlung eines solchen Problems. Wir werden nämlich gezwungen sein, anscheinend unbescheidene und kühne Dinge zu sagen, die uns leicht verblenden können. Es hat schon allzu viele gegeben, die an der Größe ihrer eigenen Worte umgefallen sind.

Um gleich damit anzufangen, nämlich Unbescheidenheiten zu begehen, muss ich sagen, dass der Mensch, den wir als modern bezeichnen, der also in der unmittelbarsten Gegenwart lebt – auf einem Gipfel oder am Rande der Welt steht: über sich den Himmel, unter sich die ganze Menschheit mit ihrer in uranfängliche Nebel sich verlierenden Geschichte, vor sich den Abgrund aller Zukunft. Der modernen, oder, besser gesagt, der unmittelbar gegenwärtigen Menschen sind wenige, denn ihre Existenz erfordert höchstmögliche Bewusstheit, intensivste und ausgebreitetste Bewusstheit, mit einem Minimum von Unbewusstheit, denn nur der ist ganz gegenwärtig, der sich seiner Existenz als Mensch völlig bewusst ist. Wohlverstanden, nicht der gegenwärtig lebende Mensch ist modern – sonst wäre alles gegenwärtig Lebende modern – sondern bloß der, der sich der Gegenwart am meisten bewusst ist.

Wer Gegenwartsbewusstsein erlangt, ist notwendigerweise *einsam.* Der »moderne« Mensch ist zu allen Zeiten einsam, denn jeder Schritt zu höherer und weiterer Bewusstheit entfernt ihn von der ursprünglichen, rein animalischen participation mystique mit der Herde, dem Eingetauchtsein in ein gemeinsames Unbewusstes. Jeder Schritt vorwärts bedeutet ein Sich-Losringen von diesem allumfassenden mütterlichen Schoße der anfänglichen Unbewusstheit, in welchem die Masse des Volkes zum großen Teil verharrt. Auch bei einem Kulturvolk sind die untersten Schichten von einer Unbewusstheit des Lebens, die sich von der des Primitiven wenig unterscheidet. Die nächsthöheren Schichten leben im Wesentlichen auf einer Bewusstseinsstufe, welche den Anfangskulturen der Menschheit entspricht, und die höchsten Schichten besitzen ein Bewusstsein, das dem der jüngst vergangenen Jahrhunderte ähnlich ist. Einzig der in unserem Sinn moderne Mensch lebt in der Gegenwart, weil er ein Gegenwartsbewusstsein besitzt. Ihm allein sind die Welten vergangener Bewusstseinsstufen verblasst, ihre Werte und Strebungen interessieren ihn nur noch vom historischen Standpunkt aus. Damit ist er im tiefsten Sinne »unhistorisch« geworden, und damit hat er sich auch der Masse, die nur in traditionellen Ideen lebt, entfremdet. Ja, er ist erst dann ganz modern, wenn er zum äußersten Rande der Welt gelangt ist, hinter ihm Abgefallenes und Überwundenes, vor ihm das zugestandene Nichts, aus dem noch alles werden kann.

Das klingt wohl so groß, dass es bedenklich an Banalität streift; denn nichts ist leichter, als diese Bewusstheit zu affektieren, und tatsächlich gibt es eine ganze Horde von Untauglichen, die sich das

Air der Modernität geben dadurch, dass sie alle Stufen, die ebenso viele schwerste Lebensaufgaben bedeuten, betrügerischer Weise überspringen und plötzlich als Entwurzelte, als vampirische Gespenster an der Seite des wirklich Modernen auftauchen und ihn in seiner wenig beneidenswerten Einsamkeit diskreditieren. Und so kommt es, dass die wenigen gegenwärtigen Menschen vom unscharfen Auge der Masse nur durch den trüben Schleier jener Gespenster, der Auch-Modernen, gesehen und mit ihnen verwechselt werden. Es hilft alles nichts, der Moderne ist bedenklich und anrüchig und war es zu allen Zeiten, mit Sokrates und Jesus angefangen.

Das Bekenntnis zur Modernität bedeutet freiwillige Bankrotterklärung, das Gelübde der Armut und der Enthaltung im neueren Sinne, sogar den noch schmerzlicheren Verzicht auf die Gloriole der Heiligkeit, welche stets die Sanktion vonseiten der Historie erfordert. Es ist die prometheische Sünde, unhistorisch zu sein. Der Moderne ist in diesem Sinne sündhaft. *Höhere Bewusstheit ist daher Schuld.* In das letzte Bewusstsein der Gegenwart kann aber, wie ich schon sagte, nur der gelangen, der die Bewusstseinsstufen der Vergangenheit überwunden, der mit anderen Worten die Aufgaben, die er in seiner Welt vorfand, zur Genüge erfüllt hat. Er müsste also ein in bestem Sinne tugendhafter und tüchtiger Mensch sein, der ebenso viel kann wie die anderen, und erst noch etwas darüber hinaus, vermöge dessen er auch befähigt wäre, die nächsthöhere Bewusstseinsstufe zu erklimmen.

Ich weiß, dass der Begriff der »Tüchtigkeit« besonders den Auch-Modernen verhasst ist, denn er erinnert sie in unliebsamer Weise an ihren Betrug. Das kann uns aber nicht hindern, die Tüchtigkeit zu einem wesentlichen Kriterium des modernen Menschen zu erheben. Dieses Kriterium ist unerlässlich, denn sonst ist der Moderne nichts als ein gewissenloser Spekulant. Er muss aber in höchstem Maße tüchtig sein, denn das Unhistorische ist eine bloße Treulosigkeit an der Vergangenheit, wenn es nicht durch schöpferische Fähigkeit auf der anderen Seite ersetzt wird. Mit Leugnung der Vergangenheit nur der Gegenwart bewusst zu sein, wäre eine reine Futilität. Das Heute hat nur einen Sinn, wenn es zwischen Gestern und Morgen steht. Das Heute ist ein Prozess, ein Übergang, der sich vom Gestern trennt und zum Morgen geht. Wer sich des Heute in diesem Sinn bewusst ist, darf sich *modern* nennen.

»Modern« nennen sich allerdings viele und besonders die Auch-Modernen. Infolgedessen findet man die wirklich Modernen öfters unter denjenigen, die sich als altmodisch bezeichnen. Sie tun das einerseits, um jene schuldhafte Überwindung des Historischen durch eine verstärkte Betonung der Vergangenheit irgendwie wettzumachen, anderseits, um die leidige Verwechslung mit den Auch-Modernen zu vermeiden. Neben jedem Guten steht sein entsprechendes Böses, und es kann schlechterdings nichts Gutes in die Welt kommen, ohne dass es das ihm zugehörige Böse geradewegs erzeugt. Diese schmerzliche Tatsache ist es, die das mit dem Gegenwartsbewusstsein verknüpfte Hochgefühl, der Gipfel aller vergangenen Menschheitsgeschichte, die Erfüllung und die Resultante ungezählter Jahrtausende zu sein, illusorisch macht. Es ist bestenfalls ein Geständnis stolzer Armut, denn man ist auch die Enttäuschung tausendjähriger Hoffnungen und Illusionen. Beinahe zweitausend Jahre christlicher Geschichte, und an Stelle der Parusie und des Tausendjährigen Reiches: der Weltkrieg christlicher Nationen, mit Stacheldrähten und Giftgasen … Welch ein Debakel im Himmel und auf der Erde!

Angesichts dieses Gemäldes tun wir wohl daran, zur Bescheidenheit zurückzukehren. Wohl steht der Moderne auf einem Gipfel, aber er wird morgen überholt sein, wohl ist er die letzte Resultante einer uralten Entwicklung, aber zugleich die denkbar größte Enttäuschung aller Menschheitshoffnungen. Dessen ist sich der Moderne bewusst. Er hat es gesehen, wie segensreich Wissenschaft, Technik und Organisation wirken können, aber auch wie katastrophal. Er hat es auch gesehen, wie alle wohlmeinenden Regierungen nach dem Grundsatz »Si vis pacem para bellum« den Frieden so gründlich geschützt haben, dass Europa daran fast zugrunde gegangen ist[23]. Und was die Ideale betrifft, so haben weder die christliche Kirche noch die menschliche Brüderlichkeit noch die internationale Sozialdemokratie noch die Solidarität der Wirtschaftsinteressen die Feuerprobe der Wirklichkeit bestanden. Ja, zehn Jahre nach dem Krieg sehen wir wieder denselben Optimismus, dieselben Organisationen, dieselben politischen Aspirationen, dieselben Phrasen und Schlagworte am Werk, welche auf lange Sicht weitere Katastrophen unabwendbar vorbereiten. Kriegsächtungspakte stimmen skeptisch, obschon man ihnen fröhliches Gedeihen wünscht. Im Grunde aber benagt alle diese Beschwichtigungsversuche ein Zweifel. Alles in allem glaube ich, nicht zu viel zu sagen, wenn ich das moderne Bewusstsein mit der Seele eines Menschen vergleiche, der eine fatale Erschütterung erlitten hat und infolgedessen wesentlich unsicher geworden ist.

Aus dieser Äußerung kann man ersehen, dass meine Beschränkung darin liegt, dass ich Arzt bin. Ich kann es nicht lassen, Arzt zu sein. Ein Arzt sieht immer Krankheiten, aber ein wesentlicher Teil seiner Kunst besteht darin, sie nicht da zu sehen, wo sie nicht sind. Ich werde mich also hüten, zu behaupten, die abendländische Menschheit, der weiße Mensch überhaupt, sei krank, oder das Abendland gehe unter. Ein solches Urteil überschritte meine Kompetenz bei weitem.

Wenn man irgendjemand über ein Kultur- oder gar ein Menschheitsproblem reden hört, so muss man sich immer erkundigen, wer der Betreffende eigentlich ist, denn je allgemeiner das Problem ist, desto mehr wird er seine eigene, persönlichste Psychologie in die Darstellung »hineingeheimnissen«. Das kann ohne Frage einerseits zu unleidlichen Verzerrungen und folgenschweren Fehlschlüssen führen, anderseits aber ist gerade der Umstand, dass ein allgemeines Problem das Ganze einer Persönlichkeit erfasst und in sich aufnimmt, eine unzweifelhafte Garantie dafür, dass der, welcher darü-

[23] Das wurde 1928 geschrieben! (Wenn du Frieden willst, rüste zum Krieg.)

ber spricht, es auch wirklich erlebt und vielleicht sogar erlitten hat. Der Letztere spiegelt uns das Problem eben gerade durch sein Persönliches wider und zeigt uns damit eine Wahrheit, während Ersterer das Problem mit persönlichen Tendenzen handhabt und unter dem Vorwande objektiver Gestaltung verzerrt, so dass keine Wahrheit, sondern ein bloßes Trugbild entsteht.

Ich kenne das Seelenproblem des modernen Menschen selbstverständlich nur aus *meiner* Erfahrung an anderen Menschen und an mir. Ich kenne das intime Seelenleben vieler Hunderter gebildeter Menschen, Kranker sowohl wie Gesunder, im ganzen Kulturbereich der weißen Menschheit, und aus dieser Erfahrung rede ich. Es ist zweifellos ein bloß einseitiges Bild, das ich entwerfen kann, denn es liegt alles *in der Seele*, alles sozusagen auf der *inneren Seite*. Ich muss allerdings sofort beifügen, dass dies eigentümlich ist, indem die Seele nicht immer und überall auf der inneren Seite liegt. Es gibt Völker und Zeiten, wo sie außen liegt, Völker und Zeiten, die unpsychologisch sind, wie zum Beispiel alle antiken Kulturen, und unter diesen hauptsächlich Ägypten mit seiner grandiosen Objektivität und seinem ebenso grandiosen, naiven, negativen Sündenbekenntnis. Man kann sich hinter dem Geist der Apisgräber von Sakkara und der Pyramiden schlechterdings keine seelische Problematik vorstellen, so wenig wie hinter Bach'scher Musik.

Sobald nämlich äußerlich eine ideelle und rituelle Form existiert, in der alle Strebungen und Hoffnungen der Seele aufgenommen und ausgedrückt sind, also zum Beispiel eine lebendige Religionsform, dann liegt die Seele außen, und es gibt kein Seelenproblem, wie es dann auch kein Unbewusstes in unserem Sinne gibt. Die Entdeckung der Psychologie war daher folgerichtigerweise ganz den letzten Jahrzehnten vorbehalten, obschon frühere Jahrhunderte Introspektion und Intelligenz genug besaßen, um psychologische Tatsachen erkennen zu können. Es ging in dieser Hinsicht ganz gleich wie bei der Technik. Die Römer zum Beispiel besaßen die Kenntnis aller jener mechanischen Prinzipien und physikalischen Tatsachen, die sie ohne weiteres zum Bau einer Dampfmaschine befähigt hätten, aber es kam nur zum Spielzeug des Heron[24]. Der Grund war, dass keine zwingende Not vorhanden war. Erst die enorme Arbeitsteilung und Spezialisierung des letzten Jahrhunderts brachte diese Not. Es brauchte die *seelische Not* unserer Zeit, um uns zur Entdeckung der Psychologie zu veranlassen. Früher waren die seelischen Tatsachen natürlich auch vorhanden, aber sie drängten sich nicht auf, und niemand achtete ihrer. Es ging ohne sie. Heute geht es nicht mehr ohne die Seele.

Die Ärzte waren wohl die Ersten, die diese Wahrheit tatsächlich erfuhren, denn für den Priester kann die Seele nur etwas sein, das in die bereits bekannte Form hineingepresst werden muss, um eine ungestörte Funktion herzustellen. Solange diese Form tatsächlich Lebensmöglichkeit gewährt, ist Psychologie eine bloße Hilfstechnik, und die Seele ist kein Faktor sui generis. Solange der Mensch in der Herde lebt, hat er keine Seele und braucht auch keine, mit Ausnahme des Glaubens an eine unsterbliche Seele. Sobald er aber den Umkreis seiner abendländischen Lokalreligion überwächst, das heißt, wenn seine Religionsform sein Leben in seiner ganzen Fülle nicht mehr fassen kann, dann beginnt die Seele ein Faktor zu werden, dem mit den gewöhnlichen Mitteln nicht mehr beizukommen ist. Darum haben wir heute eine Psychologie, die sich auf empirische Fakten und nicht auf Glaubenssätze oder philosophische Postulate stützt, und zugleich erblicke ich in der Tatsache, dass wir eine Psychologie haben, ein Symptom, welches tiefgreifende Erschütterungen der allgemeinen Seele beweist. Denn es geht mit der Volksseele wie mit der Seele des Einzelnen: Solange alles wohl steht und alle seelischen Energien geregelte und genügende Anwendung finden, tritt uns von ihnen nichts Störendes entgegen. Es befällt uns keine Unsicherheit und

24 Heron von Alexandria (vermutlich 1. Jh. n. Chr.), griechischer Mathematiker und Physiker, dessen Erfindungsgeist Wissenschaft und Technik zahlreiche Lehrsätze, Formeln, Geräte und Apparate verdanken.

kein Zweifel, und wir können gar nicht uneins mit uns selber sein. Sobald aber einige der Kanäle der seelischen Tätigkeit verschüttet sind, treten gewissermaßen Stauungserscheinungen auf, die Quelle überfließt sozusagen, das heißt, innen will es anders als außen, und die Folge ist, dass wir uneins mit uns selber werden. Nur bei dieser Gelegenheit, in dieser *Notlage*, entdeckt man die Seele als ein Anderswollendes, ja als ein Fremdes und sogar Feindseliges und Unvereinbares. Die Entdeckung der Freud'schen Psychoanalyse zeigt diesen Vorgang aufs deutlichste. Was zuerst entdeckt wurde, war die Existenz pervers sexueller und krimineller Phantasien, die, wörtlich genommen, mit dem kultivierten Bewusstsein schlechterdings unvereinbar sind. Würde sich jemand auf deren Standpunkt stellen, so wäre er unfehlbar ein Empörer, Verrückter oder Verbrecher.

Es ist nicht wohl anzunehmen, dass erst in heutiger Zeit der Seelenhintergrund oder das Unbewusste diesen Aspekt entwickelt hat. Wahrscheinlich war es immer so und in allen Kulturen. Jede Kultur hatte ihren Herostratischen Gegner. Aber keine Kultur zuvor hat sich genötigt gesehen, diesen seelischen Hintergrund als solchen ernst zu nehmen. Stets war die Seele bloßer Teil eines metaphysischen Systems. Das moderne Bewusstsein aber kann sich der Erkenntnis der Seele nicht mehr erwehren, trotz heftigster und krampfhaftester Verteidigung. Das unterscheidet unsere Zeit von allen früheren. Wir können es nicht mehr leugnen, dass die dunkeln Dinge des Unbewussten wirksame Potenzen sind, dass seelische Mächte existieren, die sich in unsere rationale Weltordnung nicht mehr einfügen lassen, wenigstens gegenwärtig nicht; ja wir bauen auf ihnen sogar eine Wissenschaft auf, ein Beweistum mehr, wie ernst wir sie nehmen. Frühere Jahrhunderte konnten sie zu den Schlacken werfen, unbeachtet; wir können sie nicht mehr wie ein Nessusgewand abstreifen.

Die Erschütterung des modernen Bewusstseins durch die immense Katastrophenfolge des Weltkrieges ist innerlich begleitet durch die moralische Erschütterung des Glaubens an uns selbst und an unsere Güte. Früher durften wir politisch und moralisch die fremden anderen für Bösewichte halten, der Moderne aber muss einsehen, dass er politisch und moralisch genau das Gleiche ist wie alle anderen. Wenn ich früher glaubte, es sei meine gottgewollte Pflicht, andere zur Ordnung rufen zu müssen, so weiß ich jetzt, dass ich des Ordnungsrufes ebenso sehr bedarf und dass ich darum wohl am besten täte, zuerst einmal mein eigenes Haus zu bestellen. Dies umso mehr, als ich nur zu deutlich sehe, wie mein Glaube an die rationale Organisierbarkeit der Welt, jener alte Traum vom Tausendjährigen Reich, wo eitel Friede und Eintracht herrscht, ins Wanken geraten ist. Die Skepsis des modernen Bewusstseins in dieser Hinsicht erlaubt keinen politischen oder weltreformatorischen Enthusiasmus mehr; sie bildet sogar eine denkbar ungünstige Grundlage für ein glattes Hinausströmen der seelischen Energien in die Welt, genauso, wie ein Zweifel an der moralischen Persönlichkeit eines Freundes die Freundschaftsbeziehung ungünstig beeinflussen und in ihrer Entwicklung unabwendbar hemmen muss. Durch diese Skepsis wird das moderne Bewusstsein auf sich selbst zurückgeworfen, und indem es zurückflutet, werden durch den Gegenstoß subjektive seelische Phänomene bewusst, die zwar immer vorhanden waren, aber so lange in tiefsten Schlagschatten lagen, als alles reibungslos nach außen strömen konnte. Wie ganz anders sah die Welt des mittelalterlichen Menschen aus: Hier lag die Erde im Mittelpunkt der Welt, ewig fest und geruhsam, umkreist von einer sorglichen, wärmespendenden Sonne; die weißen Menschen, alle Kinder Gottes, vom Höchsten liebevoll betreut und für die ewige Seligkeit erzogen, und alle wussten sie genau, *was* man tun und *wie* man sich benehmen müsse, um aus der irdischen Vergänglichkeit in ein ewiges, freudevolles Dasein zu gelangen. Wir können von einer solchen Wirklichkeit nicht einmal mehr träumen. Die Naturwissenschaft hat diesen holden Schleier längst zerrissen. Jene Zeit liegt hinter uns wie die Kindheit, wo der eigene Vater noch der schönste und mächtigste Mann im ganzen Land war.

Alle metaphysischen Sicherheiten des mittelalterlichen Menschen sind uns entschwunden, und wir haben das Ideal der materiellen Sicherheit, der allgemeinen Wohlfahrt und der Humanität dafür eingetauscht. Wem dieses Ideal heute noch unerschüttert ist, der verfügt wohl über ein mehr als gewöhnliches Maß an Optimismus. Auch diese Sicherheit ist zu nichts geworden, denn der Moderne fängt an zu sehen, dass jeder Fortschritt im Äußeren auch eine sich stetig steigernde Möglichkeit einer noch größeren Katastrophe erzeugt. Davor weichen Erwartung und Phantasie erschreckt zurück. Was will es zum Beispiel heißen, dass heute schon größere Städte Abwehrübungen gegen Giftgasüberfälle planen oder gar inszenieren? Das heißt nichts anderes – nach dem Grundsatz »Si vis pacem para bellum« [Wenn du Frieden willst, rüste zum Krieg] –, als dass diese Giftgasüberfälle schon geplant und vorbereitet werden. Man häufe nur das entsprechende Material auf, und es wird sich unfehlbar des Teuflischen im Menschen bemächtigen und mit ihm losmarschieren. Die Gewehre gehen bekanntlich von selber los, wenn nur genügend viele beisammen sind.

Die dämmernde Ahnung jenes furchtbaren Gesetzes, welches alles blinde Geschehen regiert, wofür Heraklit den Begriff der *Enantiodromie*, des Gegenlaufes, geprägt hat, erfüllt den Untergrund des modernen Bewusstseins mit erkältendem Schrecken und lähmt allen Glauben an die Möglichkeit, mit sozialen und politischen Maßnahmen diesem Ungeheuer zu begegnen. Wenn nach diesem erschreckenden Ausblick auf eine blinde Welt, in der Aufbau und Vernichtung sich ewig die Waage halten, das Bewusstsein zum subjektiven Menschen zurückkehrt und in seinen eigenen Hintergrund blickt, so entdeckt es dort wüste Dunkelheiten, deren Anblick jeder gerne vermeiden möchte. Auch hier hat die Wissenschaft einen letzten Zufluchtsort vernichtet, und, was schützende Höhle zu sein versprach, zu einer Jauchegrube gemacht.

Und doch ist man fast erleichtert, so viel Übles am Grunde der eigenen Seele zu finden. Hier wenigstens glauben wir, die Ursache für all das Übel in der großen Menschheit zu entdecken. Obschon man zunächst erschüttert und enttäuscht ist, so hat man doch das Gefühl, dass man diese seelischen Tatsachen, eben weil sie Teil unserer Psyche sind, mehr oder weniger in der Hand habe und daher richtigstellen oder wenigstens wirksam unterdrücken könne. Gelänge dies – so nimmt man gerne an –, so wäre wenigstens ein Teil des Übels in der äußeren Welt ausgerottet. Bei allgemeiner Verbreitung der Kenntnis vom Unbewussten könnten dann sozusagen alle Leute sehen, wenn zum Beispiel ein Staatsmann sich von unbewussten bösen Motiven verleiten lässt, und die Zeitungen könnten ihm dann zurufen: »Bitte lassen Sie sich analysieren. Sie leiden ja an einem verdrängten Vaterkomplex.«

Ich habe absichtlich dieses groteske Beispiel verwendet, um zu zeigen, zu was für absurden Konsequenzen die Illusion führt, dass, weil etwas psychisch sei, es auch von uns gehandhabt werden könne. Gewiss ist es wahr, dass ein großer Teil des Übels aus der grenzenlosen Unbewusstheit der Menschheit stammt, und sicherlich ist es auch wahr, dass wir gegen die seelischen Ursprünge des Bösen durch vermehrte Einsicht etwas zu tun vermögen, genauso, schließlich, wie uns die Wissenschaft in den Stand gesetzt hat, mit äußeren Schädigungen erfolgreich fertig zu werden.

Die ungeheure, weltweite Vermehrung des psychologischen Interesses in den letzten zwei Jahrzehnten zeigt unwiderleglich, dass das moderne Bewusstsein sich von der materiellen Äußerlichkeit etwas zurückgezogen und dafür sich der subjektiven Innerlichkeit zugewendet hat. Die expressionistische Kunst hat diese Wendung prophetisch vorausgenommen, wie die Kunst ja immer kommende Wendungen des allgemeinen Bewusstseins intuitiv voraus erfasst.

Das psychologische Interesse unserer Zeit erwartet etwas von der Seele, etwas, das die äußere Welt nicht gegeben hat, zweifellos etwas, das unsere Religionen enthalten sollten, aber nicht oder nicht mehr enthalten oder für den Modernen nicht enthalten. Dem Modernen erscheinen die Religionen nicht mehr von innen, als aus der Seele herkommend, sondern sie sind ihm Inventarstücke der äußeren Welt geworden. Kein überweltlicher Geist erfasst ihn mit innerer Offenbarung, sondern er versucht Religionen und Überzeugungen auszuwählen, wie ein Sonntagsgewand anzuziehen, um sie als abgetragene Kleider schließlich wieder abzulegen.

Die dunklen, fast krankhaft erscheinenden Hintergrundsphänomene der Seele aber faszinieren das Interesse irgendwie, obschon man sich schlecht erklären kann, wieso etwas, das alle Zeiten verworfen haben, nun plötzlich interessant sein sollte. Dass es aber allgemein interessiert, ist eine nicht zu leugnende Tatsache, so wenig sie auch mit dem guten Geschmack vereinbar zu sein scheint. Mit diesem psychologischen Interesse meine ich nun nicht etwa bloß das Interesse für die Psychologie als Wissenschaft oder etwa gar das noch engere Interesse für Freuds Psychoanalyse, sondern jene ganz allgemeine Überhandnahme des Interesses für seelische Erscheinungen, Spiritismus, Astrologie, Theosophie, Parapsychologie usw. Seit dem ausgehenden 16. und dem 17. Jahrhundert hat die Welt Ähnliches nicht mehr gesehen. Ein vergleichbares Phänomen ist nur noch die Blüte der Gnosis im 1. und 2. nachchristlichen Jahrhundert. Gerade mit dieser berühren sich die heutigen Geistesströmungen aufs Innigste. Ja, es gibt heute sogar eine Église gnostique de la France, und aus Deutschland sind mir zwei gnostische Schulen bekannt, die sich ausdrücklich als solche bezeichnen. Die zahlenmäßig bedeutendste dieser Bewegungen ist zweifellos die Theosophie und ihre kontinentale Schwester, die Anthroposophie, eine indisch zurechtgemachte Gnosis reinsten Wassers. Das Interesse für eine wissenschaftliche Psychologie ist daneben verschwindend. Die Gnosis aber baut sich ausschließlich auf Hintergrundsphänomenen auf, und sie reicht auch moralisch in dunkle Tiefen, wie zum Beispiel der indische Kundalini-Yoga auch in seiner europäischen Aufmachung beweist. Gleiches gilt von den Phänomenen der Parapsychologie, was jeder Kenner derselben bestätigen wird.

Die in der Verfolgung dieser Interessen investierte Leidenschaft ist zweifellos seelische Energie, die aus obsoleten Religionsformen zurückströmt. Deshalb haben diese Dinge innerlich einen echtreligiösen Charakter, auch wenn sie außen sozusagen wissenschaftlich angestrichen sind und wenn Rudolf Steiner seine Anthroposophie für *die* »Geisteswissenschaft« erklärte. Diese Verschleierungsversuche zeigen nur, wie anrüchig Religion überhaupt geworden ist, so anrüchig wie Politik und Weltreformation.

Es ist wohl nicht zu weit gegangen, wenn ich behaupte, dass das moderne Bewusstsein sich im Gegensatz zum 19. Jahrhundert mit seinen intimsten und stärksten Erwartungen der Seele zuwendet, und zwar nicht im Sinne irgendeiner bekannten traditionellen Konfession, sondern im gnostischen Sinne. Dass sich alle diese Bewegungen einen wissenschaftlichen Anstrich geben, ist nicht bloß eine Groteske oder eine Verschleierung, wie ich vorher andeutete, sondern ein positives Zeichen, dass sie Wissenschaft, das heißt *Erkenntnis* meinen, und zwar in striktem Gegensatz zur Essenz der abendländischen Religionsformen, nämlich dem *Glauben*. Das moderne Bewusstsein perhorresziert den Glauben und darum auch die darauf basierten Religionen. Es lässt sie bloß gelten, insofern ihr Erkenntnisgehalt mit erfahrenen Hintergrundsphänomenen anscheinend übereinstimmt. Es will *wissen*, das heißt Urerfahrung haben.

Das Zeitalter der Entdeckungen, dessen Abschluss wir vielleicht mit der völligen Erderkundung erreicht haben, wollte nicht mehr glauben, dass die Hyperboreer einfüßig seien oder dergleichen, sondern es wollte wissen und selber gesehen haben, was jenseits der Grenzen der bekannten Welt vorhanden war. Unser Zeitalter schickt sich offenbar an, zu erkunden, was das Psychische jenseits des Bewusstseins ist. Die Frage jedes spiritistischen Zirkels ist: Was ereignet sich, wenn das Medium sein Bewusstsein verloren hat? Die Frage jedes Theosophen ist: Was werde ich auf höheren Stufen des Bewusstseins, das heißt jenseits meines heutigen Bewusstseins, erfahren? Die Frage jedes Astrologen ist: Was sind die wirkenden Kräfte und Bestimmungen meines Schicksals jenseits meiner bewussten Absicht? Die Frage jedes

Psychoanalytikers ist: Was sind die unbewussten Triebfedern der Neurose?

Das Zeitalter will die Seele selber erfahren. Es will Urerfahrung, weshalb es alle Voraussetzung ablehnt und zugleich sich aller vorhandenen Voraussetzungen als Mittel zum Zweck bedient, so der bekannten Religionen und der eigentlichen Wissenschaft. Dem bisherigen Europäer pflegt ein gelinder Schauer den Rücken hinunterzulaufen, wenn er etwas tiefer in diesen Betrieb hineinblickt; nicht nur erscheint ihm der Gegenstand sogenannter Forschung dunkel und grauslich, sondern auch die Methodik erscheint ihm als ein verwerflicher Missbrauch seiner schönsten geistigen Errungenschaften. Was sagt zum Beispiel der Fachastronom dazu, dass heutzutage mindestens tausendmal mehr Horoskope gemacht werden als vor dreihundert Jahren? Was sagt der philosophische Aufklärer und Erzieher dazu, dass die heutige Welt um keine einzige Superstition ärmer geworden ist im Vergleich zur Antike? Selbst Freud, der Begründer der Psychoanalyse, hat sich redlichste Mühe gegeben, den Schmutz und die Dunkelheit und das Üble des Seelenhintergrundes ins grellste Licht zu setzen und so zu deuten, dass der Welt alle Lust vergehen sollte, irgendetwas anderes dahinter zu suchen als Unrat und Schlacke. Der Versuch ist ihm misslungen, und es ist sogar geschehen, dass die Abschreckung das Gegenteil bewirkte, nämlich Bewunderung des Schmutzes, ein an und für sich perverses Phänomen, das normal unerklärlich wäre, wenn nicht auch bei diesen Leuten die geheime Faszination der Seele dahinter stäke.

Es kann wohl kein Zweifel darüber walten, dass seit dem Anfang des 19. Jahrhunderts, seit dem denkwürdigen Zeitalter der französischen Revolution, das Seelische allmählich mit stetig steigender Anziehungskraft in den Vordergrund des allgemeinen Bewusstseins rückte. Jene symbolische Geste der Inthronisation der Déesse Raison in Notre-Dame scheint für die abendländische Welt etwas Ähnliches bedeutet zu haben wie das Niederhauen der Wotans-Eichen durch die christlichen Missionare, denn damals wie jetzt traf kein rächender Blitz die Frevler.

Es ist wohl mehr als ein bloßer Scherz der Weltgeschichte, dass eben gerade zu jener Zeit eben gerade ein Franzose, Anquetil du Perron, in Indien weilte und mit dem Beginn des 19. Jahrhunderts eine Übersetzung des »Oupnek' hat«, einer Sammlung von fünfzig Upanishaden, zurückbrachte, die dem Abendland zum ersten Mal einen tieferen Einblick in den rätselhaften Geist des Ostens ermöglichte. Für den Historiker ist dies wohl ein vom geschichtlichen Kausalnexus losgelöster Zufall. Mein ärztliches Vorurteil kann aber hierin schlechterdings keinen Zufall erblicken, denn es geschah alles nach der psychologischen Regel, die im persönlichen Leben von unfehlbarer Gültigkeit ist: Für jedes bedeutsame Stück, das im Bewusstsein entwertet ist und daher zugrunde geht, erhebt sich auf der anderen Seite im Unbewussten eine Kompensation. Dies geschieht entsprechend dem Grundgesetz der Erhaltung der Energie, denn auch unsere psychischen Vorgänge sind *energetische Prozesse.* Kein seelischer Wert kann verschwinden, ohne durch ein Äquivalent ersetzt zu werden. Dies ist die heuristische Grundregel in der täglichen psychotherapeutischen Praxis, nie versagend und stets bestätigt. Der Arzt in mir weigert sich, das seelische Leben eines Volkes als jenseits psychologischer Grundregeln stehend zu betrachten. Für ihn ist die Seele des Volkes bloß ein etwas komplexeres Gebilde als die Seele des Einzelnen. Und übrigens, spricht umgekehrt nicht ein Dichter von den »Völkern« seiner Seele? Sehr zu Recht will mir scheinen. Denn etwas in unserer Seele ist nicht einzeln, sondern Volk, Gesamtheit, ja Menschheit. Irgendwo sind wir Teil einer einzigen großen Seele, eines einzigen größten Menschen, um mit Swedenborg zu reden.

Und wie das Dunkle in mir, dem Einzelnen, das hilfreiche Helle herausfordert, so geschieht es im seelischen Leben des Volkes. Die dunkle, namenlose Masse, die in Notre-Dame zerstörerisch zusammenströmte, befiel auch den Einzelnen, sie traf auch Anquetil du Perron, in welchem sie eine Antwort provozierte, die welthistorisch wurde. Von ihm stammen Schopenhauer und Nietzsche, von ihm entspringt der noch unabsehbare geistige Einfluss des Ostens. Hüten wir uns, diesen Einfluss zu unterschätzen! Zwar sehen wir wenig davon an der intellektuellen Oberfläche Europas, ein paar Philosophieprofessoren, ein paar buddhistische Schwärmer, einige düstere Größen wie Madame Blavatsky und Annie Besant mit ihrem Krishnamurti. Es scheinen einzelne Inselchen zu sein, die über das Meer der Masse emporragen, in Wirklichkeit aber sind es die Gipfel beträchtlicher unterseeischer Gebirgszüge. Wie der Bildungsphilister noch bis vor kurzem glaubte die Astrologie als längstens erledigt belächeln zu können, steht sie heute, von unten heraufkommend, dicht vor den Toren der Universitäten, aus denen sie vor etwa dreihundert Jahren ausgezogen ist. Das Gleiche gilt von den Ideen des Ostens, sie fassen unten in der Masse an und wachsen allmählich an die Oberfläche. Woher kamen die fünf bis sechs Millionen Schweizerfranken für den Anthroposophentempel in Dornach? Sicher nicht von einem Einzelnen. Leider existiert noch keine Statistik, welche genau feststellt, wie viel laute und leise Theosophen es gibt. Sicher ist nur, dass die Zahl viele Millionen erreicht. Dazu kommen einige Millionen Spiritisten christlicher und theosophischer Denomination.

Große Erneuerungen kommen nie von oben, sondern stets von unten, wie die Bäume nie aus dem Himmel herunter, sondern stets aus der Erde heraufwachsen, wenn schon ihre Samen einst von oben herunterfielen. Die Erschütterung unserer Welt und die Erschütterung unseres Bewusstseins sind eins und dasselbe. Alles wird relativ und daher fragwürdig. Dieweil das Bewusstsein zögernd und zweifelhaft diese fragwürdige Welt betrachtet, wo es von Friedens- und Freundschaftsverträgen, von Demokratie und Diktatur, von Kapitalismus und Bolschewismus dröhnt, erhebt sich die Sehnsucht der Seele nach einer Antwort auf das Getümmel von Zweifel und Unsicherheiten. Und es sind gerade die dunkleren Schichten des Volkes, die vielbelächelten Stillen im Lande, welche von akademischen Vorurteilen weniger als die leuchtenden Spitzen der Bevölkerung getränkt sind, die sich dem unbewussten Drange der Seele überlassen. Von oben betrachtet gewiss öfters ein betrübliches oder lächerliches Schauspiel, aber bedeutsam einfältig, einfältig wie jene damals Seliggepriesenen. Ist es zum Beispiel nicht rührend zu sehen, wie selbst noch der unzweifelhafteste Unrat der Seele in fußdicken Archiven gesammelt wird? Selbst das unzulänglichste Gestammel, die absurdesten Handlungen, die wüstesten Phantasiefetzen werden mit skrupulöser Gewissenhaftigkeit als »Anthropophyteia« von Havelock Ellis- und Freud-Menschen in ernsthaften Abhandlungen gesammelt und mit allen wissenschaftlichen Ehren bestattet, und ihre Lesergemeinde erstreckt sich schon über den ganzen weißen Kulturkreis. Woher dieser Eifer, woher diese fast fanatische Verehrung des Unschmackhaften? Es ist psychologisch, es ist Seelensubstanz, kostbar wie aus antiken Misthaufen gerettete Handschriftenfragmente. Selbst das Versteckte und Übelriechende der Seele ist dem Modernen wertvoll, denn es dient ihm zum Zwecke. Ja, zu welchem Zwecke?

Freud hat seiner »Traumdeutung« das Motto gegeben: »Flectere si nequeo superos, Acheronta movebo« – wenn ich den Olymp nicht beugen kann, so werde ich doch wenigstens den Acheron in Aufruhr versetzen. Wozu wohl?

Nun, unsere Götter sind die Idole und Werte unserer Bewusstseinswelt, die entthront werden sollen. Nichts hat bekanntlich die alten Götter so sehr diskreditiert wie ihre Skandalgeschichten. Die Geschichte wiederholt sich. Man gräbt die verdächtigen Untergründe unserer glänzenden Tugenden und unserer unvergleichlichen Ideale aus mit dem Jubelruf: Das sind eure Götter, ein Blendwerk, gemacht von Menschenhand, besudelt von menschlicher Niedertracht, ein übertünchtes Grab, innen voll Fraß und Unflat. Eine altbekannte Note klingt an, und Worte werden lebendig, die man im Konfirmationsunterricht nicht verdaut hat.

Ich bin der ernsthaften Überzeugung, dass dies keine Zufallsanalogien sind. Es gibt zu viele Menschen, denen Freud'sche Psychologie näher liegt als das Evangelium und denen der Bolschewismus mehr bedeutet als Bürgertugend. Und doch sind alle jene unsere Brüder, und in jedem von uns ist wenigstens *eine* Stimme, die ihnen Recht gibt, denn im Grunde genommen sind wir, wie alle, Teile *einer* Seele.

Die unerwartete Folge dieser Geistesrichtung ist, dass der Welt ein hässlicheres Gesicht aufgesetzt wird, so dass niemand mehr sie lieben kann, dass wir nicht einmal uns selber mehr lieben können, und dass schließlich nichts mehr außen ist, was uns von unserer eigenen Seele weglocken könnte. Dies ist wohl die Folge, auf die es im tiefsten Sinne abgesehen ist. Was meint schließlich die Theosophie anderes mit ihrer Karma- und Reinkarnationslehre, als dass diese Scheinwelt nichts als ein vorübergehender moralischer Kuraufenthalt für Unvollendete ist? Sie relativiert ebenfalls den immanenten Sinn der Gegenwartswelt, bloß mit anderer Technik, indem sie andere, höhere Welten verspricht, ohne die Gegenwartswelt zu verhässlichen. Aber das Resultat bleibt das gleiche.

Alle diese Ideen sind zugegebenermaßen äußerst unakademisch, aber sie fassen das moderne Bewusstsein von unten. Ist es wiederum ein Analogiezufall, dass Einsteins Relativitätstheorie und die neueste, schon ans Überkausale und Unanschauliche grenzende Atomtheorie Besitztum unseres Denkens werden? Sogar die Physik verflüchtigt unsere materielle Welt. Kein Wunder, meine ich, wenn der moderne Mensch unausweichlich auf seine seelische Realität zurückfällt und von ihr die Sicherheit erwartet, welche die Welt ihm verweigert.

Mit der Seele des Abendlandes aber steht es bedenklich, umso bedenklicher, als wir noch Illusionen von unserer inneren Schönheit der unbarmherzigeren Wahrheit vorziehen. Der Abendländer lebt in einer förmlichen Dunstwolke von Selbstberäucherung, die ihm sein wirkliches Angesicht verhüllen soll. Was aber sind wir den Menschen anderer Farbe? Was denken China und Indien von uns? Was fühlt der schwarze Mensch über uns? Was alle jene, die wir mit Schnaps, venerischen Krankheiten und gewöhnlichem Landraub ausrotten?

Ich habe einen indianischen Freund, der Pueblohäuptling ist.

Wir sprachen einmal vertraulich über den Weißen, da sagte er: »Wir verstehen die Weißen nicht. Sie wollen immer etwas, sie sind immer unruhig, sie suchen immer etwas. Was suchen sie? Wir wissen es nicht. Wir können sie nicht verstehen. Sie haben so scharfe Nasen, so dünne, grausame Lippen, solche Striche im Gesicht. Wir glauben, dass sie alle verrückt sind.«

Mein Freund hat wohl den arischen Raubvogel und seine unersättliche Beutegier, die ihn über alle ihn nichts angehenden Länder führt, erkannt, ohne ihn benennen zu können, und zudem unseren Größenwahn, der sich zum Beispiel einbildet, das Christentum sei die einzige Wahrheit, der weiße Christus der einzige Erlöser. Wir senden ja Missionare sogar nach China, nachdem wir den ganzen Osten mit unserer Wissenschaft und Technik untereinandergerührt und uns tributpflichtig gemacht haben. Die christliche Komödie in Afrika ist erbarmungswürdig. Die Gott wohlgefällige Ausrottung der Polygamie erzeugt dort eine Prostitution, die allein in Uganda zwanzigtausend Pfund jährlich für antivenerische Maßnahmen verschlingt. Der brave Europäer zahlt Missionare für diese erquicklichen Resultate. Wollen wir die furchtbare Leidensgeschichte von Polynesien und die Segnungen des Opiumhandels auch noch erwähnen?

So sieht der Europäer aus, jenseits seiner moralischen Dunstwolke. Kein Wunder, dass die Ausgrabung unserer Seele zunächst eine Art von Kanalisationsunternehmen ist. Nur ein großer Idealist wie Freud konnte diesem unsauberen Geschäft eine ganze Lebensarbeit widmen. Nicht er hat den üblen Geruch verursacht, sondern wir alle, die wir uns so sauber und anständig vorkommen, und dies aus purster Ignoranz und gröbster Selbsttäuschung. So fängt unsere Psychologie, die Bekanntschaft mit unserer Seele, in jeder Beziehung am widerwärtigsten Ende an, nämlich bei allem, was wir nicht sehen wollen.

Wenn aber unsere Seele nur aus Schlechtem und Untauglichem bestünde, so würde ein normaler Mensch wohl durch keine Macht der Welt dazu veranlasst werden können, darin irgendetwas Anziehendes zu finden. Daher auch alle diejenigen, die in der Theosophie nichts als beklagenswerte intellektuelle Oberflächlichkeit und im Freudismus nichts als Sensationslüsternheit sehen können, diesen Bewegungen ein rasches und ruhmloses Ende prophezeien. Sie übersehen aber die Tatsache, dass diesen Bewegungen eine Leidenschaft zugrunde liegt, nämlich die Faszination der Seele, welche diese Ausdrucksformen als Stufen so lange festhalten wird, bis sie durch Besseres überwunden sind. Superstition und Perversität sind im Grunde genommen dasselbe. Es sind Übergangsformen embryonischer Natur, aus denen neue, reifere Formen hervorgehen werden.

Der Anblick des abendländischen Seelenhintergrundes ist vom intellektuellen sowohl wie vom moralischen und ästhetischen Standpunkt aus wenig einladend. Wir haben zwar mit einer Leidenschaft ohnegleichen eine monumentale Welt um uns aufgerichtet; aber eben gerade weil sie so überaus großartig ist, liegt auch alles Großartige außen, und was wir dagegen auf dem Grunde der Seele finden, muss notwendigerweise sein, wie es ist, nämlich ärmlich und unzulänglich.

Ich gebe mir Rechenschaft, dass ich hier dem allgemeinen Bewusstsein etwas vorgreife. Die Einsicht in diese psychologischen Tatsachen ist noch nicht Gemeingut geworden. Das abendländische Publikum ist erst auf dem Wege zu dieser Einsicht, gegen die man sich aus begreiflichen Gründen noch aufs heftigste sträubt. Man hat sich zwar von Spenglers Pessimismus beeindrucken lassen, aber ein solcher Eindruck bewegt sich in wohltuend abgezirkelten, akademischen Grenzen. Die psychologische Einsicht dagegen greift in schmerzhaft Persönliches und stößt darum auf persönliche Widerstände und Ableugnungen. Ich bin allerdings weit davon entfernt, diese Widerstände für sinnlos zu halten. Vielmehr erscheinen sie mir wie eine gesunde Reaktion gegen etwas Destruktives. Aller Relativismus, wenn er oberstes und letztes Prinzip ist, wirkt zerstörend. Wenn ich daher auf den düsteren Anblick des Seelenhintergrundes hinweise, so geschieht dies nicht, um pessimistisch einen warnenden Finger zu erheben, sondern ich hebe vielmehr die Tatsache hervor, dass das Unbewusste, unbekümmert um sein abschreckendes Aussehen, eine mächtige Anziehungskraft ausübt, und zwar nicht etwa nur auf krankhafte Naturen, sondern auch auf gesunde, positive Geister. Der Untergrund der Seele ist Natur, und Natur ist schöpferisches Leben. Wohl reißt die Natur selber nieder, was sie gebaut hat, aber sie baut es wieder. Was der moderne Relativismus an Werten in der sichtbaren Welt zerstört, wird uns von der Seele wiedergegeben. Zunächst sehen wir allerdings nur den Abstieg ins Dunkle und Hässliche, aber wer diesen Anblick nicht erträgt, wird auch nie das Helle und Schöne schaffen. Licht wird immer nur aus Nacht geboren, und keine Sonne blieb je am Himmel stehen, weil eine ängstliche menschliche Sehnsucht sich an sie klammerte. Hat uns nicht das Beispiel Anquetil du Perrons gezeigt, wie die Seele ihre eigenen Verfinsterungen wieder aufhebt? China glaubt wohl nicht, dass es durch europäische Wissenschaft und Technik zugrunde gehe. Warum sollten wir glauben, dass der geheime geistige Einfluss des Ostens uns zerstören müsse?

Aber ich vergesse, dass wir anscheinend noch gar nicht wissen, dass, während wir die *materielle* Welt des Ostens mit unserem überlegenen technischen Können durcheinanderrütteln, der Osten mit seinem überlegenen *seelischen* Können unsere *geistige* Welt in Verwirrung bringt. Wir sind nämlich noch nicht einmal auf den Gedanken gekommen, dass der Osten uns von innen fassen könnte. Ein solcher Gedanke erscheint uns wohl fast wahnwitzig, weil wir nur an Kausalverbindungen denken, wo wir dann allerdings nicht einsehen können, wieso wir einen Max Müller, einen Oldenberg, einen Deussen oder einen Wilhelm für die Konfusion unseres geistigen Mittelstandes verantwortlich machen können. Was aber lehrt uns das Beispiel des kaiserlichen Rom? Mit der Eroberung Vorderasiens wurde Rom asiatisch, wurde sogar Europa asiatisch angesteckt und ist es heute noch. Aus Kilikien kam die römische Militärreligion, die von Ägypten bis zum nebligen Britannien reichte, vom Christentum nicht zu reden.

Wir haben es noch nicht ganz eingesehen, dass die abendländische Theosophie eine dilettantenhafte, richtig barbarische Nachahmung des Ostens ist. Mit der Astrologie, die dem Osten tägliches Brot ist, fangen wir eben wieder an. Die Sexualforschung, für uns in Wien und in England entstanden, hat überlegene indische Vorbilder. über den philosophischen Relativismus unterrichten uns dort tausendjährige Texte, und der Inbegriff chinesischer Wissenschaft basiert ausschließlich auf einem bei uns eben geahnten überkausalen Standpunkt. Und was gewisse komplizierte Neuentdeckungen unserer Psychologie anbetrifft, so finden wir ihre erkennbare Beschreibung in alten chinesischen Texten, wie mir Professor Wilhelm selber neulich bewiesen hat. Was wir für eine spezifisch abendländische Erfindung halten, nämlich die Psychoanalyse und die von ihr ausgehenden Anregungen, so ist sie ein Anfängerversuch im Vergleiche mit dem, was im Osten altgeübte Kunst ist. Wie vielleicht bekannt sein dürfte, ist das Buch, das Psychoanalyse und Yoga in Parallele setzt, bereits geschrieben, und zwar von Oskar A. H. Schmitz[25].

Die Theosophen haben eine amüsante Vorstellung von Mahatmas, die irgendwo im Himalaya oder in Tibet sitzen und von dort aus die Geister der ganzen Welt inspirieren und lenken. So stark ist der Einfluss der östlichen magischen Geisteshaltung, dass geistig normale Europäer mir versicherten, dass das Gute, das ich sage, von den Mahatmas ohne mein Vorwissen inspiriert sei, mein Eigenes dagegen nichts tauge. Diese im Abendland weitverbreitete und innigst geglaubte Mythologie ist, wie alle Mythologie, kein Unsinn, sondern eine wichtige psychologische Wahrheit. Der Osten scheint tatsächlich mit der Verursachung unserer derzeitigen Geistesveränderung etwas zu tun zu haben. Nur ist dieser Osten kein tibetanisches Mahatmakloster, sondern in der Hauptsache inwendig in uns. Er ist wohl unsere eigene Seele, die am Werke ist, neue Geistesformen zu schaffen, Formen, welche seelische Wirklichkeiten

[25] Psychoanalyse und Yoga, 1923.

enthalten, die der schrankenlosen Beutegier des arischen Menschen heilsame Dämpfer aufsetzen sollen; etwas wohl von jener Beschränkung des Lebens, welche sich im Osten zu einem bedenklichen Quietismus entwickelt hat, etwas vielleicht von jener Stabilität des Daseins, die sich notwendigerweise einstellt, wenn die Forderungen der Seele ebenso dringlich werden wie die Bedürfnisse des äußeren sozialen Lebens. Doch davon sind wir im Zeitalter des Amerikanismus noch weit entfernt, stehen wir doch erst, wie mir scheint, am Anfang einer neuen seelischen Kultur. Ich möchte mich nicht vermessen, Prophet zu sein, aber man kann nicht wohl das Seelenproblem des modernen Menschen zu skizzieren versuchen, ohne die Sehnsucht nach Ruhe im Zustande der Unruhe, ohne das Verlangen der Sicherheit im Zustande der Unsicherheit zu erwähnen. Aus Bedürfnissen und Nöten entstehen neue Daseinsformen, und nicht aus idealen Forderungen oder bloßen Wünschen. Auch kann man nicht wohl ein Problem an und für sich darstellen, ohne wenigstens die Möglichkeit einer Lösung anzudeuten, wenn damit auch nichts Endgültiges gesagt sein soll. So wie mir heute das Problem zu liegen scheint, ist noch gar nichts über seine zukünftige Lösung ausgemacht. Wie immer erstreben die einen resignierte Rückkehr zum Bisherigen, optimistische Naturen aber Veränderung der Weltanschauungs- und Daseinsformen.

In der von der Seele ausgehenden Faszination des modernen Bewusstseins erblicke ich den Kern des heutigen Seelenproblems. Sie ist einerseits eine Zerfallserscheinung, wenn pessimistisch betrachtet, anderseits hoffnungsvoller Keim einer möglichen tieferen Veränderung der abendländischen Geisteshaltung, wenn optimistisch betrachtet; auf alle Fälle aber eine Erscheinung von großer Bedeutsamkeit, um so beachtenswerter, als sie in breiteren Schichten der Völker wurzelt, und umso wichtiger, als sie jene irrationalen und, wie die Geschichte beweist, unabsehbaren Triebkräfte der Seele berührt, welche unvorhergesehen und geheimnisvoll das Leben der Völker und Kulturen umgestalten. Und *jene* Kräfte sind es, die für viele heute noch unsichtbar, hinter dem psychologischen Interesse unserer Zeit liegen. Die Faszination der Seele ist im Grunde keine krankhafte Perversität, sondern eine Anziehung, die so stark ist, dass sie sich auch vom Unschmackhaften nicht abschrecken lässt.

Längs der großen Heerstraße der Welt scheint alles verödet und verbraucht. Darum wohl verlässt der suchende Instinkt die betretenen Pfade und sucht das Abseitige, genau wie sich der antike Mensch seiner olympischen Götterwelt entledigte und vorderasiatische Mysterien aufstöberte. Unser geheimer Instinkt sucht es außen, indem er sich östliche Theosophien und östliche Magie aneignet; er sucht es aber auch innen, indem er den Seelenhintergrund nachdenklich betrachtet. Er tut dies mit der gleichen Skepsis und dem gleichen Radikalismus, mit denen ein Buddha seine zwei Millionen Götter als unerheblich zur Seite schob, um zur einzig überzeugenden Urerfahrung zu gelangen.

Und nun gelangen wir zur letzten Frage. Ist das, was ich vom modernen Menschen sage, nun auch wirklich wahr? Oder ist es vielleicht eine optische Täuschung? Es ist ganz zweifellos, dass für ungezählte Millionen abendländischer Menschen die von mir herangezogenen Tatsachen gänzlich belanglose Zufälligkeiten sind, und für sehr viele hochgebildete Menschen sind sie nichts als bedauerliche Irrwege. Was dachte zum Beispiel ein gebildeter Römer vom Christentum, das sich zuerst in den niederen Volksschichten ausbreitete? Noch ist der abendländische Gott für viele persönlich ebenso lebendig wie Allah jenseits des mittelländischen Meeres, und der eine hält den anderen für einen inferioren Häretiker, den man, mangels anderer Möglichkeiten, mitleidig duldet. Ein kluger Europäer ist überdies der Meinung, dass Religion und Verwandtes ganz gut fürs Volk und fürs weibliche Gemüt sei, sonst aber gänzlich im Hintergrunde stehe gegenüber den unmittelbaren wirtschaftlichen und politischen Fragen.

So bin ich wohl auf der ganzen Linie dementiert, wie einer, der bei wolkenlosem Himmel ein Gewitter prophezeit. Vielleicht ist es ein Gewitter unter dem Horizont, vielleicht erreicht es uns nie.

Aber die Fragen der Seele liegen immer unter dem Bewusstseinshorizont, und wenn wir vom Seelenproblem sprechen, so reden wir eigentlich von Dingen an der Sichtbarkeitsgrenze, von intimsten und zartesten Dingen, von Blüten, die sich nur in der Nacht öffnen. Am Tag ist alles deutlich und handfest, aber die Nacht ist so lang wie der Tag, und auch in der Nacht leben wir. Es gibt Leute, die böse Träume haben, welche ihnen sogar den Tag verderben. Und das Leben des Tages ist für viele Menschen ein so schlechter Traum, dass sie sich nach der Nacht sehnen, wo die Seele erwacht. Ja, es scheint mir, dass es heutzutage besonders viele solcher Leute gebe, weshalb ich auch meine, dass das moderne Seelenproblem solchermaßen beschaffen sei, wie ich es geschildert habe.

Ich muss mir dabei selber Einseitigkeit vorwerfen, denn ich übergehe mit Stillschweigen *die Seele unserer Weltlichkeit*, von der die meisten reden, weil sie allen klar zutage liegt. Sie offenbart sich im inter- oder übernationalen Ideal, verkörpert durch Völkerbund und Ähnliches, sodann im Sport und schließlich bezeichnenderweise im Kino und im Jazz. Das sind wohl kennzeichnende Symptome unserer Zeit, die das Ideal der Humanität unmissverständlich nun auch auf den Körper erstreckt. So bedeutet der Sport eine ungewöhnliche Wertschätzung des Körpers, welche durch den modernen Tanz noch unterstrichen wird. Das Kino dagegen wie der Detektivroman ermöglichen ein gefahrloses Erleben aller jener Aufregungen, Leidenschaften und Phantasien, welche in einem humanen Zeitalter der Verdrängung verfallen müssten. Es ist nicht schwer, zu sehen, wie diese Symptome mit dem psychischen Zustand zusammenhängen. Die Faszination der Seele nämlich ist nichts anderes als eine neue Selbstbesinnung, eine Rückbesinnung auf fundamentale menschliche Natur. Es ist kein Wunder, dass dabei der Körper, welcher solange der Minderschätzung gegenüber dem Geiste unterlag, wiederentdeckt wird. Gelegentlich fühlt man sich fast versucht, von einer Rache des Fleisches am Geiste zu reden. Wenn Keyserling groteskerweise den Chauffeur als den Kulturheros unserer Tage denunziert, so hat er, wie meistens, nicht so ganz daneben getroffen. Der Körper erhebt seinen Anspruch auf Gleichberechtigung, ja er übt eine Faszination aus wie die Seele. Ist man noch gefangen von der alten Idee des Gegensatzes von Geist und Materie, so bedeutet dieser Zustand eine Zerspaltung, ja einen unerträglichen Widerspruch. Kann man sich dagegen mit dem Mysterium aussöhnen, dass die Seele das innerlich angeschaute Leben des Körpers und der Körper das äußerlich geoffenbarte Leben der Seele ist, dass die beiden nicht zwei, sondern eins sind, so versteht man auch, wie das Streben nach Überwindung der heutigen Bewusstseinsstufe durch das Unbewusste zum Körper führt, und umgekehrt, wie der Glaube an den Körper nur eine Philosophie zulässt, die den Körper nicht zugunsten eines reinen Geistes negiert. Dieses gegenüber früher ungleich stärkere Hervortreten seelischer und körperlicher Forderungen kann, obschon es wie eine Zerfallserscheinung aussieht, auch eine *Verjüngung* bedeuten, denn – wie Hölderlin sagt –

> Wo aber Gefahr ist, wächst
> Das Rettende auch.[26]

Und tatsächlich sehen wir, wie die abendländische Welt ein noch viel rascheres Tempo anzuschlagen beginnt, das amerikanische Tempo, das Gegenteil von Quietismus und weltabgewandter Resignation. Ein unerhörter Gegensatz beginnt sich zwischen außen und innen oder – besser – zwischen dem Objektiven und dem Subjektiven zu spannen, vielleicht ein letzter Wettlauf des alternden Europa mit dem jugendlichen Amerika, vielleicht ein gesunder oder verzweifelter Versuch, der Macht dunkler Naturgesetze zu entrinnen und einen noch größeren, noch heldenhafteren Sieg des Wachseins über den Völkerschlaf zu erfechten. Eine Frage, welche die Geschichte beantworten wird.

[26] Patmos, S. 230.

Bibliographie der genannten Werke

Verweise auf Werke C. G. Jungs mit der Angabe »GW« beziehen sich auf die 20-bändige Ausgabe Gesammelte Werke, Edition C. G. Jung im Patmos Verlag, Ostfildern 2011ff. (siehe dazu das »Verzeichnis der Gesammelten Werke [GW] von C. G. Jung«, S. 262–270), mit Bandzahl und Absatzzählung (§).

Benoit, Pierre: L'Atlantide. Paris 1919.

Dieterich, Albrecht: Eine Mithrasliturgie. 2. Auflage. Leipzig und Berlin 1910.

Erman, Adolf: Ägypten und ägyptisches Leben im Altertum. Tübingen 1885.

Freud, Sigmund: Das Ich und das Es. Leipzig und Wien 1923.

Freud, Sigmund: Die Traumdeutung. Leipzig und Wien 1900.

Freud, Sigmund: Die Zukunft einer Illusion. 2. Auflage. Leipzig und Wien 1928.

Goethe, Johann Wolfgang von: Werke. Vollständige Ausgabe letzter Hand. (Cotta) Stuttgart 1827–1834.

Haggard, Henry Rider: She. A History of Adventure. London 1887.

Hay, Agnes Blanche Marie: The Evil Vineyard. London und New York 1923.

Hölderlin, Friedrich: Sämtliche Werke. Leipzig o. J.

Lagerlöf, Selma: Gösta Berling. Eine Sammlung Erzählungen aus dem alten Wermland. Leipzig 1903.

Schiller, Friedrich von: Über die ästhetische Erziehung des Menschen, in einer Reihe von Briefen. Tübingen 1795.

Schmitz, Oskar A. H.: Psychoanalyse und Yoga. Darmstadt 1923.

Wilhelm, Richard: Das Geheimnis der Goldenen Blüte. Ein chinesisches Lebensbuch. Mit einem europäischen Kommentar von C. G. Jung. Zürich 1938.

Wylie, Elinor Hoyt: Jennifer Lorn. A Sedate Extravaganza. London 1924.

Quellennachweis

Die Beiträge dieses Bandes wurden erstmals unter dem Titel »Seelenprobleme der Gegenwart« (Psychologische Abhandlungen 3), Rascher, Zürich 1931, von C. G. Jung selbst zusammengestellt; eine Neuausgabe wurde bei Walter, Olten 1973, als Band der »Studienausgabe« veröffentlicht; 1990 erschien eine weitere Neuausgabe als Band 10 der von Lorenz Jung herausgegebenen dtv-Taschenbuchausgabe. Diese Editionen beinhalten über die Aufsätze des vorliegenden Bands hinaus auch C. G. Jungs Schriften »Seele und Erde« (1927) sowie »Der archaische Mensch« (1930), die in Band 10: Zivilisation im Übergang, §§ 49–103 und 104–147 der Gesammelten Werke von C. G. Jung zu finden sind und auf die in diesem Band verzichtet wurde. Der ebenfalls von C. G. Jung in »Seelenprobleme der Gegenwart« aufgenommene Aufsatz »Komplex und Mythos« (1931) von W. M. Kranefeldt ist in der dtv-Ausgabe und in diesem Band nicht enthalten.

Vorwort zur ersten Auflage (1931): Erstmals erschienen in »Seelenprobleme der Gegenwart« (Rascher, Zürich 1931). Der Text in diesem Band folgt: Gesammelte Werke (GW), Band 18/II: Das symbolische Leben. Verschiedene Schriften. Hg. von Lilly Jung-Merker / Elisabeth Rüf. Sonderausgabe. 5. Aufl. Edition C. G. Jung im Patmos Verlag, Ostfildern 2022, §§ 1292f.

Vorwort zur zweiten Auflage (1933): Erstmals erschienen in »Seelenprobleme der Gegenwart« (2. Auflage, Rascher: Zürich 1933). Der Text in diesem Band folgt: Gesammelte Werke (GW), Band 18/II: Das symbolische Leben. Verschiedene Schriften. Hg. von Lilly Jung-Merker / Elisabeth Rüf. Sonderausgabe. 5. Aufl. Edition C. G. Jung im Patmos Verlag, Ostfildern 2022, § 1294.

Die Probleme der modernen Psychotherapie (1929): Erstmals erschienen im »Schweizer Medizinischen Jahrbuch«, 1929; später in »Seelenprobleme der Gegenwart« (Rascher: Zürich 1931). Der Text in diesem Band folgt: Gesammelte Werke (GW), Band 16: Praxis der Psychotherapie. Hg. von Marianne Niehus-Jung / Lena Hurwitz-

Eisner / Franz Riklin et al. Sonderausgabe. 3. Aufl. Edition C. G. Jung im Patmos Verlag, Ostfildern 2011, §§ 114–174.

Über die Beziehungen der Analytischen Psychologie zum dichterischen Kunstwerk (1922): Vortrag, gehalten in der Gesellschaft für Deutsche Sprache und Literatur in Zürich, Mai 1922. Erstmals veröffentlicht in »Wissen und Leben« Nr. 15, Zürich, September 1922; ferner in »Seelenprobleme der Gegenwart« (Rascher, Zürich 1931). Der Text dieser Ausgabe folgt: Gesammelte Werke (GW), Band 15: Über das Phänomen des Geistes in Kunst und Wissenschaft. Hg. von Lilly Jung-Merker / Elisabeth Rüf. Sonderausgabe. 3. Aufl. Edition C. G. Jung im Patmos Verlag, Ostfildern 2021, §§ 97–132.

Der Gegensatz Freud und Jung (1929): Erstmals erschienen in »Kölnische Zeitung« (Köln, 7. Mai 1929); später in »Seelenprobleme der Gegenwart« (Rascher, Zürich 1931). Der Text dieser Ausgabe folgt: Gesammelte Werke (GW), Band 4: Freud und die Psychoanalyse. Hg. von Franz Riklin / Lilly Jung-Merker / Elisabeth Rüf. 3. Aufl. Edition C. G. Jung im Patmos Verlag, Ostfildern 2011, §§ 768–784.

Ziele der Psychotherapie (1929): Vortrag, veröffentlicht im »Kongreßbericht der Deutschen Psychotherapeutischen Gesellschaft«, 1929; später in »Seelenprobleme der Gegenwart« (Rascher, Zürich 1931). Der Text dieser Ausgabe folgt: Gesammelte Werke (GW), Band 16: Praxis der Psychotherapie. Hg. von Marianne Niehus-Jung / Lena Hurwitz-Eisner / Franz Riklin et al. Sonderausgabe. 3. Aufl. Edition C. G. Jung im Patmos Verlag, Ostfildern 2011, §§ 66–113.

Psychologische Typologie (1928): Vortrag, gehalten bei der Zusammenkunft der Schweizer Irrenärzte, Zürich 1928. Erstmals veröffentlicht in »Seelenprobleme der Gegenwart« (Rascher, Zürich 1931). Der Text dieser Ausgabe folgt: Gesammelte Werke (GW), Band 6: Psychologische Typen. Hg. von Marianne Niehus-Jung / Lena Hurwitz-Eisner / Frank Riklin / Leonie Zander. Sonderausgabe. 5. Aufl. Edition C. G. Jung im Patmos Verlag, Ostfildern 2021, §§ 915–959.

Die Struktur der Seele (1927): Erste Fassung unter dem Titel »Die Erdbedingtheit der Psyche« erschienen in: »Mensch und Erde«, herausgegeben von Graf Hermann Keyserling (Otto Reichl, Darmstadt 1927); unter dem endgültigen Titel zuerst erschienen in »Europäische Revue« Nr. 4/1 und 2, Berlin 1928; bearbeitet und erweitert in »Seelenprobleme der Gegenwart« (Rascher, Zürich 1931). Der Text dieser Ausgabe folgt: Gesammelte Werke (GW), Band 8: Die Dynamik des Unbewußten. Hg. von Marianne Niehus-Jung / Lena Hurwitz-Eisner / Frank Riklin / Lilly Jung-Merker / Elisabeth Rüf. Sonderausgabe. 6. Aufl. Edition C. G. Jung im Patmos Verlag, Ostfildern 2021, §§ 283–342.

Die Lebenswende (1930): Vortrag, im Auszug veröffentlicht in »Neue Zürcher Zeitung« (Zürich, 14./16. März 1930) unter dem Titel »Die seelischen Probleme der menschlichen Altersstufen«; bearbeitet und erweitert unter dem endgültigen Titel in »Seelenprobleme der Gegenwart« (Rascher: Zürich 1931). Der Text dieser Ausgabe folgt: Gesammelte Werke (GW), Band 8: Die Dynamik des Unbewußten. Hg. von Marianne Niehus-Jung / Lena Hurwitz-Eisner / Frank Riklin / Lilly Jung-Merker / Elisabeth Rüf. Sonderausgabe. 6. Aufl. Edition C. G. Jung im Patmos Verlag, Ostfildern 2021, §§ 749–795.

Die Ehe als psychologische Beziehung (1925): Erstmals erschienen in: »Das Ehe-Buch. Eine neue Sinngebung im Zusammenklang der Stimmen führender Zeitgenossen«, herausgegeben von Graf Hermann Keyserling (Kampmann, Celle 1925); später in »Seelenprobleme der Gegenwart« (Rascher, Zürich 1931). Der Text dieser Ausgabe folgt: Gesammelte Werke (GW), Band 17: Über die Entwicklung der Persönlichkeit. Hg. von Lilly Jung-Merker / Elisabeth Rüf. Sonderausgabe. 6. Aufl. Edition C. G. Jung im Patmos Verlag, Ostfildern 2021, §§ 324–345.

Analytische Psychologie und Weltanschauung (1927): Vortrag, gehalten 1927 in Karlsruhe; bearbeitet und erweitert in »Seelenprobleme der Gegenwart« (Rascher, Zürich 1931). Der Text dieser Ausgabe folgt: Gesammelte Werke (GW), Band 8: Die Dynamik des Unbewußten. Hg. von Marianne Niehus-Jung / Lena Hurwitz-Eisner / Frank Riklin / Lilly Jung-Merker / Elisabeth Rüf. Sonderausgabe. 6. Aufl. Edition C. G. Jung im Patmos Verlag, Ostfildern 2021, §§ 689–741.

Geist und Leben (1926): Vortrag, gehalten am 29. Oktober 1926 in der Literarischen Gesellschaft Augsburg, im Rahmen eines Vortragszyklus über »Natur und Geist«. Erschienen in »Form und Sinn« Nr. 2/2 (Augsburg 1926); später in »Seelenprobleme der Gegenwart« (Rascher, Zürich 1931). Der Text dieser Ausgabe folgt: Gesammelte Werke (GW), Band 8: Die Dynamik des Unbewußten. Hg. von Marianne Niehus-Jung / Lena Hurwitz-Eisner / Frank Riklin / Lilly Jung-Merker / Elisabeth Rüf. Sonderausgabe. 6. Aufl. Edition C. G. Jung im Patmos Verlag, Ostfildern 2021, §§ 601–648.

Das Seelenproblem des modernen Menschen (1928): Vortrag, gehalten auf der Tagung des Verbandes für intellektuelle Zusammenarbeit in Prag, Oktober 1928. Veröffentlicht in »Europäische Revue« Nr. 4/9 (Berlin 1928); bearbeitet und erweitert in »Seelenprobleme der Gegenwart« (Rascher, Zürich 1931). Der Text dieser Ausgabe folgt: Gesammelte Werke (GW), Band 10: Zivilisation im Übergang. Hg. von Lilly Jung-Merker / Elisabeth Rüf. Sonderausgabe. 6. Aufl. Edition C. G. Jung im Patmos Verlag, Ostfildern 2021, §§ 444–196.

Verzeichnis der Gesammelten Werke (GW) von C. G. Jung

In Klammern angegeben ist jeweils die Jahreszahl der ersten Auflage der deutschen gebundenen Ausgabe eines Einzelbands der Gesammelten Werke (GW) bzw. das Jahr der Erstveröffentlichung einer Schrift. Die Erscheinungsjahre etwaiger Neuausgaben von Bänden oder revidierter Fassungen von Schriften sind nicht berücksichtigt.

Gebundene Bände, die vor 1971 veröffentlicht wurden, sind im Rascher Verlag, Zürich, erschienen, alle gebundenen Bände nach 1971 im Walter Verlag, Olten und Düsseldorf. Die zuletzt erschienene broschierte Ausgabe der Gesammelten Werke wurde 2011ff. in der Edition C. G. Jung im Patmos Verlag, Ostfildern, veröffentlicht.

1. Band (1966)
Psychiatrische Studien

Zur Psychologie und Pathologie sogenannter okkulter Phänomene (1902)
Über hysterisches Verlesen (1904)
Kryptomnesie (1905)
Über manische Verstimmung (1903)
Ein Fall von hysterischem Stupor bei einer Untersuchungsgefangenen (1902)
Über Simulation von Geistesstörung (1903)
Ärztliches Gutachten über einen Fall von Simulation geistiger Störung (1904)
Obergutachten über zwei widersprechende psychiatrische Gutachten (1906)
Zur psychologischen Tatbestandsdiagnostik (1905)

2. Band (1979)
Experimentelle Untersuchungen

Experimentelle Untersuchungen über die Assoziationen Gesunder (Mit Franz Riklin) (1904)
Analyse der Assoziationen eines Epileptikers (1905)

Über das Verhalten der Reaktionszeit beim Assoziationsexperimente (1905)
Experimentelle Beobachtungen über das Erinnerungsvermögen (1905)
Psychoanalyse und Assoziationsexperiment (1905)
Die psychologische Diagnose des Tatbestandes (1905)
Assoziation, Traum und hysterisches Symptom (1906)
Die psychopathologische Bedeutung des Assoziationsexperimentes (1906)
Über die Reproduktionsstörungen beim Assoziationsexperiment (1907)
Die Assoziationsmethode (1910)
Die familiäre Konstellation (1910)
Über die psychophysischen Begleiterscheinungen im Assoziationsexperiment (1907)
Psychophysische Untersuchungen mit dem Galvanometer und dem Pneumographen bei Normalen und Geisteskranken (Mit Frederick Peterson) (1907)
Weitere Untersuchungen über das galvanische Phänomen, Pneumographen und die Respiration bei Normalen und Geisteskranken (Mit Charles Ricksher) (1907)
Statistisches von der Rekrutenaushebung (1906)
Neue Aspekte der Kriminalpsychologie (1908)
Die an der psychiatrischen Klinik in Zürich gebräuchlichen psychologischen Untersuchungsmethoden (1910)
Ein kurzer Überblick über die Komplexlehre (1911)
Zur psychologischen Tatbestandsdiagnostik (1937)

3. Band (1968)
Psychogenese der Geisteskrankheiten
Über die Psychologie der Dementia praecox (1907)
Der Inhalt der Psychose (1908)
Kritik über E. Bleuler: Zur Theorie des schizophrenen Negativismus (1911)
Über die Bedeutung des Unbewußten in der Psychopathologie (1914)
Über das Problem der Psychogenese bei Geisteskrankheiten (1919)
Geisteskrankheit und Seele (1928)
Über die Psychogenese der Schizophrenie (1939)
Neuere Betrachtungen der Schizophrenie (1956)
Die Schizophrenie (1958)

4. Band (1969)
Freud und die Psychoanalyse
Die Hysterielehre Freuds (1906)
Die Freudsche Hysterietheorie (1908)
Die Traumanalyse (1909)
Ein Beitrag zur Psychologie des Gerüchtes (1910)
Ein Beitrag zur Kenntnis des Zahlentraumes (1910)
Morton Prince »The Mechanism and Interpretation of Dreams« (1911)
Zur Kritik über Psychoanalyse (1910)
Zur Psychoanalyse (1912)
Versuch einer Darstellung der psychoanalytischen Theorie (1913)
Allgemeine Aspekte der Psychoanalyse (1913)
Über Psychoanalyse (1916)
Psychotherapeutische Zeitfragen (Briefwechsel mit R. Loy) (1914)
Vorreden zu »Collected Papers on Analytical Psychology« (1916)
Die Bedeutung des Vaters für das Schicksal des Einzelnen (1909)
Einführung zu W. M. Kranefeldt »Die Psychoanalyse« (1930)
Der Gegensatz Freud und Jung (1929)

5. Band (1973)
Symbole der Wandlung (1952)
(Neubearbeitung von »Wandlungen und Symbole der Libido«, 1912)

1. Teil:
Einleitung
Über die zwei Arten des Denkens
Vorgeschichte
Der Schöpferhymnus
Das Lied von der Motte

2. Teil:
Einleitung
Über den Begriff der Libido
Die Wandlung der Libido
Die Entstehung des Heros
Symbole der Mutter und der Wiedergeburt
Der Kampf um die Befreiung von der Mutter
Das Opfer
Schlußwort
Anhang: Die Millerschen Phantasien

6. Band (1960)
Psychologische Typen (1921)
Einleitung
Das Typenproblem in der antiken und mittelalterlichen Geistesgeschichte
Über Schillers Ideen zum Typenproblem
Das Apollinische und das Dionysische
Das Typenproblem in der Menschenkenntnis
Das Typenproblem in der Dichtkunst
Das Typenproblem in der Psychopathologie
Das Problem der typischen Einstellung in der Ästhetik
Das Typenproblem in der modernen Philosophie
Das Typenproblem in der Biographik
Allgemeine Beschreibung der Typen
Definitionen
Schlußwort
Anhang – vier Arbeiten über Psychologische Typologie:
Zur Frage der psychologischen Typen (1913)
Psychologische Typen (1925)
Psychologische Typologie (1928)
Psychologische Typologie (1936)

7. Band (1964)
Zwei Schriften über Analytische Psychologie
Über die Psychologie des Unbewußten (1943)
Die Beziehungen zwischen dem Ich und dem Unbewußten (1928)
Anhang:
Neue Bahnen der Psychologie (1912)
Die Struktur des Unbewußten (1916)

8. Band (1967)
Die Dynamik des Unbewußten
Über die Energetik der Seele (1928)
Die transzendente Funktion (1916)
Allgemeines zur Komplextheorie (1934)
Die Bedeutung von Konstitution und Vererbung für die Psychologie (1929)
Psychologische Determinanten des menschlichen Verhaltens (1936)
Instinkt und Unbewußtes (1928)
Die Struktur der Seele (1928)

Theoretische Überlegungen zum Wesen des Psychischen (1947)
Allgemeine Gesichtspunkte zur Psychologie des Traumes (1928)
Vom Wesen der Träume (1945)
Die psychologischen Grundlagen des Geisterglaubens (1928)
Geist und Leben (1926)
Das Grundproblem der gegenwärtigen Psychologie (1931)
Analytische Psychologie und Weltanschauung (1931)
Wirklichkeit und Überwirklichkeit (1933)
Die Lebenswende (1931)
Seele und Tod (1934)
Synchronizität als ein Prinzip akausaler Zusammenhänge (1952)
Über Synchronizität (1952)

9/I. Band (1976)
Die Archetypen und das kollektive Unbewußte
Über die Archetypen des kollektiven Unbewußten (1935)
Der Begriff des kollektiven Unbewußten (1936)
Über den Archetypus mit besonderer Berücksichtigung des Animabegriffes (1936)
Die psychologischen Aspekte des Mutterarchetypus (1939)
Über Wiedergeburt (1940)
Zur Psychologie des Kindarchetypus (1940)
Zum psychologischen Aspekt der Korefigur (1941)
Zur Phänomenologie des Geistes im Märchen (1946)
Zur Psychologie der Tricksterfigur (1954)
Bewußtsein, Unbewußtes und Individuation (1939)
Zur Empirie des Individuationsprozesses (1934)
Über Mandalasymbolik (1938)
Mandalas (1955)

9/II. Band (1976)
Aion. Beiträge zur Symbolik des Selbst (1951)
Das Ich
Der Schatten
Die Syzygie: Anima und Animus
Das Selbst
Christus, ein Symbol des Selbst
Das Zeichen der Fische
Die Prophezeiung des Nostradamus
Über die geschichtliche Bedeutung des Fisches

Die Ambivalenz des Fischsymbols
Der Fisch in der Alchemie
Die alchemistische Deutung des Fisches
Allgemeines zur Psychologie der christlich-alchemistischen Symbolik
Gnostische Symbole des Selbst
Die Struktur und Dynamik des Selbst
Schlußwort

10. Band (1974)
Zivilisation im Übergang
Über das Unbewußte (1918)
Seele und Erde (1931)
Der archaische Mensch (1931)
Das Seelenproblem des modernen Menschen (1928)
Das Liebesproblem des Studenten (1928)
Die Frau in Europa (1927)
Die Bedeutung der Psychologie für die Gegenwart (1934)
Zur gegenwärtigen Lage der Psychotherapie (1934)
Vorwort zu »Aufsätze zur Zeitgeschichte« (1946)
Wotan (1936)
Nach der Katastrophe (1945)
Der Kampf mit dem Schatten (1946)
Nachwort zu »Aufsätze zur Zeitgeschichte« (1946)
Gegenwart und Zukunft (1957)
Ein moderner Mythus: Von Dingen, die am Himmel gesehen werden (1958)
Das Gewissen in psychologischer Sicht (1958)
Gut und Böse in der Analytischen Psychologie (1959)
Vorrede zu: Toni Wolff »Studien zu C. G. Jungs Psychologie« (1959)
Die Bedeutung der schweizerischen Linie im Spektrum Europas (1928)
Der Aufgang einer neuen Welt (1930)
Ein neues Buch von Keyserling »La Révolution mondiale et la responsabilité de l'esprit« (1934)
Komplikationen der amerikanischen Psychologie (1930)
Die träumende Welt Indiens (1939)
Was Indien uns lehren kann (1939)
Verschiedenes (Neun kurze Beiträge 1933–1938)

11. Band (1963)
Zur Psychologie westlicher und östlicher Religion
Psychologie und Religion (1940)
Versuch einer psychologischen Deutung des Trinitätsdogmas (1942)
Das Wandlungssymbol in der Messe (1942)
Geleitwort zu Victor White: Gott und das Unbewußte (1952)
Vorrede zu Zwi Werblowsky: Lucifer und Prometheus (1952)
Bruder Klaus (1933)
Über die Beziehung der Psychotherapie zur Seelsorge (1932)
Psychoanalyse und Seelsorge (1928)
Antwort auf Hiob (1952)
Psychologischer Kommentar zu: Das tibetische Buch der großen Befreiung (1939)
Psychologischer Kommentar zum Bardo Thödol (1935)
Yoga und der Westen (1936)
Vorwort zu Daisetz Teitaro Suzuki: Die große Befreiung (1939)
Zur Psychologie östlicher Meditation (1943)
Über den indischen Heiligen. Einführung zu Heinrich Zimmer: Der Weg zum Selbst (1944)
Vorwort zum I Ging (1950)

12. Band (1972)
Psychologie und Alchemie (1944)
Vorwort [undatiert] zur 2. englischen Auflage von 1967
Einleitung in die religionspsychologische Problematik der Alchemie (1943)
Traumsymbole des Individuationsprozesses (1936)
Die Erlösungsvorstellungen in der Alchemie (1937)
Epilog

13. Band (1978)
Studien über alchemistische Vorstellungen
Kommentar zu »Das Geheimnis der goldenen Blüte« (1929)
Der Geist Mercurius (1943)
Die Visionen des Zosimos (1938)
Paracelsus als geistige Erscheinung (1942)
Der philosophische Baum (1945)

14/I. Band (1968)
Mysterium Coniunctionis (1955)
Die Komponenten der Coniunctio
Die Paradoxa
Die Personifikationen der Gegensätze

14/II. Band (1968)
Mysterium Coniunctionis (1956)
Rex und Regina
Adam und Eva
Die Konjunktion

14/III. Band (1973)
Mysterium Coniunctionis, Ergänzungsband
(Herausgegeben und kommentiert von Marie-Louise von Franz)
Aurora Consurgens

15. Band (1971)
Über das Phänomen des Geistes in Kunst und Wissenschaft
Paracelsus (1929)
Paracelsus als Arzt (1941)
Sigmund Freud als kulturhistorische Erscheinung (1932)
Sigmund Freud (1939)
Zum Gedächtnis Richard Wilhelms (1930)
Über die Beziehung der Analytischen Psychologie zum dichterischen Kunstwerk (1922)
Psychologie und Dichtung (1930)
»Ulysses« (1932)
Picasso (1932)

16. Band (1958)
Praxis der Psychotherapie
Grundsätzliches zur praktischen Psychotherapie (1935)
Was ist Psychotherapie? (1935)
Einige Aspekte der modernen Psychotherapie (1930)
Ziele der Psychotherapie (1929)
Die Probleme der modernen Psychotherapie (1929)
Psychotherapie und Weltanschauung (1943)
Medizin und Psychotherapie (1945)
Die Psychotherapie in der Gegenwart (1945)

Grundfragen der Psychotherapie (1951)
Der therapeutische Weg des Abreagierens (1921)
Die praktische Verwendbarkeit der Traumanalyse (1934)
Die Psychologie der Übertragung (1946)

17. Band (1972)
Über die Entwicklung der Persönlichkeit
Über Konflikte der kindlichen Seele (1910)
Einführung zu Frances G. Wickes »Analyse der Kinderseele« (1931)
Die Bedeutung der Analytischen Psychologie für die Erziehung (1923)
Analytische Psychologie und Erziehung (1926)
Der Begabte (1943)
Die Bedeutung des Unbewußten für die individuelle Erziehung (1928)
Vom Werden der Persönlichkeit (1934)
Die Ehe als psychologische Beziehung (1925)

18/I. Band (1981)
Das symbolische Leben
Über Grundlagen der Analytischen Psychologie (1935)
Symbole und Traumdeutung (1961)
Das symbolische Leben (1939)
Ergänzungen zu GW 1, 3, 4

18/II. Band (1981)
Das symbolische Leben
Ergänzungen zu GW 5, 7–17

19. Band (1983)
Bibliographie
Die veröffentlichten Schriften von C.G. Jung (Originalwerke und Übersetzungen)
Die Gesammelten Werke von C.G. Jung
Die Seminare von C.G. Jung

20. Band (1995)
Gesamtregister

Namenregister